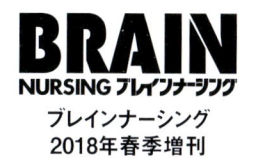
BRAIN
NURSING ブレインナーシング

ブレインナーシング
2018年春季増刊

# 脳神経疾患病棟

# 新人ナースが
# かならず
# ぶつかる

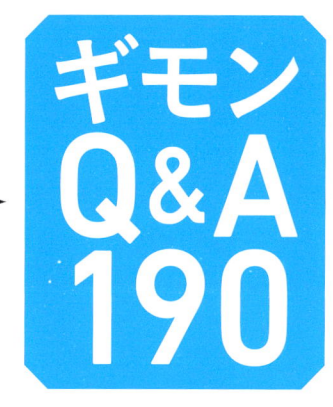
ギモン
Q&A
190

監修 日本脳神経看護研究学会

新人・後輩
指導に
役立つ！

MC メディカ出版

# 監修のことば

看護学生のころ、どれくらい脳神経疾患とその看護を学習したか覚えていらっしゃいますか。現行では、1年次の「解剖学」と「生理学」で脳や神経系を学び、2年次の「健康障害論」と「成人看護学」でそれぞれ脳神経疾患と回復期にある対象への看護としてリハビリテーションを学習する学校が多いようです。脳神経疾患とその看護が系統立てられたカリキュラムになっていないため、新入職者の教育や指導のほとんどが現場の看護師一人ひとりに委ねられていると言っても過言ではありません。

とくに4月は、新人ナースを迎えると同時にほかの病棟からの異動が重なる時期でもあります。これに先駆けて190の"新人に聞かれる質問"を取り上げ、Q&A形式で解説しました。190は多いと感じられるかもしれません。しかし、新人ナースにとっては365日が"なぜ？"、"どうすればよい？"という疑問や不安の連続ではないでしょうか。むしろ190では足りないかもしれません。

今回、実践・相談・指導の役割を担う脳卒中リハビリテーション看護認定看護師と看護学基礎教育や認定看護師教育に携わる教員がおもに執筆にあたりました。臨床と教育が"Collaboration（コラボ）"することで、新人ナースが自立した学習者に成長できるよう、随所に工夫を凝らしました。たとえば、項目のはじめには先輩から後輩へ「新人ナースに伝えたいこと」を、また「グッと解説」ではワンランク上の知識を提供し、自信を持って根拠が述べられるようにしました。

おもな構成は、1章「疾患と看護の質問」では疾患の解説と疾患ごとの看護ケアの基本について、2章「症状・病態別看護の質問」では脳神経疾患患者に特徴的な症状・病態の解説とそのケアについて、3章「術前・術後看護の質問」ではおもな術式別に術前・術後看護について解説しました。

この1冊が、新人指導サポートブックとして年間を通じてご活用いただけることを願っております。

日本脳神経看護研究学会理事長 /
目白大学メディカルスタッフ研修センターセンター長

## 武田保江

# 脳神経疾患病棟

## 新人ナースがかならずぶつかる

ギモン Q&A 190

日本脳神経看護研究学会 監修

BRAIN®
NURSING ブレインナーシング

ブレインナーシング
2018年春季増刊

ブレインナーシングは株式会社メディカ出版の登録商標です

表紙・本文デザイン／創基　市川 竜
本文イラスト／K's Design

# Contents

## 1章 疾患と看護の質問

# 新人ナースの質問190一覧

## 2章▶6 感覚障害

## 2章▶7 顔面神経麻痺

## 2章▶8 嚥下障害

## 2章▶9 排泄障害

# 執筆者一覧

**監修・執筆**

日本脳神経看護研究学会理事長／
目白大学メディカルスタッフ研修センターセンター長
**武田保江**……………………… 2章1~4

**執筆**

社会医療法人雪の聖母会聖マリア病院E-HCU・SCU看護師長／
脳卒中リハビリテーション看護認定看護師
**杉本智波**……………………… 1章1

熊本保健科学大学保健科学部教授／キャリア教育研修センター
認定看護師教育課程主任教員
**橋本宜子**……………………… 1章1、2

熊本保健科学大学保健科学部講師／キャリア教育研修センター認
定看護師教育課程主任教員／老人看護専門看護師
**飯山有紀**……………………… 1章2

社会医療法人社団陽正会寺岡記念病院急性期病棟看護師長／脳
卒中リハビリテーション看護認定看護師
**井上友美**……………………… 1章3

日本赤十字広島看護大学老年看護学教授
**百田武司**…………… 1章3、7、2章9、3章2、6、7

社会医療法人医仁会中村記念病院看護管理室／脳卒中リハビリ
テーション看護認定看護師
**高橋美香**……………… 1章4、5、2章8

東北大学病院高度救命救急センター副看護師長／脳卒中リハビリ
テーション看護認定看護師
**古谷桂子**……………………… 1章6

秋田県立病院機構秋田県立脳血管研究センター看護部長
**成田尚子**……………………… 1章6、3章3

JA広島総合病院ICU／脳卒中リハビリテーション看護認定看護師
**山﨑克仁**……………………… 1章7

藤田保健衛生大学病院脳卒中リハビリテーション看護認定看護師
**谷川阿紀**……………………… 1章8

愛知県看護協会脳卒中リハビリテーション看護認定看護師教育課
程主任教員
**齊藤　泉**……………… 1章8、2章10、3章1

労働者健康安全機構関東労災病院SCU看護師／脳卒中リハビリ
テーション看護認定看護師
**小林絵里佳**……………………… 2章1

目白大学メディカルスタッフ研修センター看護学部看護学科講師
**柴本はる菜**……………………… 2章2

順天堂大学医学部附属順天堂医院看護部／脳卒中リハビリテー
ション看護認定看護師
**中村理恵**……………………… 2章3

聖マリアンナ医科大学病院救命救急センタースタッフ／脳卒中リハ
ビリテーション看護認定看護師
**伊藤杏子**……………………… 2章4

社会医療法人禎心会札幌禎心会病院脳卒中リハビリテーション看
護認定看護師
**黒沢侑司**……………………… 2章5、6

社会医療法人禎心会札幌禎心会病院脳卒中リハビリテーション看
護認定看護師
**清水政孝**……………………… 2章5、6

北海道科学大学保健医療学部看護学科教授
**林　裕子**……………………… 2章5、6

国立病院機構大阪医療センター脳卒中リハビリテーション看護認
定看護師
**岩瀬　司**……………………… 2章7

愛知県看護協会脳卒中リハビリテーション看護認定看護師教育課
程専任教員
**横井靖子**……………………… 2章7

社会医療法人医仁会中村記念病院回復期リハビリテーション病棟
主任／摂食・嚥下障害看護認定看護師
**太田純子**……………………… 2章8

広島市立病院機構広島市立リハビリテーション病院2階病棟主任
看護師／脳卒中リハビリテーション看護認定看護師
**山根ゆかり**……………………… 2章9

西広島リハビリテーション病院脳卒中リハビリテーション看護認定
看護師
**渡邉賢一**……………………… 2章9

公立みつぎ総合病院回復期リハビリテーション病棟主任看護師／
脳卒中リハビリテーション看護認定看護師
**室谷伸子**……………………… 2章9

愛知県厚生農業協同組合連合会豊田厚生病院HCU係長／脳卒中
リハビリテーション看護認定看護師
**三田洋希**……………………… 2章10

筑波大学医学医療系教授
**日高紀久江**……………………… 2章11

山口大学医学部附属病院脳卒中リハビリテーション看護認定看護
師
**北原香織**……………………… 3章1

広島市立病院機構広島市立広島市民病院西5階病棟／脳卒中リハ
ビリテーション看護認定看護師
**田丸千恵**……………………… 3章2

秋田県立病院機構秋田県立脳血管研究センターSCU／脳卒中リハ
ビリテーション看護認定看護師
**新田一也**……………………… 3章3

徳島大学病院安全管理部看護師長／脳卒中リハビリテーション看
護認定看護師
**原田路可**……………………… 3章4、5

徳島大学大学院医歯薬学研究部保健科学部門療養回復ケア看護
学教授
**田村綾子**……………………… 3章4、5、8

JA尾道総合病院脳神経外科病棟看護科長／脳卒中リハビリテー
ション看護認定看護師
**小林雄一**……………………… 3章6

福岡県済生会福岡総合病院救命救急センター／脳卒中リハビリ
テーション看護認定看護師
**野村美佳**……………………… 3章7

徳島大学病院SCU／脳卒中リハビリテーション看護認定看護師
**野﨑夏江**……………………… 3章8

# 1章

# 疾患と看護の質問

# Chapter 1

# 1 脳梗塞

社会医療法人雪の聖母会聖母マリア病院 E-HCU・SCU 看護師長 /
脳卒中リハビリテーション看護認定看護師 **杉本智波**

熊本保健科学大学保健科学部教授 / キャリア教育研修センター
認定看護師教育課程主任教員 **橋本宜子**

| 新人ナースに伝えたいこと | ・脳梗塞（のうこうそく）を理解するうえで基本となることを学び、日ごろの疑問を解決しましょう。<br>・次に脳梗塞患者を担当するときは、違う視点に気が付くことができると思います。<br>・脳梗塞は麻痺などによって生活に不自由さが生じるだけでなく、再発率も高い疾患です。看護の力でしっかり支える必要があります。 |
| --- | --- |

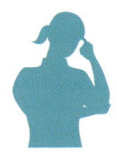

**質問001** 脳梗塞はどのような病気ですか？

**アンサー001** 脳に血液を送る動脈が、なんらかの原因で詰まったり、狭窄（きょうさく）することによって血流が悪くなり、脳細胞が障害される病気です。脳細胞の障害部位によって、麻痺や高次脳機能障害などの症状が起こります。

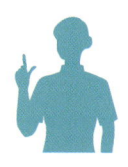

## 1) 脳卒中の分類（図1）

　脳卒中とは、脳血管が詰まったり、狭窄したり、破れたりすることによって、意識障害、麻痺、高次脳機能障害などを起こした状態の総称です。つまり、脳梗塞は、脳卒中のなかの1つの疾患です。

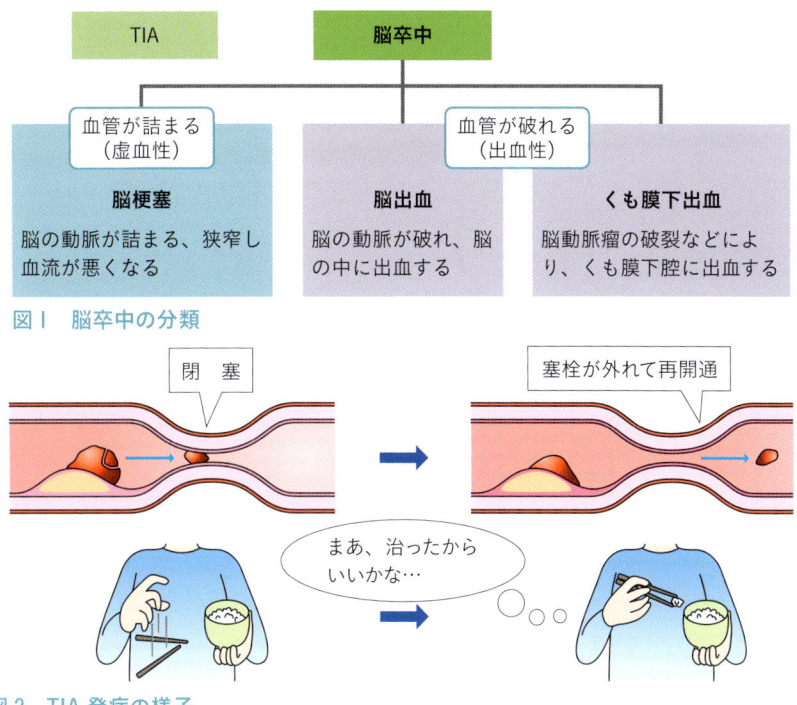

図1 脳卒中の分類

| TIA | 脳卒中 |

| 血管が詰まる（虚血性） | 血管が破れる（出血性） |

**脳梗塞**
脳の動脈が詰まる、狭窄し血流が悪くなる

**脳出血**
脳の動脈が破れ、脳の中に出血する

**くも膜下出血**
脳動脈瘤の破裂などにより、くも膜下腔に出血する

閉塞

塞栓が外れて再開通

まあ、治ったからいいかな…

図2 TIA 発症の様子
治ったからと甘く見てはいけない。すぐに受診する必要がある。

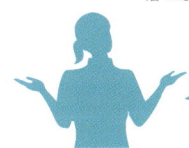

**質問002 TIA は脳梗塞ではないのですか？**

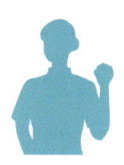

**アンサー002** 脳の一部の血液の流れが一時的に悪くなり、半身の運動麻痺などが起こり、24時間以内に消えるものを TIA といいます。脳の血管が詰まるまでには至らない一過性のものですので脳梗塞ではありません。

　一過性脳虚血発作（transient ischemic attack：TIA）は、脳梗塞の前触れとして非常に重要です。『脳卒中治療ガイドライン 2015』では、TIA 発症後 90 日以内に脳梗塞を起こした症例のうち約半数は、TIA 発症後 48 時間以内に発症したと記載されています[1]。

　一時的に麻痺などを認めますが、症状が改善するため「様子をみる」ケースも少なくありません。しかし、TIA を起こして 24 時間以内に入院して治療を開始すると、脳梗塞になる可能性が約 80％も低下するといわれており、早く受診して治療を受ける必要があります（**図2**）。

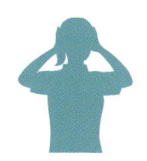

**質問003** 脳梗塞の原因はなんですか？　どうして血管が詰まったり、狭窄したりするのですか？

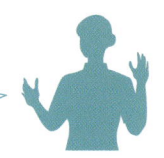

**アンサー003** 脳梗塞の原因となるものは、大きく分けると動脈硬化と心疾患です。

## I) 脳梗塞の原因

### 動脈硬化

　高血圧や糖尿病、脂質異常症などによって血管の内側の膜を刺激して血管の膜を壊し、その壊れた部分から脂肪物質が溜まって厚く硬くなります。脂肪物質がどんどん溜まっていくと、血管の通り道は狭くなり、その脂肪物質の量に耐え切れなくなった内皮が破れます。その破れた内皮を塞ごうと寄ってきた血小板が固まり、血管が詰まってしまいます（**図3**）。

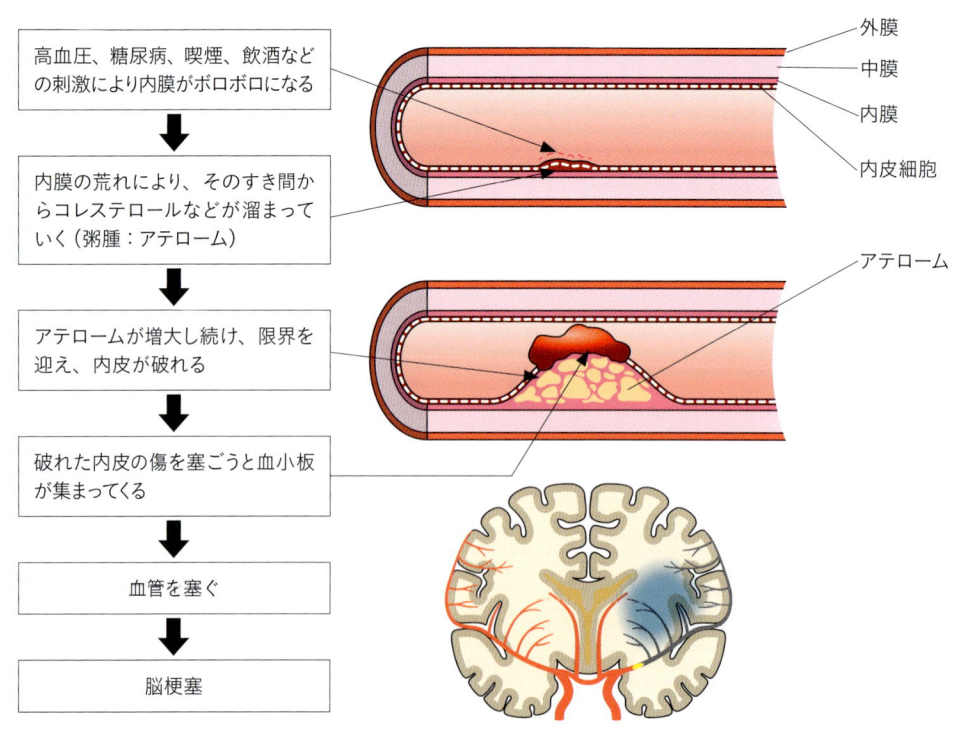

図3　アテローム形成から脳梗塞発症までの流れ

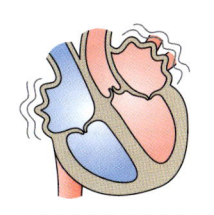 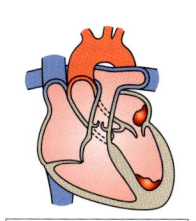 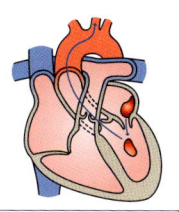 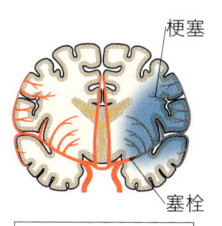

梗塞

塞栓

| 心房がけいれんした ように細かく震え、 血液をうまく全身に 送り出せなくなる | ➡ | 心房内の血液がよど み、「血液の固まり （血栓）」ができる | ➡ | 血栓の一部が剥が れ、血流にのって 送り出される | ➡ | 剥がれた血栓が塞 栓子となって脳に送 られ、血管を詰める |

図4　心臓内血栓形成から脳梗塞発症までの流れ

---

**グッと解説** 　**アテロームってなんですか？**

アテロームとはギリシャ語で「粥」という意味です。大動脈や脳動脈、冠動脈などの比較的太い動脈の内膜に脂肪など取り込んでアテローム（粥状硬化巣）をつくります。

## 心疾患

　不整脈（とくに非弁膜症性心房細動）、弁疾患、感染性心内膜炎などの心疾患が原因で、心臓の中に血の塊（血栓）ができ、その血栓が飛んで血管が詰まります（塞栓、**図4**）。

---

**グッと解説** 　**血栓と塞栓の違い**

血栓とは血管内にできた血の塊のことで、塞栓は剥がれた血栓が血管内を運ばれ、血管を塞ぐものをいいます。脂肪や腫瘍などが、血管やリンパ管を塞いだ場合も塞栓といいます。

---

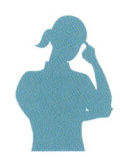 **質問004** 脳梗塞のタイプとはなんですか？

**アンサー004** それは臨床病型のことで、大きく分けて、ラクナ梗塞、アテローム血栓性脳梗塞、心原性脳塞栓症の3つの病型があります。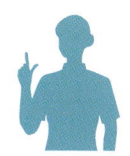

表 1　脳梗塞の病型と特徴

| | ラクナ梗塞 | アテローム血栓性脳梗塞 | 心原性脳塞栓症 |
|---|---|---|---|
| 危険因子 | 高血圧 | 高血圧、糖尿病、脂質異常症 | 心疾患（非弁膜症性心房細動） |
| 病　態 | 細い穿通枝が閉塞する | アテローム硬化により狭くなった主幹動脈に血栓がつくられ、閉塞する | 心臓内血栓の一部が剥がれ、塞栓子となり動脈を閉塞する |

# 1) 脳梗塞の病型の特徴

　ラクナ梗塞、アテローム血栓性脳梗塞、心原性脳塞栓症それぞれの病型の特徴を**表1**に示します。

> **グッと解説**　穿通枝、主幹動脈とは
>
> 脳主幹動脈とは内頚動脈、中大脳動脈、前大脳動脈、椎骨動脈、脳底動脈といった太い血管のことをいいます。穿通枝とは主幹動脈から枝分かれした、細い血管のことをいいます **(図5)**。

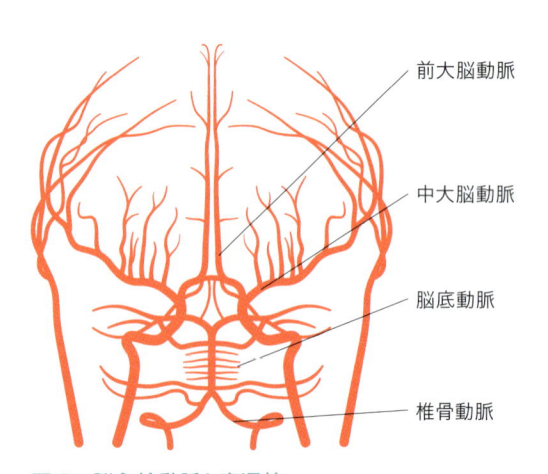

**図 5　脳主幹動脈と穿通枝**
大きな血管から湯気のように伸びている細い血管が穿通枝。

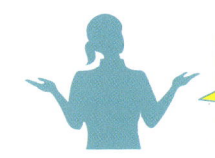

質問005 脳梗塞の病型によって観察点は違うのですか？

アンサー005 神経学的所見の観察は共通しますが、血管が閉塞した原因が異なるため、脳梗塞を起こしている血管の状態も違います。そのため、急性期の注意点もそれぞれに違いがあります。

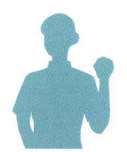

## l) 脳梗塞の病型ごとの観察点

病型ごとに、急性期の観察点を説明します。

### ラクナ梗塞

ラクナ梗塞とは、細い脳動脈穿通枝に起こる脳梗塞のことです。大きさは直径1.5 cm 以下の小さな脳梗塞で、麻痺、感覚障害を認めますが、意識障害を起こすことはなく、早期から離床を開始します。

しかし、なかにはラクナ梗塞のように見えて BAD（branch atheromatous disease）という病態がかくれていることがあります。BAD は急激な麻痺の進行を認めることが多く、注意が必要です。BAD の麻痺の進行が起こりやすいのは、1～2 病日目だといわれています。

### アテローム血栓性脳梗塞

アテローム血栓性脳梗塞は、主幹動脈のアテローム硬化によって引き起こされる脳梗塞です。TIA が前触れとして起こることもあり、症状の進行を認めることがあります。血管内の水分量を維持するため、水分バランスをプラスにする必要があり、点滴などで調整します。

### 心原性脳塞栓症

心原性脳塞栓症は、心臓にできた血栓の一部が剥がれ、塞栓子となり脳動脈を閉塞することによって引き起こされる脳梗塞です。

ここで気を付けないといけないこととして、1 つ目に「再開通」があります。これは、血管を閉塞させている塞栓子が溶けることと、血流の圧がかかり続けることによって、栓が外れるように再開通することです。再開通することは良いことだけでは

ありません。しばらく血液が流れていなかった血管に再び勢いよく血液が流れ込むことによって、血管が破れて出血してしまいます。このことを「出血性梗塞」とよび、重い症状を引き起こします。2～5日目と2～4週目に起こりやすいといわれており、注意が必要です。

2つ目は、「脳浮腫」です。血流が途絶えたことにより脳細胞は死んでしまいます。そうすると細胞のむくみ、いわゆる浮腫（ふしゅ）が起こります。その予防のために抗浮腫薬が投与されます。この抗浮腫薬は塩分が多く含まれており、浸透圧によって水を血管の中に引き込み、尿として排出します。そのため、心臓への負担が生じます。もともと心房細動など心臓疾患をかかえている状態ですから、心不全になる危険性がありますので、心不全のサインも見逃してはいけません。

> **グッと解説** ✎ **発症直後の血圧管理**
>
> 脳梗塞発症直後は、血流を維持するために血圧は高めに保ちます。収縮期血圧が 220 mmHg を超えた場合、または、拡張期血圧が 120 mmHg を超える状態が続く場合に、慎重に血圧を下げます。

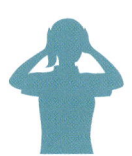

**質問006** 脳梗塞の患者さんは必ずといっていいほど MRI を撮りますが、なぜですか?

**アンサー006** 脳梗塞を起こした直後は、CT では梗塞巣は写りませんが、MRI は早期から梗塞巣が写ります。さらに、脳血管の状態も確認できますので、脳梗塞の診断・治療には欠かせない検査になっています。

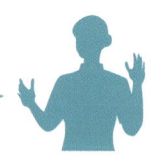

MRI（磁気共鳴画像）とは、磁場を発生させることによって得られる信号によって画像をつくる方法です。いくつかの撮像法があり、画像にいろいろな名前がついています。急性期脳梗塞は、DWI（拡散強調像）で白く光るように写し出されます。また、脳血管の閉塞や狭窄も確認できます（**図6**）。

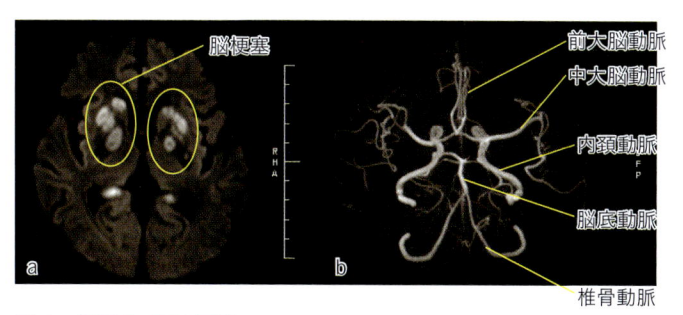

**図6　脳梗塞 MRI 画像**

a：拡散強調像（DWI）。b：脳血管。
血管には閉塞、狭窄はない。

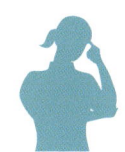

**質問007 rt-PA とはなんでしょうか？**

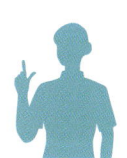

**アンサー007 rt-PA とはアルテプラーゼという薬剤の名前で、血栓を溶かす薬のことです。このアルテプラーゼを静脈注射して行う治療のことを、rt-PA 静注療法といいます。**

　　アルテプラーゼ（rt-PA）は、脳血管に詰まった血栓を溶かす強力な薬剤であるため、出血を起こす可能性もあり、投与するにあたってはさまざまな約束事があります（**表2**）。詳しくは日本脳卒中学会が発表している『rt-PA（アルテプラーゼ）静注療法適正治療指針第二版』で確認してください[2]。

**表2　rt-PA 適正使用のための条件**（文献2を参考に作成）

| 項　目 | 内　容 |
|---|---|
| 使用量 | ・体重 1kg あたりアルテプラーゼ 0.6mg<br>（例：体重 50kg →アルテプラーゼ 30mg） |
| 治療開始<br>可能時間 | 発症から 4.5 時間以内<br>・発症時間は、最後に異常がないことが確認されている時間（最終健常確認時間）。例えば、昨夜寝るときには異常がなかったが、朝起きたときに麻痺を認めた場合、寝る前に様子を確認した時間が発症時間になる |
| 治療の適応 | ・すべての脳梗塞患者が適応になるが、次の項目に1つでも当てはまれば使用は勧められない<br>①発症後 4.5 時間を超える場合<br>②非外傷性頭蓋内出血の既往がある場合<br>③胸部大動脈解離が強く疑われる場合<br>④ CT、MRI で広範囲な脳梗塞の存在を認める場合 |
| 実施施設 | CT または MRI が 24 時間実施可能 |

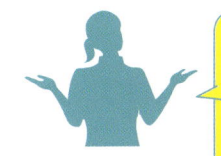

質問008 通称「血液サラサラのお薬」にはさまざまな種類がありますが、どのような違いがあるのでしょうか？

アンサー008 血液サラサラの薬には、「抗血小板薬」と「抗凝固薬」の2種類があります。
抗血小板薬は血小板のはたらきを、抗凝固薬は凝固因子のはたらきを抑える薬です（**表3**）。

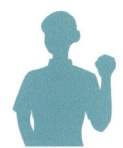

　質問003でも説明したように、ラクナ梗塞、アテローム血栓性脳梗塞は血小板が集まることによって引き起こされていますので、抗血小板薬を使用します。
　心原性脳塞栓症は心房細動などによって血流が停滞し、凝固系が活性化することで血栓をつくりますので、抗凝固薬を使用します。

**表3　抗血小板薬、抗凝固薬の特徴**

| | 薬剤名 | 特　徴 |
|---|---|---|
| 抗血小板薬 | バイアスピリン | ・消化管出血を起こす可能性がある<br>・虚血性心疾患に効果がある |
| | クロピドグレル | ・肝機能障害、下痢、好中球減少を起こす可能性がある<br>・PAD（末梢動脈疾患）合併の場合は効果的 |
| | シロスタゾール | ・頭痛・頻脈が起こる可能性がある<br>・血管拡張作用がある |
| 抗凝固薬 | ワーファリン | ・PT-INRを指標に調整する<br>　70歳未満⇒2.0〜3.0<br>　70歳以上⇒1.6〜2.6<br>・納豆・青汁を飲むと、効果が低下する<br>・NSAIDs（ロキソニン® など）と併用すると作用が増強する |
| | ダビガトラン | ・抗真菌薬（イトリゾール®）・ワソラン® との併用で作用が増強する<br>・テグレトール® との併用で作用が弱くなる<br>・内服シートから取り出すと1日もたない（湿気に弱いため1包化はできない） |
| | リバーロキサバン | ・腎機能によって用量が設定される |
| | アピキサバン | ・深部静脈血栓症に効果がある |

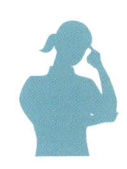

**質問009** DOAC、NOAC とはなんですか?

抗凝固薬のことです。長年、ワーファリンでの調整を行ってきましたが、2011 年のダビガトランの発売以降に登場した新規抗凝固薬の総称です。

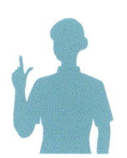

NOAC とは、新規経口抗凝固薬（new/novel oral anticoagulant）のことで、広く使われてきましたが、最近では「新規」の時期は過ぎたとして、非ビタミン K 拮抗経口抗凝固薬（non-vitamin K antagonist oral anticoagulant）の意味で使用されることが増えました。また、直接経口抗凝固薬（direct oral anticoagulant）の意味でDOAC とよばれることもあります。

つまり、NOAC も DOAC も同じで、ダビガトラン以降に発売された新しい抗凝固薬全体を指していうことばです。

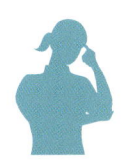

**質問010** 脳梗塞はなぜ再発しやすいのですか?

**アンサー010** 脳梗塞の再発を予防するためには、根本的要因である生活習慣や心疾患の改善が必要ですが、その改善はそう簡単ではありません。

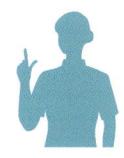

脳梗塞は、1 年間で約 10％、10 年間で約 50％が再発するといわれており、再発を繰り返すことによって障害は強くなっていきます。

2005 年に**表4**のような結果が発表されています。やはり、生活習慣病が原因となるアテローム血栓性脳梗塞、心疾患が原因となる心原性脳塞栓症の再発率が高いことがわかります。また、4 人に 1 人が内服を自己中断してしまっているという報告もあります（日本脳卒中協会）。「頭痛薬や風邪薬と違って効いているという実感がない」「血が止まらなくなるのが怖い」などがその理由のようです。内服薬の継続を中心とした生活習慣の改善が、再発予防において重要なポイントです（**図7**）。

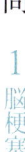

表 4　脳梗塞再発率（文献 3 より転載）

| | 1 年 | 5 年 | 10 年 |
|---|---|---|---|
| **ラクナ梗塞** | 7.2 | 30.4 | 46.8 |
| **アテローム血栓性脳梗塞** | 14.8 | 42.0 | 46.9 |
| **心原性脳塞栓症** | 19.6 | 42.2 | 75.2 |

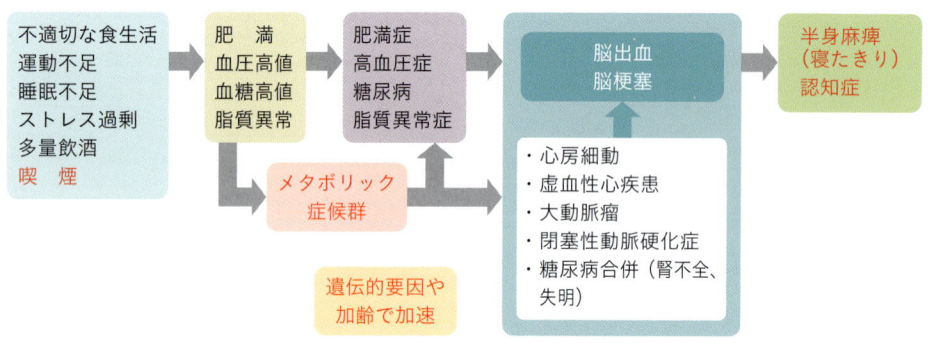

図 7　生活習慣病の進展（文献 4 を参考に作成）

### 引用・参考文献

1) 日本脳卒中学会脳卒中ガイドライン委員会編. 脳卒中治療ガイドライン 2015. 東京, 協和企画, 2015, 360p.
2) 日本脳卒中学会脳卒中医療向上・社会保険委員会 rt-PA（アルテプラーゼ）静注療法指針改定部会. rt-PA（アルテプラーゼ）静注療法適正治療指針. 第二版（2016 年 9 月一部改訂）. http://www.jsts.gr.jp/img/rt-PA02.pdf, （2017 年 10 月閲覧）.
3) Hata, J. et al. Ten year recurrence after first ever stroke in a Japanese community : the Hisayama study. J Neurol Neurosurg Psychiatry. 76（3）, 2005, 368-72.
4) 橋本洋一郎ほか. 脳梗塞急性期の診断と治療. 第 8 版. 東京, 大鵬薬品工業, 2012.
5) 医療情報科学研究所. 病気がみえる vol.7：脳・神経. 東京, メディックメディア, 2011, 64-75.

# 2 脳出血

熊本保健科学大学保健科学部講師 / キャリア教育研修センター認定看護師教育課程主任教員
老人看護専門看護師 **飯山有紀**
同教授 / キャリア教育研修センター認定看護師教育課程
主任教員 **橋本宜子**

**新人ナースに伝えたいこと**

- 脳出血による血腫や脳浮腫の圧迫によって、脳神経や細胞がどのような状態にあるのかイメージしましょう。
- 再出血予防のためには、とくに血圧管理が重要です。
- 看護そのものが血圧上昇の原因とならないように、技術力を高めましょう。
- 再発予防のために患者のセルフケア能力が発揮されるよう、家族を巻き込んだ患者・家族教育を心掛けましょう。

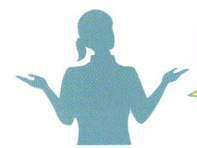

**質問011** 脳出血はどのような病気ですか？

**アンサー011** 脳に栄養を送る動脈がなんらかの原因で破れ、脳実質に血液が溜まり血腫となった状態です。出血の部位によって脳局所症状を呈し、血腫の大きさによって頭蓋内圧亢進症状を示します。

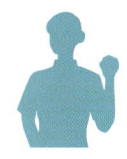

　脳出血とは頭蓋内の出血病態の総称で、くも膜下出血、慢性硬膜下血腫なども含みます。医学的に、狭義では脳内出血のみを指すこともありますが、今回は脳出血で統一して記載しています。

## 1) 脳出血の内訳

　脳出血は、高血圧性脳出血が約82％といちばん多く、AVM（脳動静脈奇形）脳出血、その他の脳出血がつづきます[1]（**図1**）。

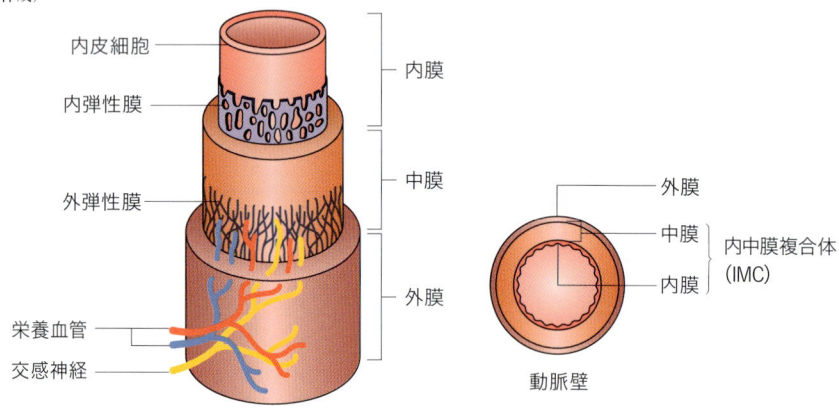

AVM（脳動静脈奇形）
脳出血
2.1%

その他の
脳出血
15.5%

高血圧性脳出血
82.4%

図1　脳出血の内訳
（文献1を参考に作成）

# 2) 脳の血管の構造の特徴

　頭蓋内の血管は、頭蓋外の血管に比べて、中膜の平滑筋細胞層が薄く、とても脆弱です。穿通枝は径の大きな動脈から直接分岐しているので、高い圧が直接加わっていると考えられます。脳出血を理解するうえで、脳に栄養を届ける血管そのものに特徴があることを、まずは押さえておきましょう（**図2**）。

内皮細胞
内弾性膜
外弾性膜
栄養血管
交感神経

内膜
中膜
外膜

外膜
中膜
内膜
内中膜複合体（IMC）

動脈壁

図2　脳血管の構造

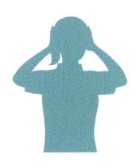

質問012　脳出血が起こりやすい部位を教えてください。

アンサー012　被殻がいちばん多く、約29％を占めています。次いで視床26％で、皮質下、脳幹、小脳、尾状核、その他の部位の順で生じています[2,3]（**図3、4**）。

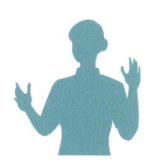

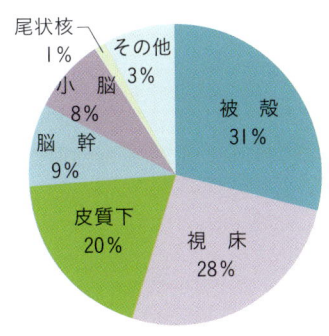

図3 脳出血の部位 (文献2より改変)

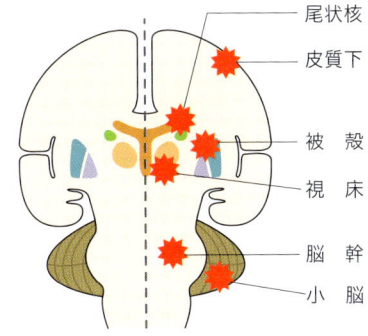

図4 脳出血を発症しやすい部位 (文献3を参考に作成)

# I) 脳出血の症状の現れ方

　出血が小さいと、症状だけでは脳梗塞と区別がつかないことが多くあります。出血が大きい場合には、脳の圧迫のため血腫（破壊病巣）側への共同偏視がみられます。また、出血によって頭蓋内圧が亢進すると、頭痛・嘔吐などが出現し、頭蓋内圧亢進が一定時間以上に進行すると脳ヘルニアを起こします [4]。脳出血の急性期は、「血腫の拡大予防」のために、症状を観察することが重要です。

> **グッと解説** **脳浮腫による影響**
>
> 脳は閉鎖された頭蓋骨の中に位置しています。脳が浮腫によって圧迫されるということは、脳に栄養や酸素を送っている血管や神経細胞、シナプスそのものも圧迫されるということです。血流が途絶えることで脳神経細胞が死滅していきます。つまり、脳細胞にとって酸素と栄養が滞ることは、「細胞の死」を意味するのです。脳の局所の状態と全身にどのような影響が生じているかを想定し、その方の回復のためになにが必要なのかを考えることが急性期では重要です。

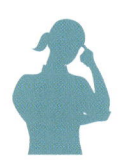

**質問013** 脳出血の治療にはどのようなものがあり
ますか?

**アンサー013** 内科治療では、血圧管理、脳浮腫・頭蓋内圧亢進の管理が重要です。また、外科治療では、血腫を除去するための開頭手術、神経内視鏡手術があります。

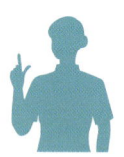

## 1) 手術適応

血腫量 10 mL 未満の小出血、または神経学的所見が軽度な症例では手術を行わないよう勧められ、意識レベルが深昏睡〔JCS（ジャパンコーマスケール）-300〕では血腫除去は科学的根拠がないといわれています。また、脳幹出血には手術適応はありません。

被殻出血では、血腫量が 31 mL 以上でかつ血腫による圧迫所見が高度な場合は、手術適応を考慮してもよいとされています。内科治療では、血腫の自然吸収を促す治療が行われます。

## 2) 急性期における血圧管理の重要性

『脳卒中治療ガイドライン 2015』では、脳出血急性期においてできるだけ早期に収縮期血圧を 140 mmHg 未満に低下させ、7 日間維持することを考慮してもよい[5] としています。つねに血圧の変動を観察し、コントロールすることが重要となります。血圧管理では、薬剤を投与しているから安心というわけではなく、日々の生活のなかにおいても血圧の変動が生じます。看護師が患者の生活像に着目し、全身管理を行いながら排便管理、疼痛管理を実施し、自律神経系への影響を最小限にすることが重要です。

## 3) 脳浮腫、頭蓋内圧亢進の管理

脳浮腫のピークは発症後 3〜5 日です。この時期に頭蓋内圧亢進の症状が出現する可能性があることを考慮し観察することが必要です。脱水を生じている場合には、血圧低下に注意が必要です。

**グッと解説** 治療のエビデンスが変化していることを知ること

『脳卒中治療ガイドライン 2009』では、高張グリセロール静脈内投与について、頭蓋内圧亢進をともなう大きな脳出血の急性期に行うことを考慮してよいという項目は、推奨グレード B（行うよう勧められる）でしたが、『脳卒中治療ガイドライン 2015』では、グレード CI（行うことを考慮してもよいが、十分な科学的根拠がない）に変更になっています。

治療のエビデンスが変化していることを知ることは、治療目的の理解につながります。つねに医学の発展にアンテナを張って、看護を展開することが必要です。

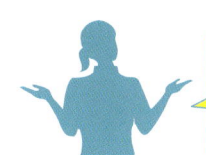

**質問014** 急性期における脳出血患者さんへの看護のポイントはなんですか?

**アンサー014** 発症後 6 時間は血腫が増大する可能性が高いため、密な血圧管理や異常の早期発見が重要です。

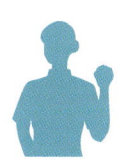

　急性期は、回復の過程で脳浮腫が生じるため、意識レベルや神経徴候の変動を予測した看護が必要になります。**表1**に、観察の項目と具体的な支援の方法を記載しまし

**表1 急性期における脳出血看護の観察項目と具体的な看護のポイント**（文献6を参考に作成）

| 観察の項目 | 具体的な看護 |
|---|---|
| 血圧管理 | 脳血流自動調節能の障害があることを前提に、血圧の目標値を確認する。<br>便秘や痛み、不安、興奮など血圧上昇因子を除去する |
| 全身状態の観察 | **呼吸**：誤嚥の徴候、呼吸パターンの変化を観察する。<br>　　　嘔吐による誤嚥防止、頭蓋内圧亢進症状緩和のため、頭部挙上 30°とする<br>**循環**：血圧上昇に関連する、血圧測定、吸引、採血、排泄介助などは方法を工夫する |
| 合併症予防 | 肺炎、褥瘡や廃用症候群の予防 |
| 日常生活支援 | 安静度に合わせて日常生活を支援する<br>**排泄**：排便コントロール（血圧上昇に関連する）<br>**栄養**：バクテリアルトランスロケーションを予防するために、腸管を効果的に利用する |
| 急性期リハビリテーション | 安全で効果的な段階的計画を立案する。医療チームで時期を検討する |
| 精神的サポート | 緊急入院で戸惑っている患者・家族にそのつど説明を実施する。患者・家族の思いを傾聴する |

た。脳の回復を支援しつつ、全身状態へのつながりをアセスメントし看護を展開する必要があります。

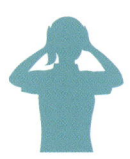

質問015 ▶ 高血圧性脳出血はなぜ起こるのですか？

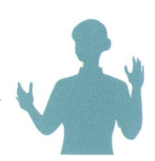

アンサー015 ▶ 長年高血圧が続いたことによる動脈硬化によって血管が脆弱になり、破れてしまうと考えられています。

高血圧性脳出血の好発部位と特徴を、**図5**、**表2** に示します。

> **グッと解説** ✎ 　認知症発症との関連
>
> 高齢者に多くみられる皮質下出血は、皮質へのアミロイド沈着により血管の脆弱性が増し破綻すると考えられています。脳アミロイド血管症（アンギオパチー）は認知症発症と関連がある[8] とされ、近年、皮質微小梗塞や皮質微小出血などさまざまな脳血管障害に関連することが明らかとなってきました。血管力を高める生活習慣を続けることが脳卒中の予防につながると考え、患者・家族指導に生かしていきましょう。

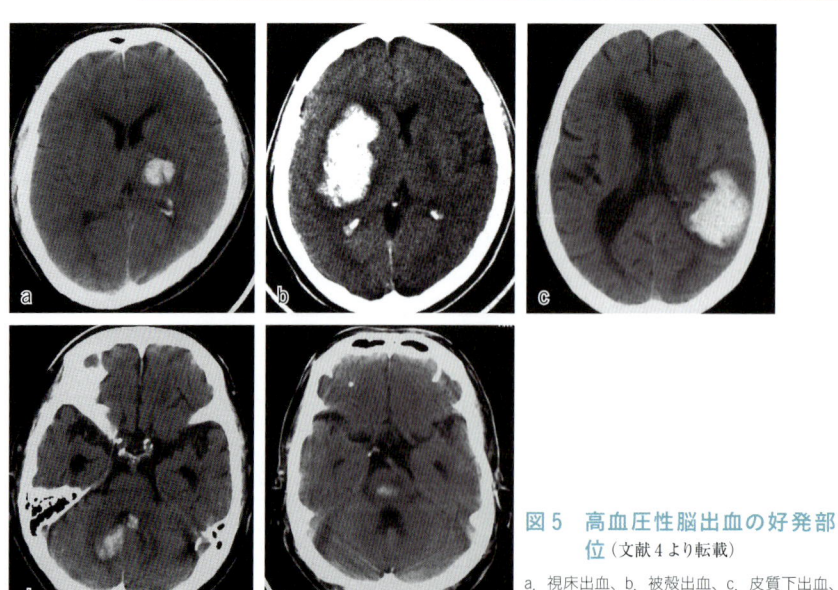

**図5　高血圧性脳出血の好発部位**（文献4より転載）

a. 視床出血、b. 被殻出血、c. 皮質下出血、d. 小脳出血、e. 橋出血。

表2　高血圧性脳出血の好発部位と特徴（文献7を参考に作成）

| 高血圧性脳出血好発部位 | 特　徴 |
|---|---|
| 被殻出血 | ・被殻に限局していれば、麻痺などの症状は軽度、機能予後もよい<br>・大きな血腫では、内側では内包や視床、外側では側頭葉に進展し、重度の麻痺や感覚障害、意識障害、失語を呈する<br>・麻痺が出現してから意識障害が認められる |
| 視床出血 | ・視床に限局するものは、臨床症状や予後が異なる<br>・脳室内に穿破しやすく、意識障害が高度になりやすい<br>・感覚障害（とくに深部感覚障害）が重度になりやすい<br>・重症例では、血腫が下方へ進展すると、中脳の圧迫によってさまざまな眼症状を呈し、早期診断の一助になるが、放置すれば脳ヘルニアによってさらに重症化する |
| 橋出血 | ・血腫が限局していても、さまざまな症状を呈する。<br>・血腫が大きくなると、発症早期から高度の意識障害と呼吸障害などによりバイタルサインが不安定となり、予後は不良となる<br>・橋出血や脳幹出血では血管奇形が合併していることがあり、出血を繰り返し悪化する |
| 皮質下出血 | ・頭頂葉に多く、麻痺や感覚障害で発症する<br>・高齢者では、脳アミロイド血管症が出血原因として考えられる |
| 小脳出血 | ・小脳半球に多く、小さな出血ではめまいや悪心、歩行時のふらつきが生じる<br>・大きくなると脳幹を圧迫し高度の意識障害がみられる |
| 尾状核出血 | ・頻度は少ないが、側脳室の一部を形成しているため容易に脳室に穿破する |

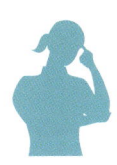

質問016　脳出血を予防するにはどうしたらよいですか？

アンサー016　高血圧が長く続くことで血管が破れやすくなるので、血圧をコントロールすることが重要です。また、血管の健康を保つために動脈硬化を予防することが必要です。節酒や禁煙などのセルフケアが大切です。

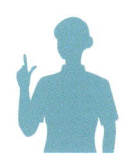

## l) 脳出血発症の危険因子

　高血圧は、脳出血の最大の危険因子といわれており、脳出血予防においても降圧療法が推奨されています。また、総コレステロール値やLDLコレステロール値が低いほど発症のリスクが高まるといわれています。

　さらに、飲酒や喫煙も発症リスクが高まるといわれています。

## 2) 脳ドック

近年、脳ドックの普及により無症候性脳血管障害の病変が発見される機会が多くなりました。『脳ドックのガイドライン 2014』では、脳卒中の家族歴、高血圧、糖尿病、脂質異常症、肥満、喫煙などの危険因子を有するハイリスク群に対して重点的に受診を勧めています[9]。

> **グッと解説** 🖋 **要介護者等の介護が必要となったおもな原因**
>
> 平成 28 年厚生労働省「国民生活基礎調査」において、要介護度別にみた介護が必要となったおもな原因では、認知症 18.0%、次いで脳血管疾患（脳卒中）が 16.6% を占めており、高齢による衰弱と続いています。脳卒中を予防することで健康寿命をより長くすることができ、QOL を保つことが期待できます。

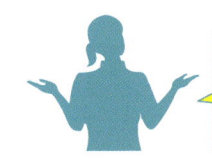

**質問017** 脳出血とくも膜下出血との違いを教えてください。

**アンサー017** 脳出血は動脈の破綻によって生じ、くも膜下出血はおもに動脈瘤が原因で生じます。

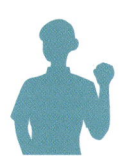

**図6**に出血性脳卒中の内訳を示します。高血圧性脳出血が 63.3% と高い割合となっており、次にくも膜下出血（23.2%）となっています。

> **グッと解説** 🖋 **脳出血とくも膜下出血の突然死**
>
> 脳出血とくも膜下出血はどちらも出血性脳卒中に位置づけられます。くも膜下出血は、出血量が少ないと後遺症は出現しにくく、多いと突然死を起こします。一方、脳出血は突然死することは少なく、後遺症を残しやすいという特徴があります。

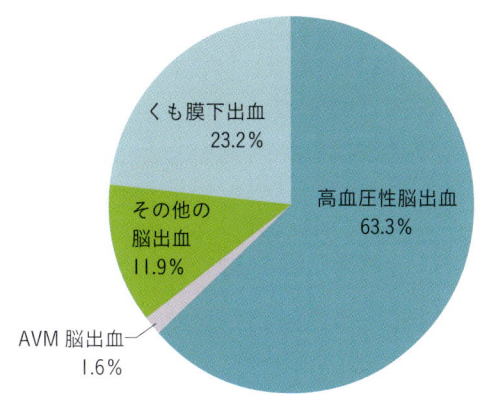

図 6　出血性脳卒中の内訳（文献 1 を参考に作成）

くも膜下出血
23.2 %

高血圧性脳出血
63.3 %

その他の
脳出血
11.9 %

AVM 脳出血
1.6 %

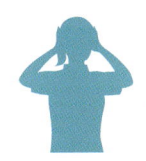

**質問018 ▸ 脳出血を起こすと必ず症状が現れるのですか？**

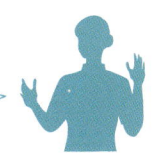

アンサー018 ▸ 日常生活に顕著となる症状が現れない場合もあります。症状が現れずに脳出血を発症したものを、かくれ脳出血（無症候性脳出血）といいます。

## 1) 脳画像診断の進歩

　近年、脳画像診断が進歩し、微小脳出血が検出できるようになりました。「無症候性病変」を無症状のうちに MRI で見つけ、あらたな病変の発生を予防することが大切です。脳ドックで発見されることが多く、『脳ドックのガイドライン 2014』では、中・高齢者への脳ドックを積極的に勧めるとしています。

## 2) MRI検査

　脳画像診断の進歩によって、微小脳出血が検出されるようになり、脳卒中との関連が注目されています。MRI の T2 強調画像で発見される微小脳出血は脳小血管病の現れで、脳出血および脳梗塞の危険因子です。血圧のコントロールが重要になります。

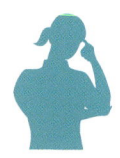

**質問019** 脳室穿破とはどのような状態ですか？

**アンサー019** 脳実質内の出血に続いて、脳室内に血腫が穿破した状態です。脳室内の血腫量が多いと脳脊髄液の交通を妨げるため、水頭症を合併することがあります。

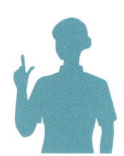

## 1) 脳室穿破にともなう症状

近接する脳室内に血腫が穿破（**図7**）すると、頭痛や悪心、意識レベルの低下などの症状が生じます。視床出血や尾状核出血、混合型（視床と被殻）出血で頻度が多くなります。**表3**に、出血部位別の脳室穿破の頻度について示します。

脳室穿破は急性水頭症を合併しやすいため、頭蓋内圧の制御に外科治療を要する場合が多くみられます。

## 2) 脳室ドレナージ

脳室穿破で脳室拡大が強い場合は、血腫の排出や頭蓋内圧の低下を目的として脳室ドレナージが行われます。視床の外側には内包があり、運動神経など重要な神経が通っているため、神経を損傷しないように脳室穿破をともなう脳出血の開頭血腫除去術ではならず脳室ドレナージ術が実施されます。脳室ドレナージの多くが劣位半球で

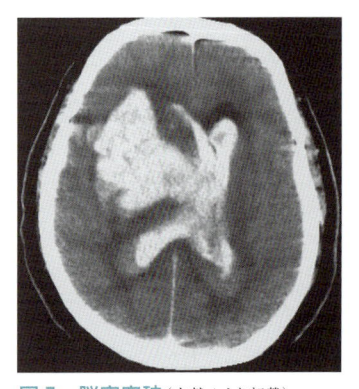

**図7 脳室穿破**（文献4より転載）

**表3 出血部位別脳室穿破の頻度**（文献10を参考に作成）

|  | 症例数 | 脳室穿破あり |
|---|---|---|
| 視床出血 | 3,486 | 1,961 (56.3%) |
| 小脳出血 | 914 | 422 (46.2%) |
| 脳幹出血 | 979 | 307 (31.4%) |
| 皮質下出血 | 1,240 | 325 (26.2%) |
| 被殻出血 | 3,664 | 997 (27.2%) |
| 尾状核出血 | 150 | 130 (86.7%) |
| その他 | 97 | 72 (74.2%) |
| 合計 | 10,530 | 4,214 (40.0%) |

行われるのは、合併症が起こってしまうと神経症状がより強く出てしまうためです。

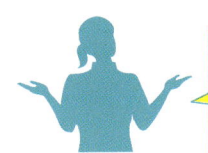

質問020 脳出血の再発を予防するための患者・家族教育にはどのようなポイントがありますか?

アンサー020 発症予防とは異なり、再発予防には疾患管理が必要です。

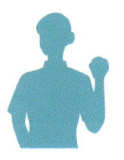

## 1) 脳卒中再発のリスク

高血圧症、糖尿病、心房細動、喫煙、脂質代謝異常が脳卒中再発のリスクといわれています。1つでも当てはまる患者には、しっかりと疾患管理をすることが重要です。高血圧性脳出血と診断されると、必然的に高血圧症の診断が加わり治療が開始されます。外来での定期的な診察が必要になります。

## 2) 生活習慣を工夫する

食事療法や減塩に努めるには、家族の協力が不可欠です。生活を見直すことは家族全員の健康にもつながっていきます。

喫煙者が禁煙するのは、ニコチン依存症のためたいへん困難であり、家族で力を合わせることが重要です。禁煙外来がある病院も増えていますので、受診を勧めてみることも方法の1つです。

## 3) 患者・家族教育

公益社団法人脳卒中協会熊本県支部では、『くまモンの脳卒中ノート』[11] を患者・家族のセルフケアのために作成しています。日常生活の様子を尋ね、食事、運動、禁煙などのよい生活習慣を心掛けてもらえるようにはたらきかけることが看護師の役割になります。また、医師の指示により薬物療法が必要な状態であれば、自己判断で中止することがないように説明し、再発予防に努めていけるよう支援が必要です。

表4　脳卒中克服十か条（日本脳卒中協会）

| 1. 生活習慣 | 自己管理　防ぐあなたの　脳卒中 |
|---|---|
| 2. 学　ぶ | 知る学ぶ　再発防ぐ　道しるべ |
| 3. 服　薬 | やめないで　あなたを守る　その薬 |
| 4. かかりつけ医 | 迷ったら　すぐに相談　かかりつけ |
| 5. 肺　炎 | 侮るな　肺炎あなたの　命取り |
| 6. リハビリテーション | リハビリの　コツはコツコツ　根気よく |
| 7. 社会参加 | 社会との　絆忘れず　外に出て |
| 8. 後遺症 | 支えあい　克服しよう　後遺症 |
| 9. 社会福祉制度 | 一人じゃない　福祉制度の　活用を |
| 10. 再発時対応 | 再発か?　迷わずすぐに　救急車 |

**グッと解説** 🖋 **脳卒中克服十か条**

脳卒中発症後は、再発予防のための"治療の継続"と"リハビリテーションの継続"が重要になります。そこで日本脳卒中協会は、脳卒中になった患者や家族向けの「脳卒中克服十か条」**(表4)** を作成しています。脳卒中を克服するために、回復のためにどのようなことが必要か、患者・家族と一緒に考え、目標に向かえるよう支えていくことが看護師の大きな役割となります。

## 引用・参考文献

1) 荒木信夫ほか．"病型別・年代別頻度"．脳卒中データバンク 2015．小林祥泰編．東京，中山書店，2015，19．
2) 瀧澤俊也．"脳出血の原因別・部位別・年代別・性別頻度"．前掲書 1），133．
3) 医療情報科学研究所．"脳出血"．病気がみえる vol.7：脳・神経．東京，メディックメディア，2011，92．
4) 坂井千秋ほか．"脳卒中の分類と病態生理，診断および治療の理解"．脳神経ナース必携 新版脳卒中看護実践マニュアル．田村綾子ほか編．大阪，メディカ出版，2015，46．
5) 日本脳卒中学会脳卒中ガイドライン委員会編．"脳出血"．脳卒中治療ガイドライン 2015．東京，協和企画，2015，143，146，155．
6) "脳出血"．脳卒中看護ケアマニュアル．伊藤文代編．東京，中山書店，2015，80-2．
7) "脳出血"．必携脳卒中ハンドブック．改訂第 2 版．田中耕太郎ほか編．東京，診断と治療社，2011，91-4．
8) 「認知症疾患診療ガイドライン」作成委員会編．認知症疾患診療ガイドライン 2017．日本神経学会監．東京，医学書院，2017，327．
9) 脳ドックの新ガイドライン作成委員会．脳ドックの新ガイドライン 2014．改訂第 4 版．日本脳ドック学会編．北海道，響文社，2014，116p．
10) 麓健太朗ほか．"脳室穿破，水頭症の頻度と出血部位，危険因子との関係"．前掲書 1），149．
11) 公益社団法人脳卒中協会熊本県支部．くまモンの脳卒中ノート．http://www.knn-web.com/documents/all.pdf，（2017 年 10 月閲覧）．
12) 厚生労働省．平成 28 年国民生活基礎調査．2016，http://www.mhlw.go.jp/toukei/saikin/hw/k-tyosa/k-tyosa16/dl/05.pdf，（2017 年 10 月閲覧）．

# 3 くも膜下出血

社会医療法人社団陽正会寺岡記念病院急性期病棟看護師長 /
脳卒中リハビリテーション看護認定看護師 **井上友美**
日本赤十字広島看護大学老年看護学教授 **百田武司**

| 新人ナースに伝えたいこと | ・くも膜下出血には、発症時から退院までに3つの大きな山場があり、それぞれの時期に合わせた観察と看護が重要となります。<br>①発症直後は再破裂のリスクがあります。<br>②発症4〜14日に起こりやすい脳血管攣縮（cerebral vasospasm）があります。<br>③発症14日以降に起こる合併症の1つとして正常圧水頭症があります。<br>・突然の危機的状況にとまどいや不安を感じる家族も多く、精神面のケアも大切な看護です。 |
|---|---|

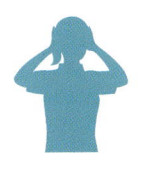

質問021 **くも膜下出血とはどのような病気ですか？　原因はなんですか？　また、どのような症状がありますか？**

アンサー021 くも膜下出血とは、脳表面のくも膜下腔動脈にできた瘤（脳動脈瘤）が破裂し、くも膜下腔に出血を起こした状態をいいます。くも膜下出血の典型的な症状は、今まで経験したことのない突然の激しい頭痛です。

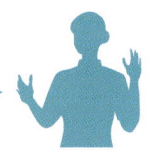

## 1) 原　因

　くも膜下出血とは、脳表面のくも膜下腔動脈にできた脳動脈瘤が破裂し、くも膜下

腔に出血を起こした状態をいいます。脳動脈瘤破裂によるくも膜下出血は 40〜60 歳代に好発し、わが国では女性に多い傾向があるといわれています[1]（男女比 1 : 2）。また、くも膜下出血発症患者の約 1/3 が即死、即死を免れても寝たきりの状態となるのが 1/3、残りの 1/3 程度が社会復帰できるといわれる、とても重篤な疾患です。

　くも膜下出血の原因は、外傷性と非外傷性に分類されますが、多くは非外傷性です。非外傷性のくも膜下出血のおもな原因は、脳動脈瘤の破裂です。ほかに脳動静脈奇形や脳動脈解離、外傷などが原因となることがあります。

　くも膜下出血発症の危険因子としては喫煙習慣、高血圧保有、過度の飲酒（アルコール量 150 g/ 週以上）、家族歴などが報告され、危険因子をもち合わせる人ではその改善を行うように強く勧められています[1]。

## 2) 好発部位

　くも膜下出血発症後の看護に生かすためには、脳動脈瘤の好発部位を知っておくことが大切です。**図 1** に示したように、脳動脈瘤はウィリス動脈輪とよばれる頭蓋内の太い脳動脈の分岐部に好発します。

## 3) 症　状

　くも膜下出血の典型的な症状は、今まで経験したことのない突然の激しい頭痛です。「突然、頭をハンマーで殴られたような頭痛」「突然に頭に雷が落ちたような頭痛」などとたとえられます。くも膜下腔への出血が、脳を圧迫することで頭蓋内圧が上昇し、嘔吐中枢が刺激されるため嘔吐や悪心をともなうことがほとんどです。さらに、項部硬直（項部痛）などの髄膜刺激症状も認めます。とくに重症の場合は、突然の意識障害で発症します。一般的にくも膜下出血の発症時は、突然の激しい頭痛や意識障害が典型的な症状であり、通常は出血がくも膜下腔内にとどまり、脳実質の損傷がないため、片麻痺などの局所の神経脱落症状をともなわないことが多いのが特徴です。しかし、脳動脈瘤が脳実質に埋もれている場合などは脳内出血などを合併し、片麻痺などの局所神経症状をともなうこともあります。一方で軽症の場合は、頭痛を主訴に徒歩で外来受診することもあります。

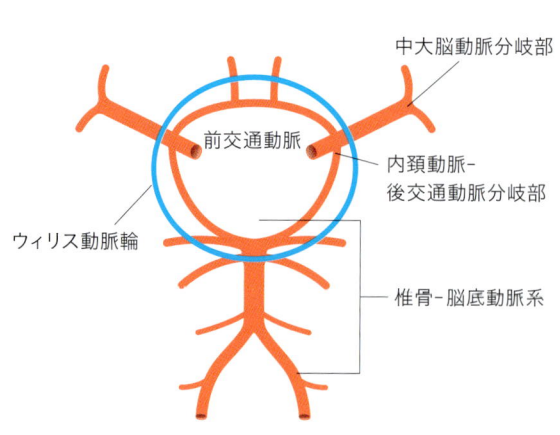

中大脳動脈分岐部

前交通動脈

内頚動脈-
後交通動脈分岐部

ウィリス動脈輪

椎骨-脳底動脈系

図 1　**脳動脈瘤の好発部位**（文献 2 を参考に作成）

> **グッと解説** ✏️ くも膜下出血の前兆
>
> くも膜下出血の前兆として、典型的症状で発症する前に少量のくも膜下腔への出血（微小漏出）や脳動脈瘤の急激な増大などが原因で起こる「警告頭痛」とよばれる頭痛が起こることがあります。その時期は数時間前、数日前、数週間前とさまざまですが、頭痛の性状が片頭痛や神経痛に似ているため注意が必要です。また、動脈瘤の直接の圧迫による脳神経麻痺を生じることがあります。代表的な例は、内頸動脈−後交通動脈分岐部動脈瘤や脳底動脈−上小脳動脈分岐部動脈瘤の圧迫による突然生じた片側の動眼神経麻痺（片側の眼瞼下垂、瞳孔散大、複視）です。この症状は動脈瘤の急激な増大や限局した微小漏出を意味しており、くも膜下出血の警告サインまたは脳動脈瘤の切迫破裂の症状であるため、見逃してはならないものです。

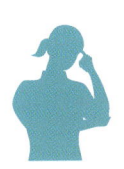

**質問022** くも膜下出血に必要な検査にはどのようなものがありますか？

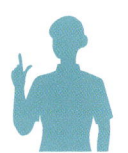

**アンサー022** くも膜下出血の初期診断には、頭部 CT 撮影がもっとも優れています。シルビウス裂・迂回槽・鞍上槽・大脳縦裂・脚間槽などが頭部単純 CT 検査で白く描出されます。

くも膜下出血が疑われた場合は、まず、くも膜下出血の診断を行わなければなりません。また、くも膜下出血の治療を行うにあたっては、最初に動脈瘤の部位を正確に診断することが重要です。

# I) くも膜下出血の診断に有用な検査（図2）

## 頭部単純 CT 検査

くも膜下出血が疑われる場合に、最初に必ず行う検査です。鞍上槽、シルビウス裂、前頭部の大脳半球間裂などに高吸収域を認めます。

## 頭部 MRI 検査

急性期のくも膜下出血は、血液の信号強度から MRI による診断は向いていません

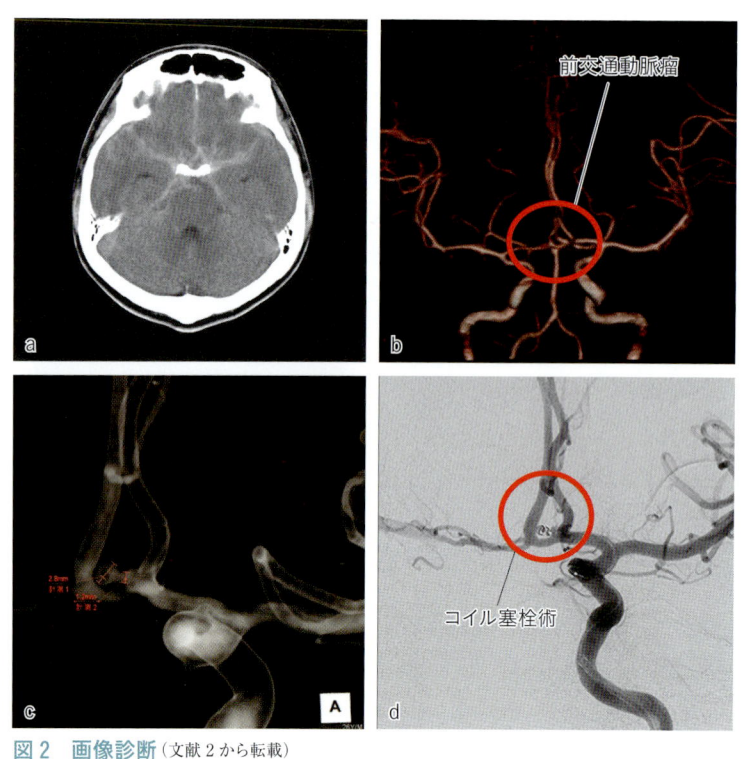

**図2　画像診断**（文献2から転載）
a. 頭部CT、b. 3D-CTA、c. 3DAG、d. 脳血管撮影。

が、日数が経過した症例には有用です。また、出血が微量の場合など、CT検査ではほとんどわからないくも膜下出血を検出するには、FLAIR（fluid attenuated inversion recovery）画像やプロトン密度強調画像（PDWI）などが有用です。

### 腰椎穿刺

　くも膜下出血が疑われるにもかかわらず、CTやMRIでくも膜下出血の存在が確認できない場合に、最終手段として行います。ただし、頭蓋内圧が亢進している場合は脳ヘルニアのリスクがあるため、頭蓋内圧亢進がないことを確認後、厳重な鎮痛・安静のもとに行います。正常な場合は無色透明の髄液が採取されますが、血性髄液（キサントクロミー様髄液）が採取されれば、くも膜下出血の診断となります。

## 2）くも膜下出血の原因の同定に有用な検査

　出血を確認したら、動脈瘤の部位や大きさなどを確認し、治療方法の決定のために3D-CTA（3次元CTアンギオグラフィー）や頭部MRA検査、脳血管造影検査などを行います。

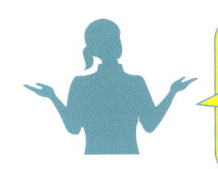

**質問023** くも膜下出血の治療にはどのような方法がありますか？

**アンサー023** くも膜下出血の治療は、再出血（再破裂）の予防を目的とした手術を行います。外科治療（開頭動脈瘤頸部クリッピング術）と血管内コイル塞栓術があります。

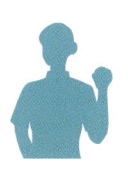

　一度破裂した動脈瘤に血液が流れ込んでいる間は再破裂の危険があり、再破裂のほとんどが発症後 72 時間以内に起こるといわれています。脳動脈瘤の再破裂は、くも膜下出血による死亡率や予後を増悪させます。『脳卒中治療ガイドライン 2015』でも、くも膜下出血の再出血予防のために 72 時間以内の再出血予防処置が推奨されています[1]。手術の術式には、外科治療と血管内治療のコイル塞栓術があります[3]（**図 3**）。

# 1) 外科治療

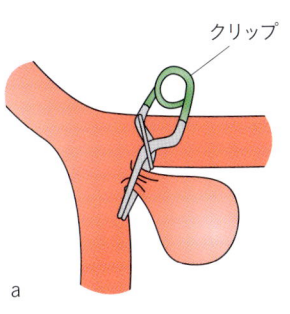

クリップ

　外科治療としておもに開頭動脈瘤頸部クリッピング術があります。クリップとよばれる器具を用いて瘤の根元を挟み、瘤の中に血液が入らないようにする手術です。クリップにはさまざまな大きさや形があり、動脈瘤の形状に合わせて使い分けます。チタン製のクリップは MRI 検査が可能なため、よく使用されています。

# 2) 血管内コイル塞栓術

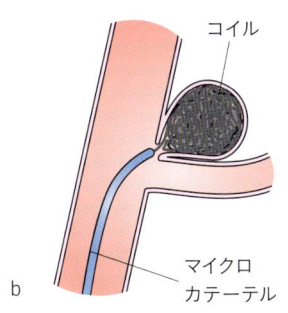

コイル

a

マイクロ
カテーテル

b

　動脈瘤に人工的な物質（プラチナ製コイル）を詰めて固まらせ、動脈瘤が破裂するのを防ぐ治療方法です。コイルの塞栓後は動脈瘤内に血栓ができて自然に固まり、動脈瘤の破裂の危険性はほとんどなくなります。

**図 3　くも膜下出血の治療**
a. 開頭動脈瘤頸部クリッピング術、
b. 血管内コイル塞栓術。

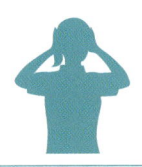

質問024 術前に気を付けることはなんですか？

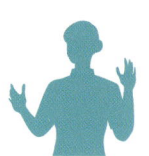

アンサー024 脳動脈瘤からの出血はかろうじて止まっており、痛みなどの刺激で血圧が上がり、容易に再破裂につながる状態です。再破裂の予防は外科治療しかないため、術前は十分な鎮痛と鎮静を行い、安静を保ち、血圧をコントロールすることで再破裂を防ぐ必要があります。

　再破裂による死亡率は、50〜60％といわれています[2]。再破裂はくも膜下出血の発症から24時間以内、とくに6時間以内に多いといわれ、発症直後は静かな暗室で安静を保ち、侵襲的な検査や処置は避けるようにします。GCS（グラスゴーコーマスケール）やJCS（ジャパンコーマスケール）などで意識状態を評価しますが、再破裂の危険が高いため、痛み刺激を与えるような評価は避けるようにしましょう。また、瞳孔の観察においても、ペンライトで光を当てることも刺激となるため、医師に確認し慎重に実施します。患者に刺激を与えることなく観察可能な、脈拍や呼吸様式などにより頭蓋内圧の変化を把握することも重要です。急激な頭蓋内圧亢進によって悪心・嘔吐が誘発されるため、誤嚥しないように気道の管理を行い、生体監視モニターを装着し、継続的なモニタリングを行います。

　再出血を防ぐためには、十分な鎮痛と鎮静、血圧の厳密な管理が必要です。鎮痛には塩酸ペンタゾシン（ソセゴン®）などが使用されます。鎮静にはプロポフォール（ディプリバン®）やジアゼパム（ホリゾン®、セルシン®）などが使用されます。鎮静時はRASS（Richmond Agitation-Sedation Scale）などの鎮痛評価スケールを用いて、客観的に鎮静の深さを評価していきましょう。具体的な降圧目標値として、収縮期血圧を160mmHg未満にすることが『American Heart Association（AHA）/ American Stroke Association（ASA）ガイドライン』で提唱されているものの、明確な基準は確立されていません[1]。一般的に120〜150mmHgで血圧コントロールが行われているようです。頭蓋内圧が上昇している重症例において、不用意な降圧は、脳灌流圧の低下をまねき、脳虚血を増悪させる場合があるため、慎重に降圧薬を投与する必要があります。また、術前は再破裂や急性水頭症、呼吸や循環の障害などの合併症によって生命が危機的状況に陥りやすいため、急変時にはすぐに対応できるように、患者のそばに救急カートや人工呼吸器などを準備しておきましょう。

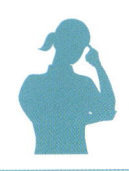

質問025 **術後に気を付けることはなんですか？**

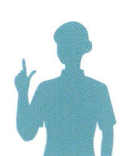

アンサー025 開頭動脈瘤頸部クリッピング術では、ドレーン管理が重要です。術後1〜2週間程度は脳槽・脳室ドレーンが留置され、頭蓋内圧管理を行います。血管内コイル塞栓術では、穿刺部の出血や下肢のしびれなどの観察も大切です。脳血栓症のリスクもあるため、意識状態や神経学的所見の経時的観察も重要です。
また、双方の術式に共通して、術後出血や脳血管攣縮の予防と早期発見も重要となります。

## 1) ドレーン管理

　開頭クリッピング術で患者に留置するドレーンは、おもに脳室ドレーン、脳槽ドレーン、皮下ドレーンです。脳室ドレーンは術中に脳の腫脹を減じるため、あるいは術後の頭蓋内圧管理や水頭症管理を目的に留置します。脳槽ドレーンは、術後にくも膜下腔の残存血腫を持続的に排出するために留置します。脳室ドレーンと脳槽ドレーンを用いて、脳室−脳槽灌流を行う場合にも必要です。施設によっては、脳槽ドレーンを腰椎ドレーンで代用する場合もあります。くも膜下出血後の脳脊髄液の性状は、血性から淡々血性、淡黄色、キサントクロミーと色調が変化していきます。ドレーンからの排出量のみではなく、拍動の有無、色調や性状などの観察も重要となります。

**グッと解説** **キサントクロミー**

脳脊髄液に混入した血液が時間の経過を経てヘモグロビン分解の結果、薄い黄色を呈していることをキサントクロミーとよびます。

## 2) 穿刺部の出血や下肢しびれ

　血管内コイル塞栓術後には、バイタルサイン測定を行うとともに穿刺部の状況（止

血状態や血腫の有無）を観察します。血圧低下や頻脈（ひんみゃく）がみられるときは、穿刺部が原因の出血性ショックの可能性があります。また、徐脈（じょみゃく）がみられるときは副交感神経反射の可能性があります。どちらの状況でも早急に医師に報告します。患者が穿刺側の下肢のしびれを訴えた場合は、大腿動脈の閉塞を疑い、足背動脈の触知を確認します。血管内コイル塞栓術に使用したカテーテルへの付着、血管壁の障害、コイルによる血流の停滞などが原因で形成された血栓が飛散することにより、脳の細い動脈が閉塞し、脳梗塞を起こすことがあります。また、脳動脈瘤内のコイル周囲に血栓が形成され、この血栓が近接する動脈を閉塞させ、広範囲の脳梗塞となる場合があります。脳血栓症のリスクを考慮し、意識状態や運動麻痺などの神経学的所見を経時的に観察していきます。

## 3) 術後出血

　術後出血を起こすと、術前と同様に出血にともない頭蓋内圧が亢進し、脳幹部が圧排されると呼吸障害や不整脈をきたすことがあります。また、頭蓋内圧の亢進によって、意識障害などの神経症状が現れることもあるため、術直後などの鎮静下では、瞳孔不同の出現など経時的な神経学的所見の変化に注意し、観察します。

## 4) 脳血管攣縮予防

　くも膜下出血発症後に脳血管が収縮して細くなる現象を脳血管攣縮といいます。発症後4〜14日にもっとも起こりやすく、発症後21日くらいまでは注意が必要です。攣縮して細くなった血管が閉塞すると脳梗塞となり、転帰に大きく影響します。

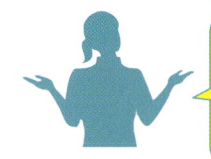

質問026 脳血管攣縮とはなんですか？　どのようなことを観察しますか？

アンサー026 くも膜下出血後に脳血管が収縮して細くなる現象を脳血管攣縮といいます。脳血管攣縮は、くも膜下出血発症後4〜14日の間に、比較的太い脳主幹動脈が細くなる現象です。

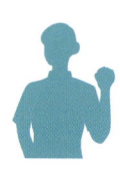

　脳血管攣縮（スパズム）は、くも膜下腔に流れ出した血液成分（酸化ヘモグロビン）の刺激で起こるといわれていますが、その機序ははっきりしていません。一時的な現

表1　動脈瘤部位別の神経脱落症状観察ポイント（文献2より転載）

| 動脈瘤部位 | 神経脱落症状 |
|---|---|
| 前交通動脈瘤（A-com） | 嗅覚脱失、記憶障害、人格変化、注意障害、遂行機能障害、麻痺など |
| 内頚動脈－後交通動脈分岐部動脈瘤（IC-PC）中大脳動脈瘤（MCA） | 片麻痺、失語症、半側空間失認、顔面神経麻痺、感覚障害、構音障害など |
| 椎骨動脈瘤（VA） | 嚥下障害、嗄声、構音障害、手足のしびれ、失調など |

象で、時間の経過とともに攣縮した血管はもとに戻りますが、攣縮して細くなった血管が閉塞すると脳梗塞となり、転帰に大きく影響します。スパズムの発生頻度は脳血管撮影上約70％、脳虚血症状を呈するのは約30％、重篤な神経症状を残すのは約15％といわれています[4]。スパズムは脳血管撮影での所見であり、MRA や CTA（CT アンギオグラフィー）による血管径の検査で代用されることも多いのですが、正確には脳血管撮影が必要です。スパズムの非侵襲的補助検査として、「経頭蓋超音波ドップラー法（transcranial Doppler ultrasonography：TCD）」も有用です。

　スパズムは早期発見で対応可能な場合があります。対応が遅れると脳梗塞へ進展し機能的予後が悪化することにつながるため、なにか様子がおかしい、いつもと違うと感じたら、ベッドサイドでの表1に示したような神経学的所見をきちんとアセスメントし、すみやかに医師に報告する必要があります。

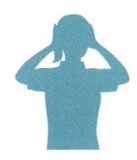

**質問027** 脳血管攣縮予防にはどのような方法がありますか？

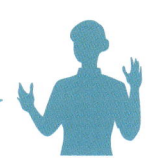

**アンサー027** 予防には、薬物療法と侵襲的処置があります。

　『脳卒中治療ガイドライン2015［追補2017］』[5] において、脳血管攣縮予防として、Rho キナーゼ阻害薬（血管拡張薬）であるファスジル塩酸塩（エリル®）やトロンボキサン $A_2$ 阻害薬（末梢循環改善薬／抗血小板薬）であるオザグレルナトリウム（カタクロット®、キサンボン®）の静脈内投与が強く勧められています。また、シロスタゾール（プレタール®）の経口投与を考慮してもよいとされています。海外ではカルシウム拮抗薬である nimodipine の有用性が認められており（日本では未承認）、同様の効果を期待してカルシウム拮抗薬を投与する施設もあります。遅発性脳血管攣縮

の治療には、循環血液量を増加（Hypervolemia）、血液希釈（Hemodilution）、人為的高血圧（Hypertension）を組み合わせた3H（triple H：トリプルH）療法やドブタミン塩酸塩を持続投与し、心拍出量を増加させるハイパーダイナミック療法、外科治療では、カテーテルを用いた血管拡張薬動注療法やバルーンによる経皮経管血管形成術（percutaneous transluminal angioplasty：PTA）などがあります。しかし、遅発性脳血管攣縮発症前の3H療法は肺水腫のリスクがあるため、勧められていません。

　脳血管攣縮期では、水分出納の観察がとても重要です。脱水は循環血液量の低下や血液の粘性を高めることで脳血管攣縮を助長するため、避けなければなりません。循環血液量を維持しようとすると輸液は過多傾向になり、心不全のリスクを高めます。また、利尿が多くなると電解質異常が起こり、低ナトリウム血症による意識障害や低カリウム血症による不整脈を誘発します。そのため、確実に水分出納を管理する必要があります。

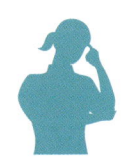

**質問028** **どのような合併症がありますか？**

**アンサー028** たこつぼ型心筋症や神経原性肺水腫、眼球内出血や胃潰瘍などがあります。また、SIADH や CSWS など、くも膜下出血術後にみられる合併症もあります。

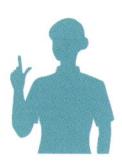

## たこつぼ型心筋症

　くも膜下出血によるストレスからカテコールアミンが過剰に放出されることで、心室頻拍（VT）や心室細動（VF）などの致死的不整脈が出現します。また、左室心尖部に原因不明の無収縮領域が認められ、左室が「たこつぼ」のような形態を呈し、たこつぼ型心筋症を起こすことがあります。治療は対症療法で、心不全の治療に準じます。ほとんどが一過性で2週間～数カ月程度で正常化するといわれています。

## 神経原性肺水腫

　カテコールアミンの過剰放出や頭蓋内圧亢進によるクッシング現象の際に起こります。循環血液が高圧の体循環から低圧の肺循環へと流入するために神経原性肺水腫が起こるとされています。治療は通常の肺水腫に準じ、水分出納を管理し、必要時は人工呼吸器管理を行います。

### 眼球内出血

くも膜下出血のため急激に頭蓋内圧が上昇したことによる眼内静脈、毛細血管の破綻が原因で網膜出血や硝子体出血〔テルソン（Terson）症候群〕が起こることがあります。網膜内に出血が起こり、硝子体内へ流れ出るためといわれています。くも膜下出血発症後2週間以内にみられることが多く、両眼ともに起こることが多いです。

### 胃潰瘍

くも膜下出血重症例に合併しやすいのが胃潰瘍（消化管出血）です。中枢神経障害時に、副交感神経が刺激され迷走神経機能亢進が起こり、粘膜の血流障害と酸分泌亢進の結果、胃潰瘍が生じます。クッシング潰瘍といわれ、一種のストレス潰瘍です。治療は、プロトンポンプ阻害薬やヒスタミン $H_2$ 受容体拮抗薬を投与します。また、予防投与を行う場合もあります。

### SIADH

くも膜下出血による侵襲により抗利尿ホルモンが過剰に分泌され、腎臓で水の再吸収が増加し、水分貯留による希釈性の低ナトリウム血症が起こります。この病態を抗利尿ホルモン分泌異常症候群（syndrome of inappropriate secretion of antidiuretic hormone：SIADH）といいます。治療として、1日の水分摂取量を15～20 mL/kg に制限したり、食塩を経口または非経口的に1日 200 mEq 以上投与します。

### CSWS

くも膜下出血が起こると、心臓からヒト心房性ナトリウム利尿ペプチド（h-ANP）、脳性ナトリウム利尿ペプチド（BNP）が過剰に分泌され、腎臓でのナトリウム再吸収を抑制し、ナトリウム喪失による低ナトリウム血症を引き起こします。この病態を中枢性塩類喪失症候群（cerebral salt wasting syndrome：CSWS）といいます。治療として、水分とナトリウムの補充を行います。

> **グッと解説 🖍 SIADH、CSWS と低ナトリウム血症**
>
> SIADH と CSWS は病態が違うため、区別して対応することが必要ですが、いずれの病態も低ナトリウム血症を起こしています。血清ナトリウム値が低下すると、頭痛や食欲不振、悪心や嘔吐、筋力低下やけいれん、意識障害などの症状がみられます。とくに、脳血管攣縮期の血清ナトリウムや血性タンパクの低下は、脳血管攣縮や脳浮腫を助長します。

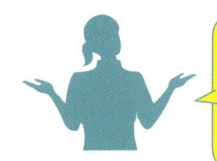

**質問029** くも膜下出血発症後数週間～数カ月にみられる合併症はありますか?

**アンサー029** 正常圧水頭症や高次脳機能障害などがあります。

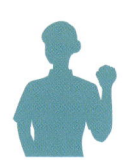

## 1) 正常圧水頭症

くも膜下出血を発症すると、くも膜下腔において脳脊髄液の通過障害が生じるため、くも膜下出血の慢性期には約20%の頻度で水頭症が発症します[2]。水頭症の3徴候は、認知症状、尿失禁、歩行障害です。診断には頭部CT検査を実施し、脳室の拡大と脳室周囲の低吸収があれば水頭症と診断されます。最初の出血が強い例、ドレナージからの排液が多い例で発症しやすいといわれています。診断後は、手術の有効性があるかどうかを判断するためにタップテストを実施します。タップテストとは、腰椎穿刺の要領で脳脊髄液を約30mL採取し、症状の改善がみられるかどうかを観察する検査です。タップテストにより症状が改善した場合は、脳室に溜まった髄液を体腔に誘導灌流するシャント手術を行います。シャントは、留置するシャントチューブの位置により3種類に分けられます。

## 2) 高次脳機能障害

くも膜下出血発症後は、記憶障害、注意障害、遂行機能障害、人格変化、意欲や自発性の低下などの高次脳機能障害が出現する場合があります。くも膜下出血そのものによるびまん性の障害や脳内血腫、手術による侵襲、脳血管攣縮、正常圧水頭症の影響など多くの要因が関与するといわれています[2]。

患者の行動や言動を観察し、日常生活動作やセルフケアにどのように影響してくるかについて十分なアセスメントが必要です。また、家族の不安や疾患への理解の程度を把握し、家族支援も行う必要があります。リハビリテーションスタッフと情報を共有し、患者に合ったリハビリテーションが行えるようにすることが必要です。

退院前には、試験的な外泊などで、退院後の生活に問題がないかを確認しておくことも重要です。

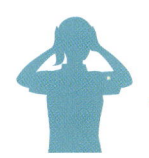

**質問030** 退院指導に必要なことはなんですか？

**アンサー030** 血管内コイル塞栓術後の場合はコイルパンクションを起こす可能性があるため、定期的な脳血管撮影検査が必要です。

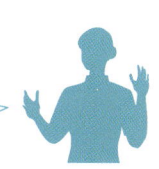

　コイルパンクションとは、血管内コイル塞栓術治療後に脳動脈瘤内に留置した金属製コイルが時間の経過とともに小さい塊となり、脳動脈瘤内に血液が再開通することです。もともとの脳動脈瘤のサイズが直径1cm以上の大型瘤や血栓化瘤の場合にこの現象が起こりやすいといわれています[6]。コイルパンクションは、おもに術後数カ月程度で起こることが多く、脳動脈瘤の増大や破裂の危険性が生じるため、治療が必要になります。治療としては、再度血管内コイル塞栓術を施行し、再開通した部位を金属製コイルで充填し直すか、開頭動脈瘤頚部クリッピング術を行います。このことから血管内コイル塞栓術を受けた患者に対しては、定期的に脳動脈瘤内のコイルの状況を確認するために、定期的な脳血管撮影検査の必要があることを説明します。外科治療でも脳動脈瘤の状態は、定期的な外来での検査や入院による脳血管撮影を行い確認が必要です。また、血管内コイル塞栓術に特有の現象として、血栓ができやすくなります。血栓が脳血管を塞ぐと脳梗塞となり脳にダメージを与えます。血栓症を予防するために服用するのが抗血小板薬です。抗血小板薬は術後数カ月、またはそれ以上継続する場合もあり、医師の指示どおりに服用し、自己中断しないように指導を行います。脳動脈瘤の急速増大による神経学的所見（頭痛や悪心など）が出現した場合は、すぐに受診するように説明します。

### 引用・参考文献

1）日本脳卒中学会脳卒中ガイドライン委員会編.“くも膜下出血”. 脳卒中治療ガイドライン2015. 東京, 協和企画, 2015, 182, 184, 186. 191.
2）松野友佳子.“くも膜下出血”. 入院から退院までの治療・看護をぜんぶ見える化！ 疾患別脳神経看護早わかりフローチャート. 日坂ゆかり監. ブレインナーシング春季増刊. 大阪, メディカ出版, 2017, 26-44.
3）福田健治.“くも膜下出血”. イラストでまるわかり！ 脳神経外科の疾患＆治療. 髙橋淳監. ブレインナーシング春季増刊. 大阪, メディカ出版, 2013, 35.
4）北川直毅.“くも膜下出血”. 脳神経外科看護力ミラクルUPドリル. 久保道也監. ブレインナーシング夏季増刊. 大阪, メディカ出版, 2015, 74.
5）日本脳卒中学会脳卒中ガイドライン委員会編.“くも膜下出血”. 脳卒中治療ガイドライン2015［追補2017］. 2017, 84. http://www.jsts.gr.jp/jss08.html, （2017年12月閲覧）.
6）黒岩輝壮.“脳動脈瘤コイル塞栓術”. 脳神経外科手術とケアパーフェクトガイド. 小泉博靖ほか監. ブレインナーシング春季増刊. 大阪, メディカ出版, 2015, 170-7.
7）飯塚さおり.“ドレーン管理”. 前掲書4）, 153.
8）大沢愛子ほか. 脳動脈瘤破裂によるくも膜下出血後の言語性記憶の特徴. Jpn J Rehabil Med. 49 (9), 2012, 625-30.
9）藤村幹ほか. くも膜下出血. ブレインナーシング. 28 (6), 2012, 8-42.

# 4 AVM

社会医療法人医仁会中村記念病院看護管理室 / 脳卒中リハビリテーション看護認定看護師 **高橋美香**

| 新人ナースに<br>伝えたいこと | ・AVM は脳血管奇形です。<br>・若年者に多いです。<br>・発症後や治療後は、血圧管理が重要になります。 |
| --- | --- |

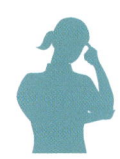

**質問031** AVM はどのような病気ですか?

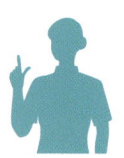

**アンサー031** AVM とは、動脈からナイダスを介して静脈へ血液が流れる脳血管奇形の１つです。若年者に多いのが特徴です。

## I) 概　念

　通常、脳の血管は「細動脈→毛細血管→細静脈」と血液が流れます。しかし脳動静脈奇形（arteriovenous malformation：AVM）は、動脈から毛細血管を介さずに異常な血管塊〔ナイダス（nidus：ラテン語で"巣"を意味します)〕を介して静脈に血液が流れています。つまり「流入動脈〔フィーダー（feeder)〕→ナイダス→導出静脈〔ドレナー（drainer)〕」（**図1**）と血液が流れる脳血管の先天的異常です。胎生期に発生すると考えられていますが、明らかにはなっていません。

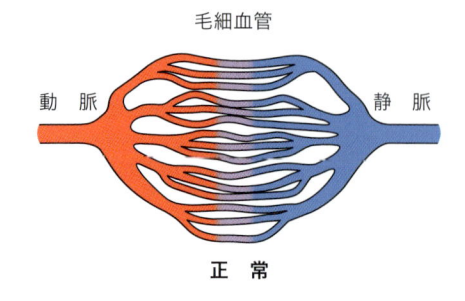

図1　正常血管と AVM の構造

## 2) 疫　学

　人口10万あたり1〜2人／年が発見され、出血発症が約70%に及び、これは出血性脳卒中の約1〜2%を占めています[1]。出血を起こした場合には、再出血するリスクが上がります。発症年齢は20〜30歳、男女比は男性のほうが1.1〜2倍多く、若年者の頭蓋内出血ではAVMを疑います。

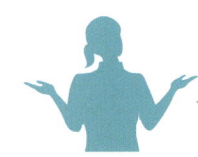

質問032　AVM は危険な病気ですか？

アンサー032　突然、出血による意識障害やけいれん発作を起こして緊急搬入される場合が多い疾患です。出血による死亡率は約3割とされています。

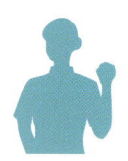

## I) 出血を起こす機序

　AVM の異常血管が脆弱（ぜいじゃく）なために、動脈圧の負荷に耐えられなくなります。あるいは、動脈血がナイダスを介して直接静脈へ流れることで静脈圧が上昇し静脈瘤（りゅう）を形成します。したがって、血管の破綻（はたん）や静脈瘤の破裂によって脳内出血やくも膜下出血を引き起こします（**図2**）。また、流入動脈側に動脈瘤を合併する場合もあり、その瘤（こぶ）が破裂することによっても出血をきたします。

## 2) けいれん発作を起こす機序

　AVM は毛細血管がないために栄養やガス交換が行われないことに加え、正常血管の血流がAVM にとられるために周囲の正常組織への血流が減少します（盗血現象（とうけつ）、**図2**）。そのために脳虚血を引き起こし、虚血（きょけつ）部位が焦点となってけいれんが誘発されます。

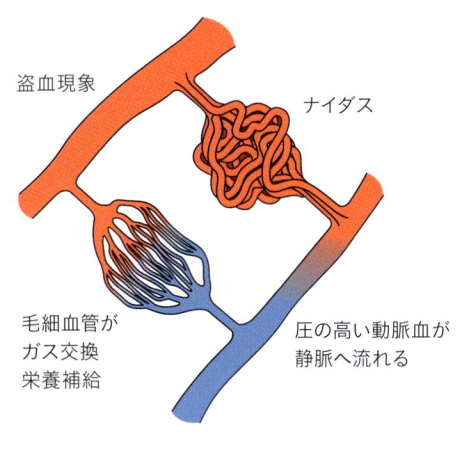

盗血現象

ナイダス

毛細血管が
ガス交換
栄養補給

圧の高い動脈血が
静脈へ流れる

図2　AVM がある場合の血液の流れ

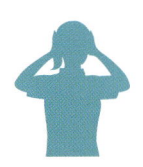

アンサー033 開頭手術や血管内治療、放射線治療などの外科治療のほかに、保存的に経過をみる内科治療があります。AVM の治療目的は、出血予防やけいれんの管理です。

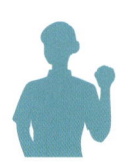

# I) 外科治療

## 治療方針

　スペッツラー・マーチン分類（Spetzler-Martin grade、**表1**）にて AVM の特徴（大きさ、機能的重要性、導出静脈の型）を評価し、その重症度によって治療が決定されます。グレード1、2は外科的摘出、グレード3は術前塞栓＋外科的摘出、グレード4、5については出血例、動脈瘤合併例、症状進行による悪化例以外は保存療法が考慮[3] されます。

### 外科的摘出

　開頭手術は、流入血管である動脈のクリッピングや焼灼（しょうしゃく）によってナイダスの血流を減少させ、ナイダスを正常脳から剥離します。次に導出血管である静脈を遮断し、ナイダスを摘出します。

### 脳血管内治療

　血管内単独根治療、開頭手術による摘出前や放射線治療前、あるいは計画的部分閉

**表1　スペッツラー・マーチン分類**（文献2を参考に作成）

| 特　　徴 | | 点　　数 |
|---|---|---|
| 大きさ | 小（＞3cm） | 1 |
| | 中（3〜6cm） | 2 |
| | 大（＜6cm） | 3 |
| 周囲脳の機能的重要性 | 重要でない | 0 |
| | 重要である | 1 |
| 導出静脈の型 | 表在性のみ | 0 |
| | 深在性 | 1 |

グレード（重症度）
＝大きさ＋機能的重要性＋導出静脈の型

※例えば、
　大きさが4cm の小脳の AVM は、周囲脳の機能的重要性はあり、そして深部導出静脈ありの場合は、グレード4（2+1+1）となる

塞治療として経動脈塞栓術が行われます。

- 血管内治療単独治療：単独治療では、接着性液体塞栓物質である NBCA（n-butyl-cyanoacrylate：シアノアクリレート系接着剤）などが使用されます。完全閉塞率は 50％強まで増加しているとの報告[4]があります。
- 外科的摘出前の塞栓術：摘出時の出血を減少させることを目的に行われます。非接着性液体塞栓物質である Onyx™ を使用し、摘出術前に流入側からナイダスを塞栓することでナイダスの血流を低下させます。通常、翌日に摘出術が行われます（**図3**）。
- 放射線治療前の塞栓術：照射体積を減少させる目的のほか、出血源である動脈瘤や栄養血管を閉塞します。

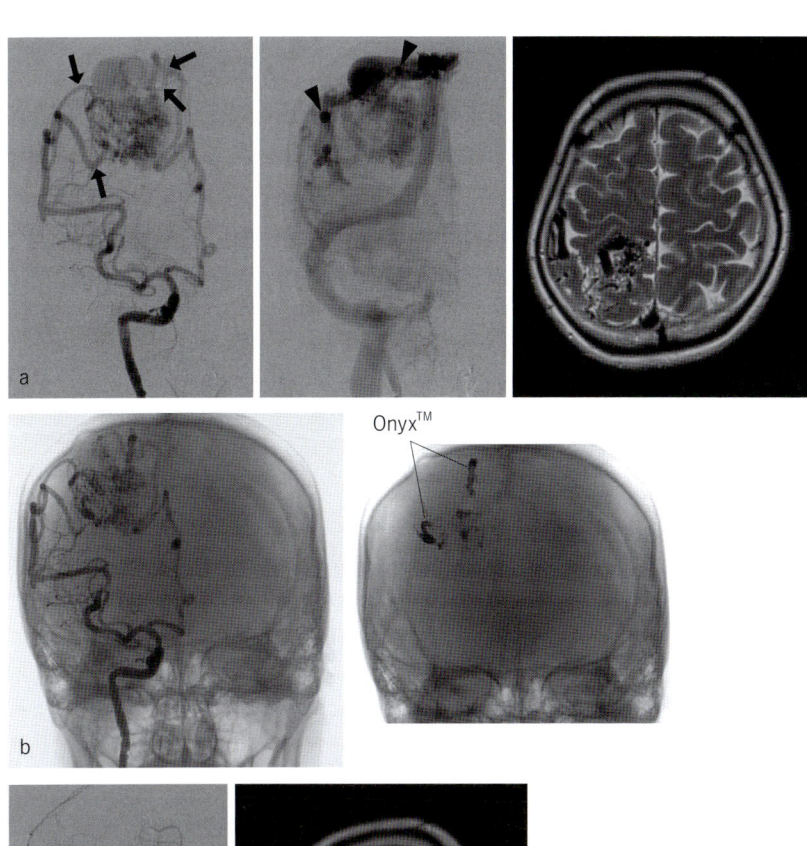
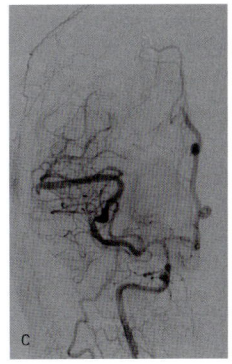
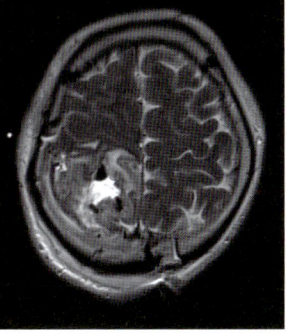

### 図3　AVM画像

39歳、女性。めまいの持続で来院し、頭頂葉のAVMを認めた。精査後、血管内治療にて流入動脈の一部を塞栓し、翌日に摘出術を施行した。

a. 治療前（➡：フィーダー、▶：ドレナー）。右頭頂葉AVM。感覚野の後方に約3.6 cmのAVMを認める。
b. 塞栓術後。
c. 摘出術後。

### 定位的放射線治療

　ガンマナイフやサイバーナイフという放射線治療装置にて外照射を行います。直径 3 cm 以下または体積 10 cm$^3$ 以下の AVM が、ガンマナイフの適応となります。放射線治療は即時的な効果は得られず、ガンマナイフでの完全閉塞率は 3〜5 年で 65〜95％[5] といわれています。

## 2) 内科治療

　けいれんや頭痛に対しては薬剤コントロールがなされます。そのほか、定期的に検査を実施し、経過観察します。血圧管理以外に身体もしくは精神的に負担がかかる生活は是正する必要があります。

> **グッと解説** ✎　**塞栓物質の臭気**
>
> 　塞栓物質の Onyx™ の溶液である DMSO (dimethyl sulfoxide：ジメチルスルホキシド) の成分によって、患者はニンニク様の味覚を感じ、数時間持続することがあります。また、患者の呼気や皮膚に臭気を認める場合もあります。そのため、治療前に患者と家族への説明が必要です。

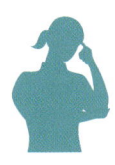

**質問034** AVM 塞栓術後に注意することはなんですか?

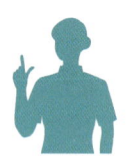

**アンサー034** 出血を予防するための血圧管理がもっとも重要です。そのほか、治療後の穿刺部（せんし）の観察や安静にともなう苦痛へのケアが必要となります。

## 1) 塞栓術後の血圧管理

　AVM を閉塞すると血流量の多い流入血管からの血流が周囲の正常動脈へ流れることによって過灌流（かかんりゅう）となり、脳出血や脳浮腫を引き起こす可能性があります。そのため、収縮期血圧を 100 mmHg 以下に管理する場合もあります。また、摘出術前の塞栓術の場合は、身体的・精神的負荷を最小限にすることを目的に、治療中の麻酔から覚醒させずに鎮静下にて管理する場合もあります。

# 2) 血管内治療後のケア

## 穿刺部の観察

治療は経動脈的に塞栓術が実施されています。そのため、シース（カテーテルなどを挿入するために血管内に留置するもの）を抜去した後の管理が重要です。

①治療中は血栓塞栓性合併症を予防する目的で抗凝固療法が行われます。通常はヘパリンを投与し、治療終了時に ACT（activated clotting time：活性化凝固時間）が基準値に戻っていることを確認した後にシースを抜去します。ACT が延長している場合は、プロタミンを投与してからシースを抜去します。抜去後の穿刺部は止血デバイスや徒手的圧迫にて止血を行います。

> **グッと解説** ✏ **ACT 値**
>
> ACT の基準値は 90〜120 秒です。治療中は基準値の 2 倍程度で管理します。

②穿刺部は、出血、腫脹、皮下出血、皮膚変色、そして痛みを確認します。止血が不十分な場合や穿刺によって仮性動脈瘤を形成する場合があるので、観察はしっかりと行います。また、患者の訴えも重要です。出血によって濡れた感じがする、あるいは痛みが出現した場合には、ナースコールで知らせるように事前に患者へ説明します。

## 安静による苦痛の緩和

治療後は数時間のベッド上安静が強いられます。安静時間はシースの太さを基準として決めている施設もありますが、患者の止血状況によって異なります。患者には看護師の介助によって体位変換が行えることと、非穿刺側の下肢は自由であることを説明します。臥床によって腰痛を訴える患者が少なくありませんので、事前に治療後の安静について説明し、治療後の苦痛を最小限にとどめることが必要です。

> **グッと解説** ✏ **仮性動脈瘤**
>
> 仮性動脈瘤とは、穿刺した血管壁の穴が塞がらずに形成されたものです。血管壁が損傷していますので、血流の圧で瘤が増大する可能性が高く、穴を塞ぐ必要があります。

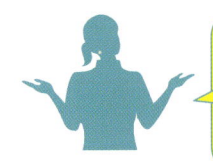

**質問035** AVM を保存的に経過観察している患者さんへの指導にはどういうものがありますか?

**アンサー035** 起こり得る症状と対処方法、服薬がある場合の服薬指導、病院受診を定期的に行うことを説明します。

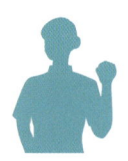

　前述のとおり、出血性脳卒中やけいれんを起こす可能性があります。意識障害をともなう突然の強い頭痛や運動障害などの神経症状、けいれん発作などについて、家族も知っておく必要があります。若年者が多いため、疾患を軽視し、睡眠不足などの身体的負担が症状を誘発する可能性もあるので、生活指導が必要となります。また症状出現時には、救急要請や病院への連絡方法についても説明します。一方、看護師の説明が疾患に対する不安を助長させてはいけないので、担当医と相談したうえで説明を行います。

　服薬指導については、用量・用法以外に継続の重要性や飲み忘れの対処方法などを説明します。また、定期的な病院受診は服薬の継続にもつながりますので、定期受診の必要性を説明することが重要です。

### 引用・参考文献

1) 久保田司ほか. "脳卒中データバンクにおける出血性脳卒中病型別頻度の 13 年間の推移". 脳卒中データバンク 2015. 小林祥泰編. 東京, 中山書店, 2015, 130-2.
2) Spetzler, RF. et al. A proposed grading system for arteriovenous malformations. J Neurosurg. 65（4）, 1986, 476-83.
3) 日本脳卒中学会脳卒中ガイドライン委員会編. "脳動静脈奇形". 脳卒中治療ガイドライン 2015. 東京, 協和企画, 2015, 160-4.
4) 石井暁ほか. 脳動静脈奇形の対する集学的治療：塞栓術の役割. 脳神経外科ジャーナル. 24（3）, 2015, 180-8.
5) 田中志岳ほか. 脳血管障害の基礎知識：血管奇形に対するガンマナイフ治療. 分子脳血管病. 14（2）, 2015, 164-7.

# 5 脳腫瘍

社会医療法人医仁会中村記念病院看護管理室 / 脳卒中リハビリテーション看護認定看護師 **高橋美香**

| 新人ナースに伝えたいこと | ・脳腫瘍は、原発性・転移性、悪性・良性に大きく分けられます。<br>・脳腫瘍の治療は、外科治療、放射線治療、化学療法があります。<br>・脳腫瘍患者の終末期ケアには多くの課題があります。 |
| --- | --- |

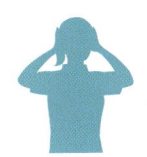

**質問036 脳腫瘍とはどのような疾患ですか?**

**アンサー036** 脳実質（のうじっしつ）、髄膜（ずいまく）、下垂体（かすいたい）などの頭蓋内に発生した腫瘍の総称です。原発性と転移性、良性と悪性などに分類されます。

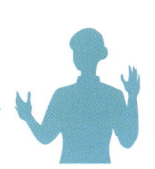

## l) 分　類

　WHOの中枢神経系腫瘍分類は2016年に改訂され（第4版）、病理組織的には約140にも分類されます。ここでは、原発性と転移性、悪性度（**表1**）[1] について説明します。

### 原発性脳腫瘍

#### 脳実質内に発生する腫瘍
　神経膠腫（しんけいこうしゅ）（グリオーマ）や髄芽腫（ずいがしゅ）、悪性リンパ腫などがあります。一般的に悪性度の低い神経上皮性腫瘍は大脳半球の表層部、悪性の神経上皮性腫瘍は大脳半球の比較的深部に発生します。

#### 脳実質外に発生する腫瘍
　髄膜腫や神経鞘腫（しんけいしょうしゅ）（おもに前庭神経）、下垂体腺腫などがあります。

### 転移性脳腫瘍

　身体のどこかのがん細胞が血流によって遠隔転移した脳腫瘍です。多発しているこ

表1　WHO 中枢神経系腫瘍分類による脳腫瘍の悪性度（文献1を参考に作成）

| グレード | I | II | III | IV |
|---|---|---|---|---|
| 悪性度 | 良性 | 比較的良性〜やや悪性 | 悪性 | きわめて悪性 |
| 特　徴 | 増殖能は低い | 増殖能は低いが浸潤性の性質をもち、再発する。一部はより高いグレードへ進展することもある | 核異形性や核分裂活性など悪性所見を示す | 核分裂活性が高く、壊死を起こしやすい |
| 生存期間（未治療あるいは手術摘出のみの場合） | 健常人と変わらない | 5年以上の生存が可能 | 治療後2〜3年の生存が可能 | 膠芽腫は1年未満。生存率の高いものもある |
| 脳腫瘍の例 | 良性の髄膜腫、神経鞘腫、毛様細胞性星細胞腫など | 異型性髄膜腫、びまん性星細胞腫、乏突起膠腫など | 退形成性星細胞腫、退形成性乏突起膠腫、退形成髄膜腫など | 膠芽腫、髄芽腫など |

とが多く、大半は大脳半球に転移します。肺がん、乳がん、消化器系がんが脳へ転移しやすいとされています。そのなかでも肺がんがもっとも多く、半数を占めます。

## 2) 疫　学[2]

　日本人における脳腫瘍の発生頻度は、1.78人/10万人と推定されています。脳腫瘍の原因として、家族性や外因などが挙げられ、外因として外傷や放射線・電磁波、化学物質、ウイルスが考えられていますが明らかにはなっていません。脳腫瘍は、ほかのがんと比較して症例数が圧倒的に少ないために、多くの疫学的研究が必要です。

> **グッと解説**　神経膠腫
>
> グリオーマは神経膠細胞（グリア細胞）から発生した脳腫瘍の総称です。グリア細胞はアストロサイト（星状膠細胞）、オリゴデントログリア（乏突起膠細胞）、ミクログリア（小膠細胞）、上衣細胞などに分類されます。それらの由来による、びまん性星細胞腫、退形成性星細胞腫、膠芽腫、乏突起膠腫、上衣腫などがあります。

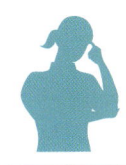

**質問037** 原発性脳腫瘍で多い腫瘍はなんですか?

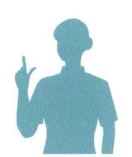

**アンサー037** 脳腫瘍全体では、神経膠腫、髄膜腫、下垂体腺腫、神経鞘腫の順に多く、これらが全体の 80％以上を占めます。

# 1) 好発年齢・好発部位

　成人の場合は、髄膜腫、神経膠腫、下垂体腺腫の順に多く、小児の場合は、神経膠腫がもっとも多く、次に胚細胞腫、髄芽腫の順となります[3]。成人と小児に分けて、好発部位と好発年齢を**表2**に示します。

---

**グッと解説** 🖊 **性差のある腫瘍**

性差のある腫瘍もあります。胚細胞腫や髄芽腫は男児、髄膜腫や神経鞘腫は女性、悪性リンパ腫は男性に多い傾向にあります。

---

**表2　原発性脳腫瘍の好発部位と好発年齢**

成　人

|  | 好発部位 | 好発年齢 |
|---|---|---|
| 神経膠腫 | 大脳半球（前頭葉が多い） | 30〜50 歳代 |
| 髄膜腫 | 大脳円蓋部、大脳鎌部、傍矢状洞部、蝶形骨縁部など | 40〜70 歳代 |
| 神経鞘腫 | 小脳橋角部（前庭神経が多い） | 40〜60 歳代 |
| 血管芽腫 | 小脳半球 | 20〜70 歳代 |
| 悪性リンパ腫 | 大脳半球（前頭葉が大半）、基底核や小脳など | 50 歳以上 |

小　児

|  |  | 好発部位 | 好発年齢 |
|---|---|---|---|
| 神経膠腫 | 毛様細胞性星細胞腫 | 小脳半球、視神経・視交叉 | 小児〜20 歳未満 |
|  | 上衣腫 | 脳室内（第四脳室が多い） | 10 歳未満 |
|  | 髄芽腫 | 小脳虫部 | 14 歳以下 |
| 胚細胞腫 |  | 鞍上部、松果体部 | 10 歳代 |

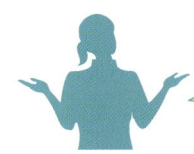

アンサー038 頭蓋内圧亢進症状、脳腫瘍が存在する部位のさまざまな脳局所症状が出現します。

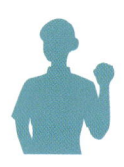

## 1) 頭蓋内圧亢進症状

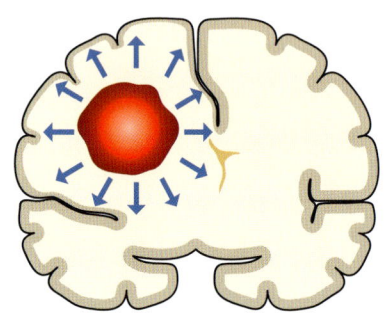

**図1　脳腫瘍による頭蓋内圧亢進**
頭蓋内は、脳実質：髄液：血液がバランスをとって頭蓋内圧を維持している。
脳腫瘍が大きくなる（容積が増大する）ことで、①脳実質が圧迫される、②血液脳関門の破壊などによって細胞へ血漿中の水分が流れる（脳浮腫）、③髄液の流れが障害される（閉塞性水頭症）、④静脈血への還流阻害による血管床が増大する、などによって、頭蓋内圧亢進が引き起こされる。

　頭蓋内圧亢進（**図1**）は、頭痛、嘔吐、うっ血乳頭が代表的な症状として知られています。進行した場合には脳ヘルニアを引き起こし、重度の意識障害や呼吸障害などを呈します。うっ血乳頭を観察することはできませんが、頭痛や嘔吐は重要な情報ですので見逃してはいけません。

> **グッと解説　特徴的な頭痛・嘔吐**
>
> 頭痛は起床時に強く、時間経過にともなって徐々に軽快する特徴があります。嘔吐は悪心などの前駆症状はありません。頭蓋内圧亢進によって突然、噴出性嘔吐し、その後はスッキリします。嘔吐後は頭蓋内圧が一時的に低下するために頭痛も軽減します。

## 2) 脳局所症状

代表的な症状として以下が挙げられます。

①大脳：てんかん発作、片麻痺、半盲、意欲低下、人格変化、優位半球では失語症など。

②小脳：四肢や体幹の失調症状、めまい、ふらつき、頭痛、嘔吐など。

③脳幹：眼球運動障害、嚥下障害など。

④視床下部、視交叉、下垂体：内分泌障害、視力障害、視野障害など。

⑤前庭神経：聴力障害、顔面の麻痺や感覚障害など。

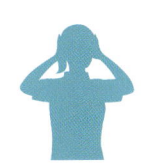

> **質問039** 脳腫瘍の治療にはどのようなものがありますか？

> **アンサー039** 外科治療、放射線治療、化学療法があります。腫瘍のタイプによって単独あるいは組み合わせた治療が行われます。下垂体腺腫などホルモンが影響している腫瘍は、ホルモン療法が必要となります。

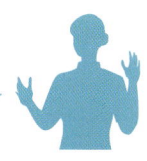

## 1) 外科治療

摘出率が高ければ高いほど治療予後は良いとされています。しかし、重要な機能を果たしている正常脳と腫瘍が近接している、血管や神経が腫瘍に含有もしくは癒着している、腫瘍自体が血流に富んでいるなど、良性腫瘍であっても摘出困難な場合もあります。また、腫瘍を摘出することによって重度の合併症が出現してしまうおそれがあります。そのために術中に病変部位を画像確認しながら行うナビゲーションシステムや、術中に患者を麻酔から覚まして機能（言語や運動）を確認しながら行う覚醒下手術によって、最小限の合併症かつ最大限の摘出率を目指します。

## 2) 放射線治療

通常外部照射と定位照射の2つがあります。腫瘍細胞の増殖と、腫瘍周囲の正常脳

や神経組織への障害を抑えることが目的です。治療中は脱毛や皮膚炎などの頭部皮膚障害、放射線宿酔（しゅくすい）（全身倦怠感や傾眠、消化管症状など）などの副作用を観察します。副作用の出現には個人差があります。

## 通常外部照射

### 照射野

局所、拡大局所、全脳室、全脳、全脳全脊髄に分けられます。悪性度が上がるにつれて腫瘍周囲への浸潤が広がっているため、照射範囲を拡大する拡大局所照射が行われます。多発性脳転移や髄膜播種腫瘍（はしゅ）などが全脳照射の適応となります。

### 線　量

1回線量（1回の治療）は1.8〜2 Gy です。総線量は30〜60 Gy と幅広く、年齢や悪性度、発生部位や照射野などによって異なります。

## 定位照射

ガンマナイフ（ガンマ線）やサイバーナイフ（X線）が代表的な治療です。腫瘍の種類や部位、症状によって1回照射もしくは分割照射の2つの方法があります。定位照射の適応は、一般的に直径3 cm 以下、10 cm$^3$ 以下の悪性腫瘍、あるいは手術困難な良性腫瘍です。脳腫瘍の正常な周囲組織への線量が増えてしまうため、これ以上のサイズは不適とされています。

また、保険未承認ですが陽子線や重粒子線による治療も行われています。

# 3) 化学療法

化学療法は悪性腫瘍の外科治療や放射線治療の後に行われることが多く、腫瘍細胞数を減少させ、腫瘍の縮小もしくは消滅を期待しています。化学療法で用いる薬剤の副作用は苦痛をともなうことが多いため、副作用をコントロールすることが重要となります。意識障害や認知機能が低下した脳腫瘍患者は、異常を伝えることができません。したがって、予測される副作用を観察し、あらゆるデータや表情などから苦痛を察知することが重要です。

## 化学療法で用いる薬剤の特徴

脳は血液脳関門によって保護されているために、薬剤が腫瘍まで届きにくいという特徴があります。しかし、テモゾロミドは分子量が小さいため血液脳関門を通過しやすく、生命予後延長効果が示されています。そのため、神経膠腫に対しては、テモゾロミドを中心的薬剤として注射もしくは服薬にて投与します。また、悪性度が高い場合には、手術中の腫瘍摘出後の脳に置くカルムスチン脳内留置用剤も使用されます。

## グッと解説 ✏️ 全身状態の指標

治療適応や治療効果などを判断するにあたっては、カルノフスキー・パフォーマンス・ステイタス (Karnofsky performance status：KPS)、パフォーマンス・ステイタス (the Eastern Cooperative Oncology Group performance status：ECOG PS) などの全身状態の指標 **(表 3)** [4] が用いられます。

**表 3　脳腫瘍患者の全身状態の指標：KPS と PS** （文献 4 を参考に作成）

| KPS | 状　態 | PS | |
|---|---|---|---|
| 100 | 正常、臨床症状なし | 0 | 発病前と同じ生活が制限なく行え、問題なく社会活動が可能 |
| 90 | 軽い臨床症状はあるが正常の活動が可能 | | |
| 80 | かなりの臨床症状はあるが、努力して正常の活動が可能 | 1 | 軽度の症状があり、肉体的に激しい活動は制限されるが、歩行、軽作業、座っての作業は 行うことができる |
| 70 | 自分自身の世話はできるが、正常の活動や労働は不可能 | | |
| 60 | 自分に必要なことはできるが、ときどき介助が必要 | 2 | 歩行ができ、自分の身の回りのことはできるが、軽作業ができない。日中の50% 以上は起床して過ごす |
| 50 | 病状を考慮した看護および定期的な医療行為が必要 | | |
| 40 | 動けず、適切な医療および看護が必要 | 3 | 身の回りのある程度のことしかできず、しばしば介助が必要。日中の 50% 以上をベッドか椅子で過ごす |
| 30 | まったく動けず、入院は必要だが死は差し迫っていない | | |
| 20 | 非常に重症、入院が必要で精力的な治療が必要 | 4 | ほとんど動くことができず、自分の身の回りのことはまったくできない。終日ベッドか椅子で過ごす |
| 10 | 死期が迫っている | | |
| 0 | 死亡 | 5 | 死亡 |

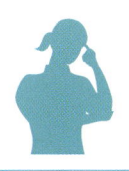

**質問040** 脳腫瘍は告知されますか？

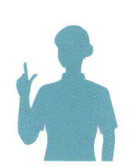

**アンサー040** 本人と家族に、脳腫瘍の診断分類と悪性度について告知されます。しかし、悪性度の高い脳腫瘍の予後については、ほかのがんに比べると詳しく説明されていないようです[5]。

　グリオーマのなかでも悪性度がⅢ、Ⅳの退形成性星細胞腫や膠芽腫は予後不良で、膠芽腫の予後は1年未満 (**表Ⅰ**)[1] とされています。脳腫瘍の再発や増大によって意識障害や運動機能障害、高次脳機能障害を呈し、ほかのがんよりも QOL は早く低下します。そのため、患者は意思疎通が図れない、あるいは判断できない状況に陥って

しまい、生命予後についての詳しい説明ができなくなることが多いようです。

**グッと解説** 🖊 **脳腫瘍の終末期**

膠芽腫などの進行スピードの速い悪性脳腫瘍は、けいれん発作を頻発する、あるいは意識障害によって介護負担が大きくなり、在宅療養が困難となりがちです。また、終末期にある患者に対しては、疼痛を最大限に取り除き、残された時間でその人らしい生活を送れることを支援する緩和ケア病棟がありますが、悪性脳腫瘍患者の場合は、けいれん発作などの症状対処が優先され、緩和ケア病棟での看取りもむずかしいのが現状です。

**グッと解説** 🖊 **代理意思決定に備えて**

患者が意思疎通困難、あるいは判断不能な場合は、家族が代理意思決定を行います。そのような状況になる前に患者自身の意向を確認しておくことが重要です。しかし、脳腫瘍の進行が早く、家族間での話し合いがなされていないことも少なくありません。そこで家族もケアの対象ととらえ、家族が本音を吐露できる、あるいは家族の支えとなれる関係性を築くことが大切です。

### 引用・参考文献

1) 松谷雅生. 脳腫瘍治療学：腫瘍自然史と治療成績の分析から. 京都, 金芳堂, 2016, 4.
2) 前掲書 1), 16-9.
3) 脳腫瘍全国統計委員会. 脳腫瘍全国集計調査報告（2001〜2004）.
4) The ECOG-ACRIN Cancer Research Group. ECOG performance Status. http://ecog-acrin.org/resources/ecog-performance-status,（2017 年 10 月閲覧）.
5) Yamamoto, F. et al. A survey of disclosure of diagnosis to patients with glioma in Japan. Int J Clin Oncol. 16（3）, 2011, 230-7.

# 6 頭部外傷

東北大学病院高度救命救急センター副看護師長 / 脳卒中リハビリテーション看護認定看護師 **古谷桂子**
秋田県立病院機構秋田県立脳血管研究センター看護部長 **成田尚子**

| 新人ナースに伝えたいこと | ・頭部外傷の病態は複数の機序が組み合わさっている場合が多く、進行性に経過します。<br>・一次性脳損傷と二次性脳損傷を理解しましょう。<br>・頭部外傷にともなう後遺症は、身体的機能障害、高次脳機能障害、心理社会学的障害など多岐にわたることがあり、社会復帰が困難になることもあります。 |
| --- | --- |

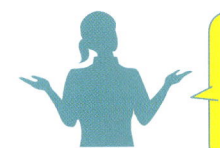

**質問041** 頭部外傷にはどのような種類がありますか?

**アンサー041** 頭部外傷は、頭蓋骨損傷、局所性脳損傷、びまん性脳損傷の3つに分類できます。局所性脳損傷には、硬膜外血腫、硬膜下血腫、脳挫傷（のうざしょう）、外傷性脳内血腫があります。

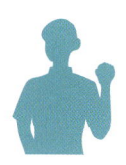

## I) 頭部外傷の原因と重症度

　頭部外傷とは、頭部に直接または間接的に外力が作用して、頭部の軟部組織や頭蓋骨、髄膜、脳実質、脳神経、血管など、すべての組織を含み、質的ないし機能的損傷を生じるものを総称しています。頭部外傷の受傷原因は、交通事故、転倒や転落、暴行などがあります。また、スポーツによる頭部外傷も近年注目されており、頭部外傷全体の7～8％を占めるといわれています。

　頭部外傷の重症度は、意識障害の程度、GCS（グラスゴーコーマスケール）を用いて分類されることが一般的です。

・重症頭部外傷：GCS　3～8点
・中等度頭部外傷：GCS　9～12点

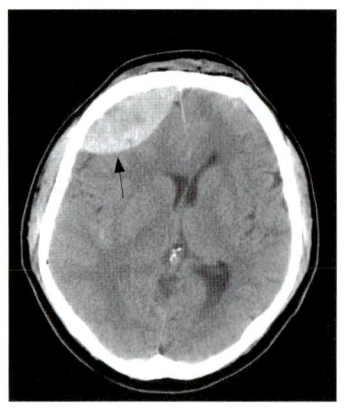

**図1　急性硬膜外血腫**
凸レンズ状になっている。

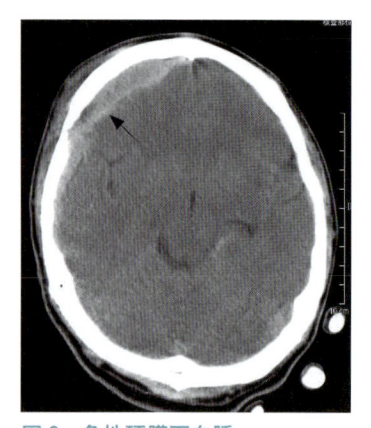

**図2　急性硬膜下血腫**
三日月状になっている。

・軽症頭部外傷：GCS　13〜15点

## 2) 急性硬膜外血腫と急性硬膜下血腫の違い

　急性硬膜外血腫は、頭蓋骨と硬膜の間である硬膜外腔に出血して、急速に血腫をつくり血腫が硬膜外から脳を圧迫します。大部分の症例で頭蓋骨骨折がみられ、骨折によって硬膜動脈が損傷して出血することが原因です。血腫は単純CTで白く写り、頭蓋骨直下に凸レンズ状となることが特徴です（**図1**）。重症例では救命困難な場合もありますが、時期を逃さずに適切な治療がされれば、予後は良好で社会復帰率も高いです。

　急性硬膜下血腫は、脳の表面と硬膜の間である硬膜下腔に出血して、急速に血腫をつくり脳を圧迫します。脳の表面が傷ついて、脳挫傷が起こり脳表の小動脈血管から出血することが原因です。あるいは、脳表の静脈と静脈洞を結ぶ架橋静脈の破綻から出血することもあります。血腫は単純CTで白く写り、三日月状となることが特徴です（**図2**）。急速に症状が進行し重症化する場合もあり、予後はきわめて不良で社会復帰率も低いです。

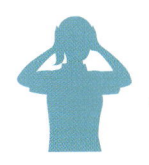

質問042　びまん性脳損傷とはどのような病態ですか？

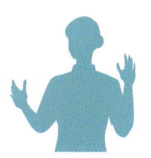

アンサー042　受傷直後より意識障害が続いているにもかかわらず、脳CTではそれを説明するような病変がみられない頭部外傷をいいます。

## I) びまん性脳損傷とは

　びまん性脳損傷は、意識障害の程度によって、脳震盪（しんとう）とびまん性軸索損傷（じくさく）（diffuse axonal injury：DAI）に大別されます。受傷直後より意識障害が続いているにもかかわらず、脳CTではそれを説明するような病変がみられない頭部外傷をいいます。

### 脳震盪

　脳震盪は受傷直後に起こる一過性の意識障害で、意識消失や見当識障害、健忘、不穏状態となることもあります。しかし、意識レベルは6時間以内に完全に回復します。

### びまん性軸索損傷

　びまん性軸索損傷は、急性硬膜外血腫や急性硬膜下血腫、脳挫傷などの局所的な脳損傷と違い、多発性で広範囲の脳損傷を認めます（図3）。交通事故などの高エネルギー外傷において、脳の組織間で回転性加速度の違いによって生じるせん断力、ずれの力によって白質が変形して発生します。軸索の損傷だけでなく、血管の損傷も加わ

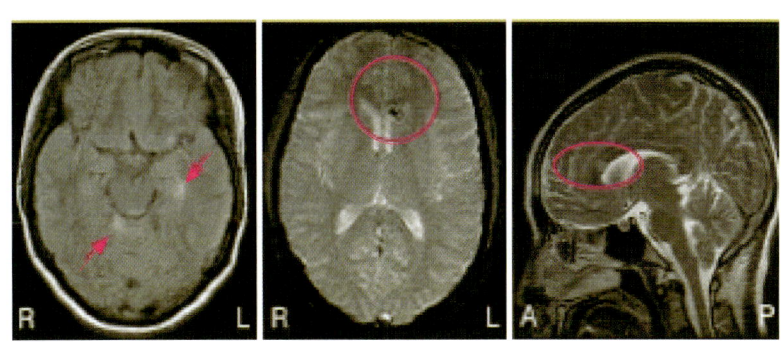

**図3　びまん性軸索損傷のMRI画像**
多発性の脳損傷を認める。

り微小な出血もともないます。病変は、大脳の皮髄境界、脳梁、脳幹背側に多く認められ、内包後脚や視床およびこれらの周囲の白質にも認められます。意識障害は受傷直後からみられ、軽症〜中等症では時間経過とともに改善することが多く、その程度と持続時間はさまざまです。受傷直後より重篤な意識障害が持続し、除脳硬直をともなうような重症な場合は、予後不良で死亡する症例や遷延性意識障害となる症例も少なくありません。外科治療の適応はなく、保存治療が原則となります。

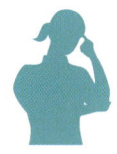

**質問043** 頭部外傷の患者さんを受けもつときに気を付けたほうがよいことはありますか？

**アンサー043** 急性期は進行性に経過することもあるため、受傷機転、受傷からの経過時間を意識することが大切です。

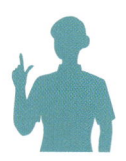

## I) 病態の理解と神経症状の変化の観察

　頭部外傷患者は病態が時間とともに変化し、状態が悪化することがあるため、早期診断と適切な治療を進めることが重要になります。時には複数の病態が組み合わさっている場合もあり、保存治療中であっても、急変の可能性や緊急手術になり得ることも念頭に置いておく必要があります。そのため、頭部外傷の看護で重要なことは、急性期の病態を理解し、時間的経過に着目し、意識レベルや瞳孔所見、麻痺などの神経症状の変化を見逃さないことです。これは軽症で経過観察中であっても同様です。

　急性硬膜外血腫の典型的な症状として、受傷直後は意識清明期を有することが知られています。この間に頭痛、悪心・嘔吐、不穏、錯乱、けいれんなどがみられます。意識清明期は数分〜数日とさまざまではありますが、数時間後に意識レベルが急激に悪化した場合には脳ヘルニアとなり生命の危機状態に陥るため、外科治療が必要になります（**図4**）。

　急性硬膜下血腫は、全体の約2/3で受傷直後より意識障害があるといわれています。意識状態が悪いと頭痛などの自覚症状を聴取することが難しく、反対側麻痺のような巣症状が約半数に認められます。急速に血腫が大きくなれば頭蓋内圧が亢進し、脳ヘルニアとなるため外科治療が必要になり、緊急手術となることが多いです。また、やや軽症で脳損傷が軽いもので、受傷から数日〜約2週間経ったときに巣症状を呈し、意識障害をきたすことがあります（**図5**）。このときに適切な治療ができれば、急性

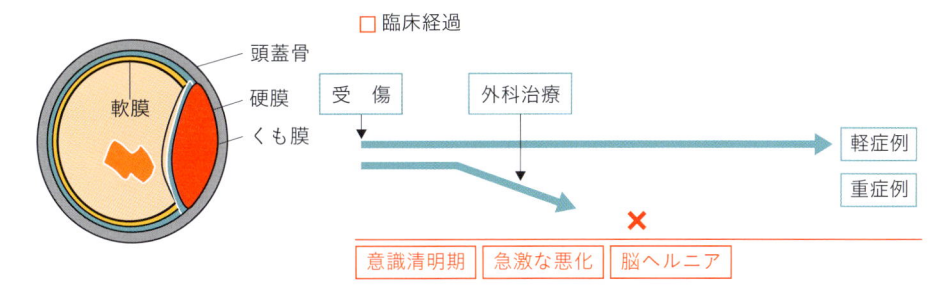

図4　急性硬膜外血腫の臨床経過

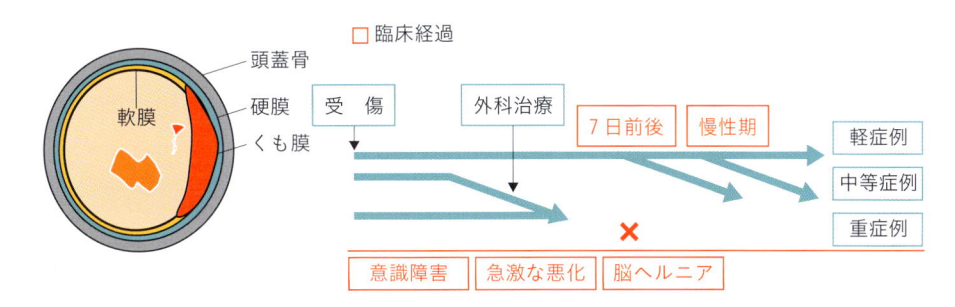

図5　急性硬膜下血腫の臨床経過

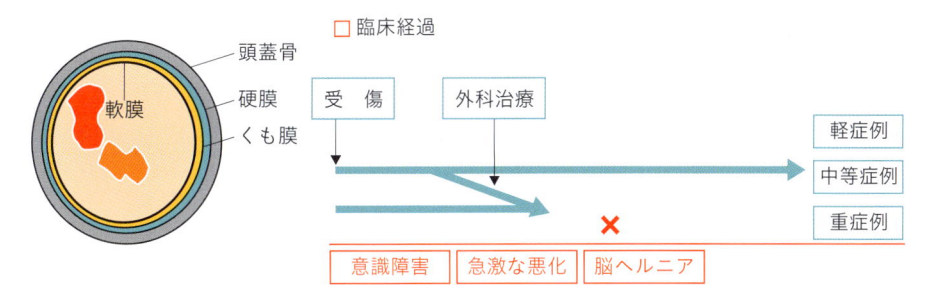

図6　脳内血腫・脳挫傷の臨床経過

期の重症例よりも予後は良いといわれています。

　脳内血腫、脳挫傷は頭蓋底や脳表などの頭蓋骨に接する部位に多くみられ、脳が挫滅して小出血し壊死することで、脳浮腫が起こります。小出血は癒合して1つの脳内血腫のようにみえることがあります。出血は受傷とほとんど同時にみられ、最初の数時間で大きくなります。また、挫傷したところの浮腫、すなわち挫傷性脳浮腫は、受傷後24時間以内に発生し、48時間以内にピークとなります。高齢者では挫傷性脳浮腫が遅れて出現することがあり、来院時には会話可能ですが、その後短時間で急速に意識障害が進行し、予後の悪いのも特徴の1つです（**図6**）。

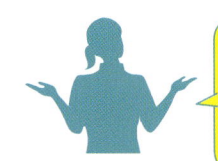

質問044 重症頭部外傷の急性期に看護師ができることはありますか?

アンサー044 生死に直結する脳ヘルニアの発生を防ぐのはもちろんのこと、二次性脳損傷を最小限とし、患者さんの予後、QOL を改善させるための援助が必要です。

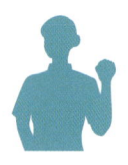

## I) 一次性脳損傷と二次性脳損傷

　頭部外傷は、受傷直後の脳組織や血管組織の機械的変化によって生じる一次性損傷に、種々の全身的ならびに頭蓋内要因による二次性損傷が続発して、さらに損傷を悪化させ、病態が完成します。二次性損傷の原因や増悪因子には、低血圧、低酸素、高／低体温などの全身的要因のほか、頭蓋内血腫などによる脳浮腫や脳腫脹、さらにその後に生じる細胞レベルでの興奮性アミノ酸や炎症性サイトカインの放出および活性酸素の発生などが挙げられます（**図7**）。とくに二次性脳損傷の発現にもっとも関係するのは，受傷初期から生じる脳の低酸素状態や虚血状態であり、その後に頭蓋内圧亢進などの増悪因子が加わるとさらに脳虚血が進行する悪循環に陥ってしまいます。

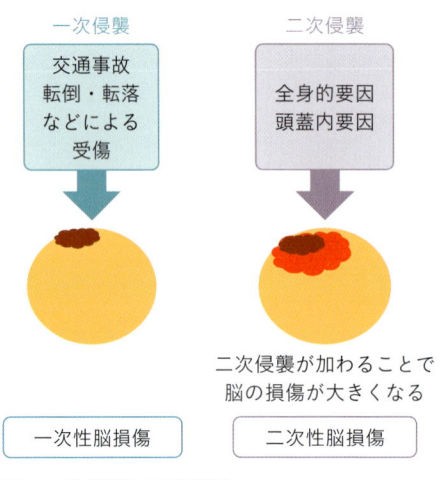

一次侵襲

交通事故
転倒・転落
などによる
受傷

一次性脳損傷

二次侵襲

全身的要因
頭蓋内要因

二次侵襲が加わることで
脳の損傷が大きくなる

二次性脳損傷

二次侵襲となるもの
【全身的要因】
低血圧、低酸素血症状
高／低二酸化炭素血症
感染、貧血、酸塩基・電解質
異常、血糖値異常、発熱

【頭蓋内要因】
頭蓋内圧亢進、脳浮腫、
けいれん、脳血流異常、代謝
異常、興奮性神経伝達物質毒
性、フリーラジカル発生、
ミトコンドリア障害

図7　一次侵襲と二次侵襲

## 2) 看護ができること

二次性脳損傷を最小限にするためには、二次侵襲となる要因を少なくするような看護介入が必要となります。前述のように、とくに全身的要因の低血圧と低酸素への対応と安定化、頭蓋内要因の頭蓋内圧亢進を予防するような援助を提供しなければなりません。

重症頭部外傷患者は十分な輸液を行っても低血圧に陥ることがあります。頭部外傷による神経原性ショックの場合もあり、頭部単独外傷だけでなく多発外傷による出血をともなっている場合に多くみられます。また、鎮痛・鎮静薬の投与によって低血圧になることもあり、人工呼吸器管理が必要な場合や、不穏・せん妄への対応の際の薬剤投与は慎重に投与し、調整が必要となります。

また、頭蓋内圧を亢進させないように看護としてできることは、まず、脳からの静脈と髄液の還流を促すために頭部を挙上します。頭部挙上は薬の投与を行うことなく、非侵襲的に看護の面から行える代表的なものであり、頭位挙上30°とすることが勧められます。30°を超える頭位挙上は低血圧、脳灌流圧を低下させるため勧められません。頸部の屈曲についても、頸静脈を圧迫させるため注意を払う必要があります。また、頭蓋内圧管理の一環として水分出納バランスにも注意を払わなければなりません。さらに、腹腔内圧、胸腔内圧が頭蓋内圧に影響を与えていることから、腹腔内圧の上昇に注意を払った管理を行います。看護ケアとしては、排痰援助による気道浄化の援助や、排便のコントロールを積極的に行うことができます（**図8**）。

同時に、患者の状態に合わせて廃用症候群の予防を行い、予後を見据えた早期リハビリテーションの介入も重要となります。

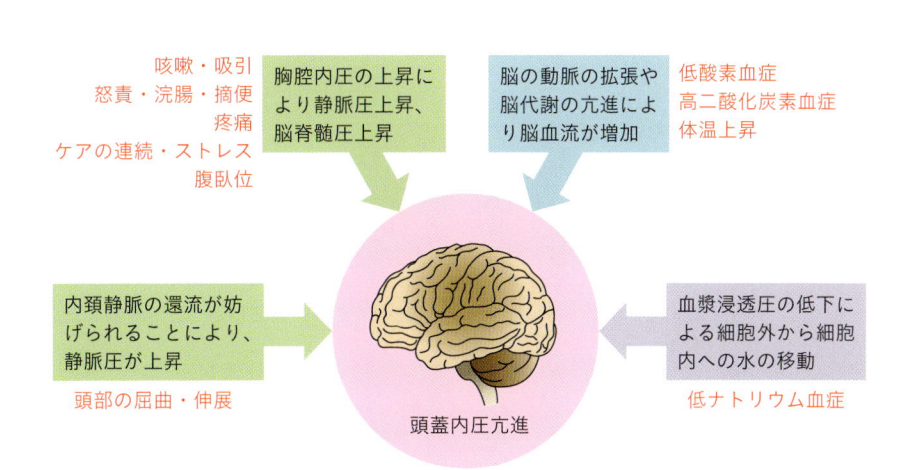

**図8　頭蓋内圧亢進と看護ケア**

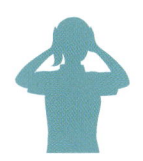

**質問045** 頭部外傷後の後遺症にはどのようなものがありますか？

**アンサー045** 身体的機能障害や高次脳機能障害、心理社会学的障害などがあります。とくに慢性期に問題になるのが高次脳機能障害です。高次脳機能障害により、退院できたとしても家庭生活、社会生活に適応できず、社会復帰が困難になることもあります。

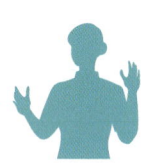

## 1) 頭部外傷後の後遺症

　重症頭部外傷では、受傷直後は意識障害のために症状がはっきりしない場合が多いですが、意識障害が改善するとともに、身体的機能障害や高次脳機能障害、心理社会学的障害が見えてくることがあります。身体的機能障害が比較的早期に改善したとしても、高次脳機能障害や心理社会学的障害がリハビリテーションの妨げになったり、最終的には主要な問題になる場合が多いともいわれています。とくに高次脳機能障害は、失行や失認、注意障害、記憶障害、人格の変化、情動的行動の障害などの症状が複数重なり、複雑な障害像となることで、退院後の日常生活や社会復帰に大きな影響を及ぼします。患者のニーズや能力に沿ったリハビリテーションを提供すると同時に、家庭、学校、職場といった社会環境の調整を行い、周囲の人々の協力が得られるようにはたらきかけることも重要です。

**引用・参考文献**
1) 前田剛ほか. 脳神経外科学Ⅱ. 太田富雄編. 京都, 金芳堂, 2012, 1609-782.
2) 小沼武英ほか. 重症頭部外傷治療・管理のガイドライン. 第3版. 日本脳神経外科学会ほか編. 東京, 医学書院, 2013, 35-114.
3) ベン・セラデュライほか. 頭部外傷の初期診療. 横田裕行ほか監訳. 東京, メディカル・サイエンス・インターナショナル, 2011, 9-46, 167-202.
4) 石田暉. ケアスタッフと患者・家族のための頭部外傷. 石田暉編. 東京, 医歯薬出版, 2005, 23-41, 64-104.
5) 宮地知也ほか. 頭部外傷の急性期治療. Jpn J Rehabil Med. 2013, 50 (7), 557-69.

# 7 慢性硬膜下血腫

JA 広島総合病院 ICU/ 脳卒中リハビリテーション看護認定看護師 **山﨑克仁**

日本赤十字広島看護大学老年看護学教授 **百田武司**

| 新人ナースに伝えたいこと | ・慢性硬膜下血腫は高齢者に多く、認知症や脳卒中と混同しないように鑑別することが重要です。<br>・慢性硬膜下血腫のほとんどは遅延なく治療をすることができれば症状は改善するといわれています。<br>・術後再発率はおおむね約 10〜20％と高いため、患者・家族に十分な説明を行い、退院後の生活や再発時の対応など理解を得ることが大切です。 |
|---|---|

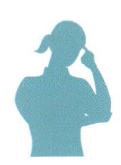

**質問046** 慢性硬膜下血腫とはどのような疾患ですか?

**アンサー046** 軽度の頭部外傷などによって、頭部の頭蓋骨の下にある、脳を覆っている硬膜と脳のすき間に数週間〜数カ月かけて徐々に血腫が溜まる疾患で、高齢者に多くみられます。

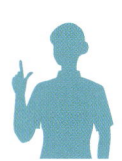

## 1) 慢性硬膜下血腫の特徴

　慢性硬膜下血腫は、硬膜とくも膜の間にある硬膜下腔にできる被膜（外膜、内膜）で包まれた血腫のことです（**図1**）。

　この血腫の責任血管の多くは静脈で、とくに脳の表面に存在する架橋静脈といわれています。架橋静脈は静脈壁が薄く、支持組織も十分でないことから、軽い外傷によっても断裂することがあります。また、急性硬膜下血腫とは異なり、硬膜下に被膜を形成しその中の血腫自体に凝固因子はほとんどないため、破綻した血管は修復されず出血を繰り返し、徐々に血腫が増大します[2]。

　おもに軽い頭部外傷が原因とされていますが、頭部外傷があったかどうかわからな

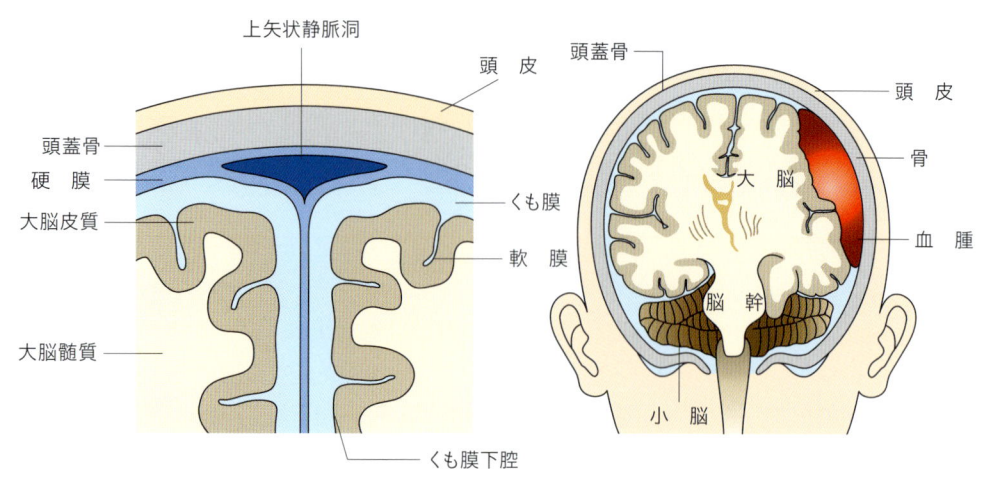

図1 脳の表面（文献1を参考に作成）

い場合（例えば、酩酊や認知症の人など）もあるため、家族にも受傷歴を確認することが重要です。

## 2) 慢性硬膜下血腫の検査・診断

頭部CT、MRI検査で三日月型の血腫像を示します。両側の慢性硬膜下血腫で血腫が等吸収域（脳実質と同じ色合い）を示す場合、CT画像だけでは見逃してしまうことがあるため、明確に診断できるMRI検査も同時に行うとよいとされます[3]。

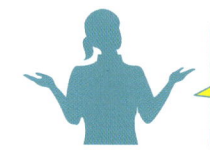

質問047 術前はどのようなところを見たらよいのでしょうか？

アンサー047 慢性硬膜下血腫の症状は、初期には軽い頭痛から始まり、徐々に精神障害（認知障害）、片麻痺、尿失禁、歩行障害などをきたすことが多いです。

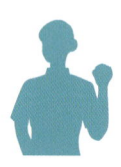

## I) 慢性硬膜下血腫の症状

多くは軽い頭部外傷後などに、数週間〜数カ月かけて徐々に血腫が増大することに

よって症状が出現します。また、脳の萎縮（いしゅく）や抗凝固薬の内服による易出血傾向、軽微な頭部外傷、アルコールの多飲、透析、がんの硬膜転移などの原因も挙げられます。はじめは軽い頭痛、めまいを訴え、迅速な思考ができないなどといっている間に、軽度の意識障害・意欲の低下が生じます。さらに血腫の増大が進むと、血腫の反対側の麻痺、尿失禁、歩行障害をきたすことがあります。そのほか、しびれ、けいれん、失語症など、さまざまな局所神経症状もあります。そのため、「脳卒中」や、認知障害がある場合には「認知症」と誤診されることがあるので、軽い受傷があったかなど家族や本人以外の人にも確認することが大切です。

なお、慢性硬膜下血腫の場合は遅延なく治療すれば、ほとんどの症状は改善がみられます。その点が、後遺症をもたらすことが多い脳卒中や認知症と大きく異なります。そのため、患者本人や家族に対して疾患について説明し、治療についての理解を得る必要があります。

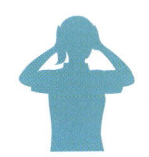

**質問048** **どのような治療をするのでしょうか？**

**アンサー048** 血腫が大きく、血腫の圧迫によって症状が出現している患者さんには外科治療を行いますが、血腫が小さく、軽度の頭痛か無症状の患者さんには保存療法を行う場合もあります。

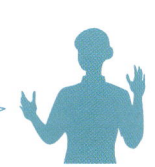

# 1) 外科治療

## 穿頭ドレナージ術

手術自体は約30分〜1時間になります。局所麻酔にて頭部の皮膚に1〜2カ所穿頭（せんとう）孔を設けて、そこから血腫を吸引し、洗浄液にて洗浄を行い、血腫が溜まっていたスペース（血腫腔）に人工脊髄液、閉鎖式ドレーンを留置するのが一般的です（**図2**）。多くは翌日、頭部CT検査を行い、血腫の再貯留がないことを確認し、ドレーンを抜去します。

## 穿頭洗浄術

術後安静保持が困難なこと（受傷前から認知症がある場合など）が予想される場合は洗浄のみ行い、ドレーンを留置しないこともあります。しかし、それにともなって

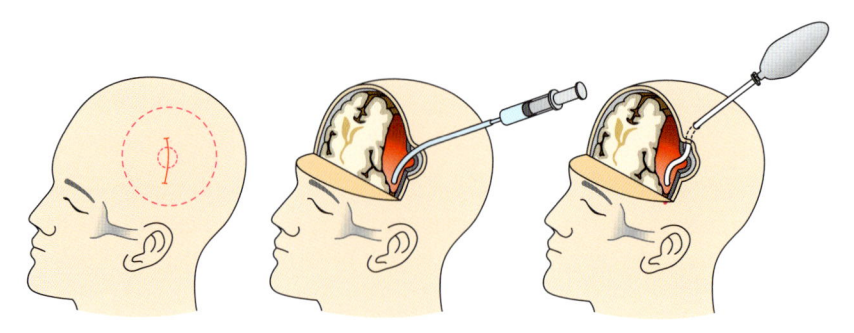

図2　穿頭ドレナージ術（文献4を参考に作成）

再発率が高くなることがデメリットとして挙げられます。

## 2) 保存療法

　止血剤や浸透圧利尿薬の点滴を行います。また、漢方薬（五苓散）の内服投与など行います。五苓散は水チャネル（aquaporin：AQP）阻害作用を有し、水代謝調節作用を示す漢方薬です。身体のなかに溜まった水を排出する作用があるため、血腫の吸収に効果的であるといわれています[5]。ただし、保存療法中に血腫が大きくなり症状が出現した場合には、手術加療が必要となります。

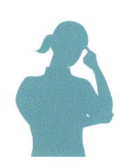

質問049　術後はなにに気を付けたらよいのでしょうか？

アンサー049　バイタルサインの異常や、意識障害や片麻痺、精神障害、ドレーンの異常などさまざまな神経症状に注意が必要になります。

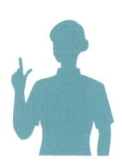

## I) 観察ポイント

　術後には急性硬膜下血腫、脳内血腫、脳腫脹、硬膜下緊張性気脳症（術後の血腫腔の残存空気が温められ膨張するために脳を圧迫し、頭蓋内占拠病変を呈する症状）、全身性けいれんなどの合併症が起こることを念頭に置いた観察が必要になります。施設の基準にもよりますが、術後24時間はベッドサイドモニターにて血圧、心拍、呼

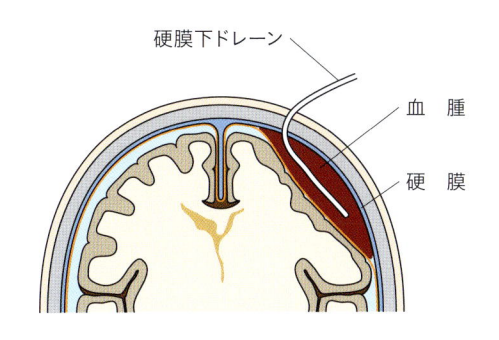

硬膜下ドレーン

血腫

硬膜

図3　硬膜下ドレーン（文献6を参考に作成）

吸の継続的なモニタリングを行います。また、頭痛、悪心・嘔吐、意識レベル、瞳孔不同、片麻痺、精神障害の出現などの観察を行います。また、術後はとくに、高齢者などで血腫除去、洗浄による刺激により術後全身性けいれんを起こしやすいため注意が必要です。

## 2) ドレーン管理

穿頭術後に硬膜下の血腫腔に留置し、貯留した血液や空気、洗浄液を排液する目的で行われます（**図3**）。

慢性硬膜下血腫の術後ドレナージは、頭蓋内の血液や浸出液を弱い陰圧で吸引することを目的としています。そのため、ドレーンに接続する排液バッグは閉鎖式ドレーンを用います。これは頭部とドレナージバッグの落差で排液するシステムです。ドレーン挿入部と排液バッグの落差が激しいと排出を促進してしまうため、ベッド上に置くか、ベッドよりやや低い位置に置いて管理することが多いです。

ドレーンからの排液ははじめは血性で、徐々に量が減少するとともに血性も薄くなります。また、排液量は通常 50〜60 mL/ 日ですが、血腫や洗浄液の残存もありますので、術直後に予想される排液量を主治医に確認しておくことが重要です。また、排液量が極端に増えた場合やチューブ内の排液がキサントクロミー（薄い黄色）に変化した場合は血腫腔とくも膜下腔が交通している可能性があるので、すぐに医師に報告する必要があります。ドレーンは通常、術翌日、または翌々日に CT などで血腫内容が十分に流出したと判断された場合、ドレーンを数 cm 引き抜き、さらに半日〜1 日程度、血腫内容物の流出を促してから抜去されることもあります。

---

### グッと解説 ✎　こんなトラブルが起きたときどうする？

**ドレーンの排液が医師の指示した量（50〜60 mL/ 日）よりはるかに多い！**

・アセスメント：脳脊髄液の流出！？

・対応：意識レベルやバイタルサインなどをチェックし、医師に報告し、指示を受けます。
　排液の性状は血性〜キサントクロミーへと移行していきます。

**ドレーンを事故抜去した！**

・アセスメント：創部からの感染、チューブの残存、神経症状の悪化！？

・対応：慌てずにバイタルサイン、意識レベル、神経症状をチェックし、すみやかに医師に報告します。抜去部が露出している場合は清潔なガーゼで覆います。頭蓋内にチューブが残存していないか確認するため、抜去したチューブを医師に確認してもらいます。

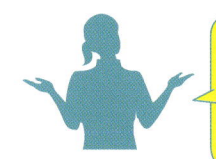

**質問050** 退院指導はどのようなことを行ったらよいのでしょうか？

**アンサー050** 再発しやすい病気であることを家族と患者さん本人に伝えて、頭痛、認知障害、尿失禁、歩行障害、片麻痺などの症状が出現したときには受診するよう指導します。

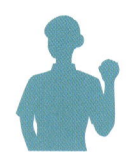

## I) 退院時の指導内容

　慢性硬膜下血腫の術後1〜2日にドレーンを抜去し、1週間後には抜糸を行い、退院可能となります。また、早い場合はドレーンが抜去できれば、退院して外来での抜糸が可能になります。その場合、洗髪は抜糸後から可能となるため、入浴の際は首から下のみで行うよう指導が必要です。

　慢性硬膜下血腫の術後再発率は、おおむね10〜20％前後といわれています[5]。再発しやすい病気であり、比較的早い時期に起こすことが多く、術後平均再発率は22.1日（+14.8）といわれています[7]。そのことを患者本人、家族にも認識してもらう必要があります。認知障害、尿失禁、歩行障害、片麻痺などの症状は再発を懸念する症状であることを説明します。家族のなかには認知症や精神疾患になってしまったとショックを受ける場合もあるため、症状を正しく説明し、症状出現時にはすぐに受診するよう指導する必要があります。

### 引用・参考文献

1) 落合慈之監. 脳神経疾患ビジュアルブック. 東京, 学研メディカル秀潤社, 2009, 164.
2) 百田武司ほか編. エビデンスに基づく脳神経看護ケア関連図. 東京, 中央法規出版, 2014, 176-7.
3) 絵で見る脳と神経の病気. http://neurosurgery.med.u-tokai.ac.jp/edemiru/mansei/kensa.html, （2017年9月閲覧）.
4) 脳神経外科疾患情報ページ. https://square.umin.ac.jp/neuroinf/medical/307.html, （2017年9月閲覧）.
5) 平井聡ほか. 慢性硬膜下血腫再発防止のための手術, 治療のレビュー. 脳神経外科速報. 25 (6), 2015, 596-604.
6) 北原香織. "ドレーン管理". カラービジュアルで見てわかるはじめての脳神経外科看護. 近藤靖子編. 大阪, メディカ出版, 2014, 110.
7) 櫻井卓ほか. 慢性硬膜下血腫の再発因子についての検討. Jpn J Neurosurg. 25 (9), 2016, 748-53.

# 8 脊椎・脊髄疾患

藤田保健衛生大学病院脳卒中リハビリテーション看護認定看護師 **谷川阿紀**
愛知県看護協会脳卒中リハビリテーション看護認定看護師教育課程主任教員 **齊藤　泉**

| 新人ナースに伝えたいこと | ・脊椎・脊髄疾患は障害部位によりさまざまな症状を呈します。<br>・術前・術後の症状やその程度に細心の注意が必要です。<br>・術後は患部への負担に注意しながら早期離床を目指します。 |
| --- | --- |

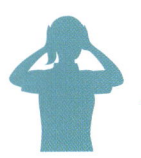

**質問051** 代表的な疾患と治療方法にはどのようなものがありますか?

**アンサー051** 脊椎・脊髄疾患は、脊髄神経の圧迫により四肢の感覚障害や運動障害を呈し、日常生活になんらかの支障をきたす疾患です。大きくは投薬や補装具などで経過をみる内科治療と、手術に分けられます。

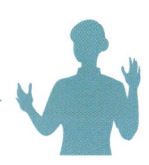

## 1) 代表的な疾患

　代表的な脊椎・脊髄疾患には、椎間板ヘルニア、脊柱管狭窄症、脊椎すべり症、後縦靱帯骨化症、圧迫骨折、頚椎症、脊髄損傷、脊髄腫瘍などがあります（**表1**）。

## 2) 治療方法

　脊椎・脊髄疾患は、診断されてすぐに手術と判断されるケースはあまりありません。患者は症状を長年の悩みとして持ち続けている場合が多く、症状が進行し、日常生活に支障をきたすと判断された場合に手術治療が検討されます。手術治療が行われるまでは、疼痛緩和のための鎮痛薬や末梢神経障害に対する内服治療や、神経ブロック注

表1 代表的な疾患名とその特徴

| 疾患名 | 特徴 |
| --- | --- |
| 椎間板ヘルニア | 椎間板の変性・脱出により神経を圧迫し、下肢の疼痛やしびれ、麻痺が生じる。若い男性に多い |
| 脊柱管狭窄症 | 椎間板の高さが下がり、脊柱管が狭くなった状態。動いていると痛みやしびれが出現する。中高年の男性に多い |
| 脊椎すべり症 | 女性に多い |
| 後縦靱帯骨化症 | 椎体後面にある後縦靱帯が骨化し、脊髄を圧迫することで上肢の痛みやしびれが生じる。糖尿病や肥満が要因 |
| 圧迫骨折 | 椎骨の錐体部分が骨折した状態。高齢女性に多い。骨粗鬆症が背景にあり、ささいなきっかけで発生する |
| 頚椎症 | 加齢による椎間や椎骨の変化により、神経が圧迫され運動や感覚に障害が生じる。中高年に多い |

射、リハビリテーション、カラーやコルセットなどの補装具装着による患部への負担軽減などが行われます。そのような内科治療で十分な効果が得られなくなった場合や、脊髄腫瘍などは精査後に手術に踏み切ります。外傷などを契機に脊髄損傷となり、急な呼吸障害や運動麻痺などの症状の悪化や、尿閉や頻尿、便秘などの膀胱・直腸障害が認められる場合は緊急的に手術を行います。

# 3) 術　式

　代表的な術式として、頚椎前方除圧固定術、頚椎後方除圧固定術、腰椎後方除圧固定術、椎弓形成術、椎弓切除術、椎体形成術、脊髄腫瘍摘出術などが挙げられます。どの手術も、神経の圧迫や原因を取り除き、症状を改善させることが第一の目的として行われます。前方からのアプローチか、後方からのアプローチか、切除などによる除圧のみなのか、広範囲の切除では脊椎の安定性が低下するため固定術や椎弓形成術などの補強を行うのか、というように内容が異なります。ほかにも、内視鏡下椎間板摘出術や経皮的椎体形成術などのより低侵襲な治療も行われています（**図1**）。

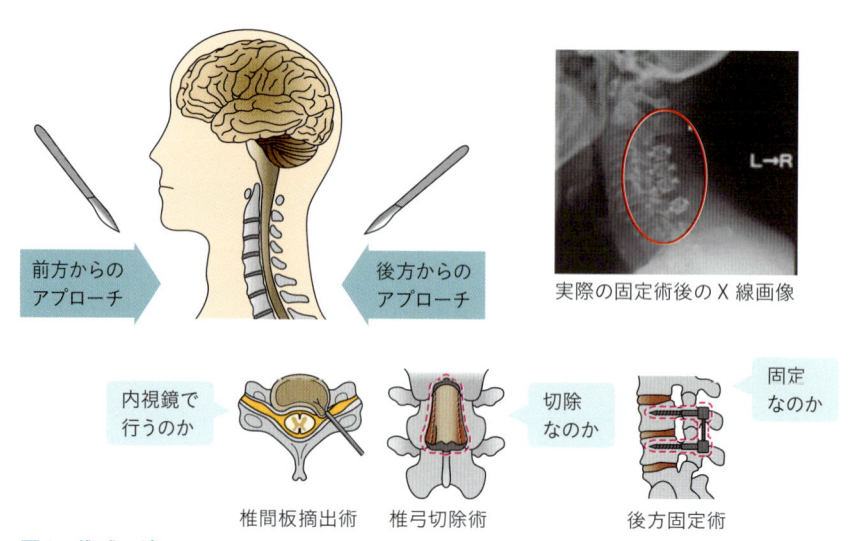

前方からのアプローチ　　後方からのアプローチ

実際の固定術後のX線画像

内視鏡で行うのか　　切除なのか　　固定なのか

椎間板摘出術　　椎弓切除術　　後方固定術

図1　術式の違い

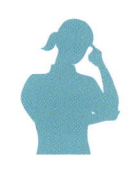

**質問052** 術前には、どのようなことに注意して観察したらよいですか?

**アンサー052** どこの部位の治療を行うのか理解し、症状について詳しく問診を行い、正確な情報をオペナースにつなげましょう。

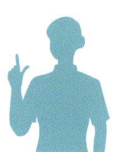

## 1) 脊椎と脊髄の解剖と神経支配領域

脊椎は 7 の頸椎、12 の胸椎、5 の腰椎、5 の仙椎と尾椎が積み重なっており、その中の脊柱管に脊髄が走行しています。脊髄は 8 の頸髄、12 の胸髄、5 の腰髄、5 の仙髄、1 の尾髄に分けられ、それぞれから脊髄神経が末梢に分布しています。そのため、脊髄本体がなんらかの原因で損傷を受けた場合は、それ以下の支配領域で運動麻痺などの症状が発生します。また、脊髄から末梢に分布する過程に障害を受けた場合は、その末梢神経の支配する部位に麻痺や感覚障害が発生します。

## 2) 症状把握のコツ

どこの脊椎に障害があるのかを知ることで、身体のどの部位に症状があるのかを予測することができます。また、疼痛・しびれの程度、どのようなときに増悪するのか、症状に変動はあるのかを把握します。術前と比較して改善しているのかがとても重要です。患者が症状の改善状況を認識できるように、患者自身が症状を記入するシートなどを作成している施設もあります。

また、痛みは主観によって大きく左右されます。評価スケールである NRS（Numerical Rating Scale）やフェイススケールを使用するなど病院内で統一した評価を行うことにより、患者・看護師間や、医療者間で共通認識をもって症状観察を行うことができます（**図2**）。

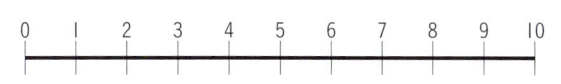

0〜10 段階の数値で患者に痛みを評価してもらう

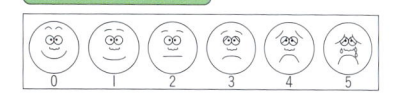

**図2　疼痛評価スケール**（文献1を参考に作成）

しびれの感じ方も千差万別です。「ジンジン」「ピリピリ」「ギューッとされる」「つねに正座を長時間したときのような感じ」など、程度を理解することに困難を感じることがあるかもしれません。しびれの程度により表現に差があるのかなどを把握し、術前・術後の観察につなげていきましょう。また、疼痛・しびれ、筋力低下や麻痺などだけでなく、排尿・排便障害の有無の確認も重要です。

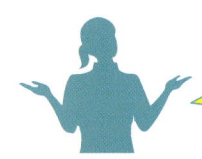

**質問053** 頚椎前方除圧固定術と頚椎後方除圧固定術ではなにが違うのでしょうか？

**アンサー053** 病変の位置によって選択される手術方法が変わります**（表2）**。

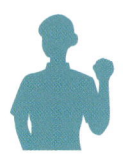

# l) 頚椎前方除圧固定術

　病変が脊髄より前方にある場合、病変の範囲が1〜2椎間と少ない場合などに行われます。いちばんの特徴は、手術体位は仰臥位で頚部前方からアプローチするところです。圧迫の原因となる椎間板や錐体を削って除去し、圧迫を取り除きます。取り除いた椎体部分に適した大きさの自骨（骨盤から採取する）や金属素材を補充し、椎体の強化を図ります。頚部前方には、気管や食道が位置し、頚動脈、迷走神経などが走行しており、手術操作による組織損傷のリスクがあります。以前はよく行われていましたが、現在は後方手術が一般的になっています。

表2　頚椎前方除圧固定術と頚椎後方除圧固定術の特徴

| | 頚椎前方除圧固定術 | 頚椎後方除圧固定術 |
| --- | --- | --- |
| 位　置 | 前　方 | 後　方 |
| 範　囲 | l〜2椎間 | 3椎間以上 |
| 体　位 | 仰臥位 | 腹臥位 |
| 特徴的な合併症 | C5麻痺、軸性疼痛、呼吸困難、食道損傷、嚥下障害、反回神経麻痺、ホルネル症候群 | C5麻痺、軸性疼痛、無気肺、褥瘡 |
| 術後カラーの必要性 | 単椎間の手術の場合は不要のケースもあり | 必要となるケースが多い |
| 離床時期 | 合併症がなければ医師の指示確認後、術後l日目から可 | 合併症がなければ医師の指示確認後、術後l日目から可 |

## 2) 頸椎後方除圧固定術

　圧迫部位が脊髄後方にある場合、病変が3椎間以上の場合、脊柱管狭窄の場合に行います。椎弓を切除する椎弓切除術や、切れ込みを入れて開き、固定具をはめ込み脊柱管を広げる椎弓形成術が代表的です。

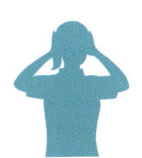

> **質問054** 脊椎・脊髄疾患の術後には、どのようなことに注意して観察したらよいですか？

> **アンサー054** 術前からの症状の変化に気が付けるよう、障害部位から起こる症状などの術前の情報をチェックしましょう。また、術中の操作による術後合併症のリスクを把握する必要があります。

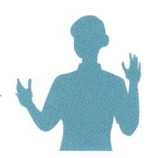

## I) 脊椎・脊髄疾患の術後合併症と観察のポイント

### 術後再出血

　創部内出血による血腫の貯留で、手術部位周囲の神経圧迫が起こります。術後に進行する麻痺、激しい痛みなどが発生すると、圧迫を解除するために再手術による血腫除去が必要となります。術後は創部の安静、負担軽減のためカラーを装着して帰室しますが、創部の腫脹やドレーンからの排液の有無、ドレーンの抜去がないかなど、創部周囲の観察をこまめに行うとともに、血腫による神経の圧迫で生じる麻痺や疼痛などに十分に注意する必要があります。

### 運動・感覚機能障害

　手術操作などにより脊髄が損傷されると、損傷部位以下レベルでの運動、感覚、反射や自律神経の機能が低下します。損傷の程度により症状の出現が全体に及ぶか、限局されるかが異なります（**表3**）。症状のアセスメントでは、運動機能に対してはMMTを評価し、感覚機能には痛覚・位置覚・振動覚などの確認、直腸膀胱機能障害などの有無の確認を行っていくことが大切です（**表4**）。

### 疼　痛

　術前からの病変によって神経が圧迫したり、術後出血による血腫が神経を圧迫する

表3 損傷レベルによる障害

| 損傷レベル | 運動機能障害 | 感覚機能障害 | 呼吸不全 | 膀胱直腸障害 |
|---|---|---|---|---|
| C1-4 | 頚部以下 | 頚部以下 | ⧣⧣ | ⧣ |
| C5 | 肩上部以下 | 鎖骨部以下 | ⧣ | ⧣ |
| C6 | 肩・上腕部以下 | 鎖骨部以下 | ⧣ | ⧣ |
| C7 | 腕・手の部分以下 | 鎖骨部・腕・手の一部以下 | ⧣ | ⧣ |
| C8 | 腕・手の部分以下 | 胸部・手の一部以下 | ⧣ | ⧣ |
| Th1-6 | 胸部中央以下 | 胸部中央以下 | + | ⧣ |
| Th6-12 | 腰部以下 | 腰部以下 | − | ⧣ |
| L1-3 | 骨盤以下 | 下腹部・下肢全体 | − | ⧣ |
| L3-4 | 下肢の一部 | 下肢の一部・足 | − | ⧣ |
| L4〜S5 | 各分節の運動支配領域に合わせた限局した範囲の障害 | 各分節の感覚支配領域に合わせた限局した範囲の障害 | − | +<br>S2-4 排尿障害＋<br>S3-5 直腸障害＋ |

表4 アセスメント方法のポイント

| | |
|---|---|
| 呼吸状態のアセスメント | ・呼吸回数・深さ・リズム・型<br>・胸郭の動き<br>・呼吸音 |
| 直腸障害のアセスメント | ・排便パターン（回数・性状・時間・薬剤の使用）<br>・腸蠕動・腹部膨満 |
| 膀胱障害のアセスメント | ・排尿パターン（回数・失禁・頻尿・尿閉・尿漏れ・時間・1回量・残尿感） |
| 運動機能のアセスメント | ・MMT を用いた筋力の評価<br>・各分節の運動支配領域に合わせた範囲に分けての観察 |
| 感覚機能のアセスメント | ・患者に目を閉じてもらい確認<br>・身体のどの部分が正しい感覚があり、どの部分が異常であるのかを各分節の感覚支配領域に合わせて観察<br>・痛みを感じるか（痛覚）・どこをさわっているかわかるか（位置覚）・熱い・冷たいがわかるか（温度覚）の確認 |

ことで疼痛が生じる場合や、創部痛、安静による苦痛や早期離床による可動など、さまざまな原因により疼痛が発生します。疼痛部位は、細かく聴取する必要があります。また、疼痛の程度を評価する場合は NRS などのスケールを用いて経時的に評価します。NRS の点数によって疼痛コントロールの方法を検討する必要があります。

## 髄液漏

硬膜切開の有無など術式によってリスクは異なります。硬膜切開や硬膜損傷などがあった場合はリスクが高くなります。観察のポイントは創部ドレーンからの無色透明な漿液性（しょうえきせい）の排液の有無です。そのような排液を認めた場合は、すぐに医師への報告が必要です。髄液漏（ずいえきろう）があると髄膜炎のリスクや創部治癒遅延、頭痛などの低髄圧症状を引き起こします。髄液漏を認めた場合はベッド上安静が長期化したり、排液目的で脊髄ドレナージを行う必要があります。

### 創部感染

　人工物を挿入する術式の場合はリスクが高まります。また、既往に糖尿病などがある場合も創部治癒遅延による感染のリスクがあります。熱型や炎症反応などの採血データ、創部の発赤（ほっせき）や疼痛の程度などの観察が必要です。また、創部の保清を保つことが重要であり、保護方法やシャワー浴開始時期など医師に確認する必要があります。

## 2) 頚椎手術の術後合併症と観察ポイント

　とくに頚部は限られた範囲のなかに大切な器官や神経、血管が存在するため、解剖を理解し観察を行う必要があります。

### 呼吸困難

　頻度は高くありませんが、頚椎手術の緊急度の高い合併症として、血腫による気管圧迫や頚髄損傷による呼吸不全があります。呼吸困難を訴える場合は、気管挿管などを行い、血腫を除去する手術を緊急で行います。進行すると気管挿管ができない場合もあり、その場合は緊急で気管切開を行います。創部の腫脹やドレーンからの排液の有無、ドレーンの抜去がないかなどの創部周囲の観察をこまめに行うとともに、術後はモニタリングを行い呼吸回数や $SpO_2$、呼吸状態の変化や、呼吸苦などの患者の訴えに十分に注意する必要があります。

### その他の合併症状

　食道損傷、嚥下障害、反回神経麻痺、ホルネル症候群が考えられます。

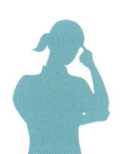

**質問055** カラーやコルセットの選択はどのように行われているのでしょうか？

**アンサー055** どの程度の創部を固定し、負担をかけないようするのかで選択されます。装着必要期間も患者さんによってさまざまです。術後は治療部位に負荷がかからないよう補装具を装着すれば翌日から早期離床が可能なケースが多く、適切な補装具の選択が必要です。

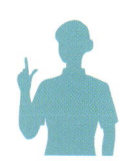

# 1) 頚椎カラー

　頚椎の動きを制限し、頚部の安静を保つ目的で使用します。頚椎損傷などの場合は
ハローベストなどの厳重で長期的な固定が必要です。また、フィラデルフィアカラー、
オルソカラーなどは前屈・背屈・左右側屈だけでなく、顎受けで顎が固定され回旋な
どの動きも制限されるため、しっかりと固定したいときに使用されます。ポリネック
ハードなどが用いられる場合は、前屈・後屈・左右側屈はある程度制限されますが回
旋には弱いため、患者に回旋などしないように指導するとともに、背部や横から呼び
掛けず、正面から患者に声かけをするなど、注意する必要があります。

# 2) 腰椎コルセット

　腰椎の固定や動きを制限し、胸腰椎の安定性を高め、負担を軽減する目的で使用し
ます。簡易コルセットや軟性コルセット、硬性コルセットなどが挙げられます。簡易
コルセットはいわゆる薬局などで市販されている骨盤ベルトなどのことを指すことが
多く、術後使用することに適さない場合があります。軟性コルセットはダーメンコル
セットともよばれ、支柱が入っており安定性が増します。一般的に腰椎の手術で準備
するものは軟性コルセットです。硬性コルセットはプラスチック製のもので、圧迫骨
折など疼痛が強い場合に使用されます。軟性コルセットや硬性コルセットは、患者の
体形を採寸し作製します。

**引用・参考文献**

1) Whaley, L. et al. Nursing care of in infants and children. 3rd. ed. St, Louls Mosby, 1987.
2) 安田宗義ほか．"脊椎・脊髄手術"．術式別決定版脳神経外科手術とケアパーフェクトガ
イド．ブレインナーシング春季増刊．小泉博靖ほか監．大阪，メディカ出版，2015，
153-62.
3) 飯田寛和監．ナースが本当に知りたいポイントだけざっくりわかる整形外科の手術．整
形外科看護秋季増刊．大阪，メディカ出版，2016，120-60.
4) 宮崎正志ほか．"脊椎"．整形外科の疾患・手術・術前術後ケア．津村弘編．整形外科看
護秋季増刊．大阪，メディカ出版，2014，58-103.
5) 医療情報科学研究所編．病気がみえる Vol.7：脳・神経．東京，メディックメディア，
2011，250-7.
6) ジョアンヌ・V・ヒッキー編著．脳神経外科臨床看護マネジメント．片山容一ほか監訳．
大阪，メディカ出版，2003，82-91，184-9，536-71，646-60.

# 2章

# 症状・病態別看護の質問

Chapter 2

# 1 頭蓋内圧亢進

労働者健康安全機構関東労災病院 SCU 看護師 /
脳卒中リハビリテーション看護認定看護師　**小林絵里佳**

目白大学メディカルスタッフ研修センターセンター長　**武田保江**

新人ナースに
伝えたいこと

・脳内の構造を知ることが、頭蓋内圧亢進を理解するポイントです。
・看護師は患者のいちばんそばにいる存在です。患者からのサインをいちばん早く受け取ることができるように準備をしておきましょう。

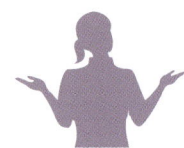

**質問056** 頭蓋内圧とはなんですか？

**アンサー056** 頭蓋骨の内部の圧（$mmH_2O$）のことです。単純に脳圧ということもあります。英語で intracranial pressure、略して ICP です。
血管内の圧は血圧、頭蓋内の圧は頭蓋内圧です。

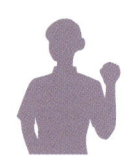

## 1) 頭蓋内圧とは

　頭蓋内圧亢進を知る前に、そもそも"頭蓋内圧"とはなにかを知りましょう。

　頭蓋内、つまり頭蓋骨の中は出入り口が1つだけでほぼ閉鎖空間です。血管も入口と出口が決まっていて一方通行のため、同じような状態です。ある程度閉鎖された空間では一定の圧を保つことが正常に機能する前提条件になるため、基準の圧から逸脱すると内部の損傷や正常に機能しない原因となります。しかも、脳は生きていくうえで重要な臓器のため厳重に守られており、圧を一定に保つ機能までついています。ちょっとやそっとでは変わらないのが頭蓋内圧なのです。

　頭蓋内の基準の圧（正常圧）は側臥位時 50〜180 $mmH_2O$、200 $mmH_2O$ 以上は異常値です[1]。**図1**に頭蓋内の構造を示しました。脳内の構造を知ると、頭蓋内圧亢進の種類と特徴がよりわかりやすくなります。

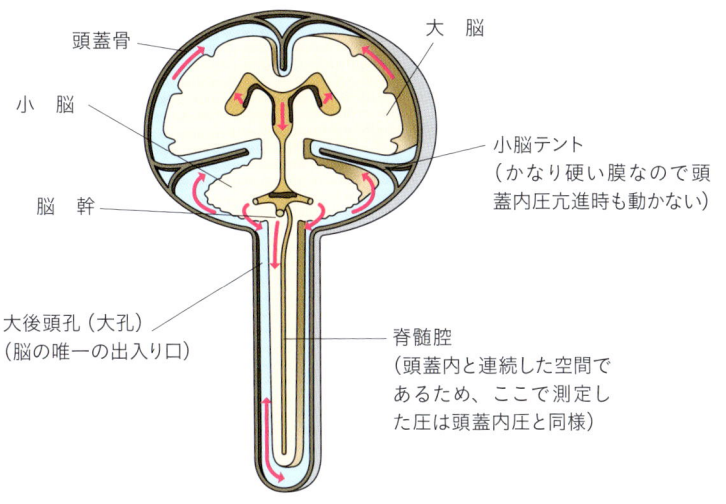

図1 脳脊髄液の流れ（文献2を参考に作成）

頭蓋骨

大 脳

小 脳

小脳テント
（かなり硬い膜なので頭
蓋内圧亢進時も動かない）

脳 幹

大後頭孔（大孔）
（脳の唯一の出入り口）

脊髄腔
（頭蓋内と連続した空間で
あるため、ここで測定し
た圧は頭蓋内圧と同様）

**グッと解説** 🖊　**腰椎穿刺**

頭蓋内を構成しているのは脳実質（のうじっしつ）、髄液（ずいえき）、血液です。骨と硬膜、軟膜、くも膜に覆われ、厳重に守られています。この圧を測定するのに腰椎穿刺（ようついせんし）を行います。この検査は側臥位でないとできないので、基準値には側臥位時、と但し書きがあるのです。脳ってまるでお姫さまのようですね。

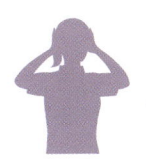

**質問057** → 頭蓋内圧亢進とはなんですか？

**アンサー057** → ずばり！　頭蓋内圧の上昇です。

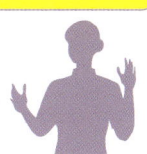

## 1) 頭蓋内圧亢進とは

　頭蓋内圧 200 mmH₂O が目安です。頭が痛いレベルから意識障害発生、生命の危機的レベルまですべて頭蓋内圧亢進です。脳は繊細なお姫さまなので、お気に入りの圧でないと生きていけません。でもご機嫌ななめレベル（頭が痛いレベル）と瀕死レベル（生命の危機的レベル）では対応が変わってきます。それは脳ヘルニアになっているか、いないか、です。

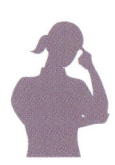

質問058 脳ヘルニアと頭蓋内圧亢進はなにが違うのでしょうか?

アンサー058 脳の中は狭く、それぞれ配置が決まっています（図2）[3]。頭蓋内圧が亢進する（つまり狭い部屋がさらに狭くなる）と、ほかに行く場所がないので本来の位置を飛び出して、ほかの領域に入り込んでしまいます。この状態を脳ヘルニアといいます。その飛び出し方によって生命の危機的レベルとそうでないものに分けられます。脳姫さまの危機、脳ヘルニアに興味がわいてきましたか?

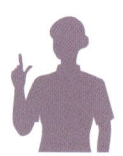

## 1) 脳ヘルニアと頭蓋内圧亢進

　本来ある構造位置から逸脱することを「ヘルニア」といいます。脳で起こっているから脳ヘルニアです。脳ヘルニアの原因はその多くが頭蓋内圧亢進です。「頭蓋内圧亢進による正中偏位（シフト）がある」という表現は聞いたことがあると思います。聞いたことがなくても脳神経外科病棟にいれば必ず耳にします。図3のように脳内に

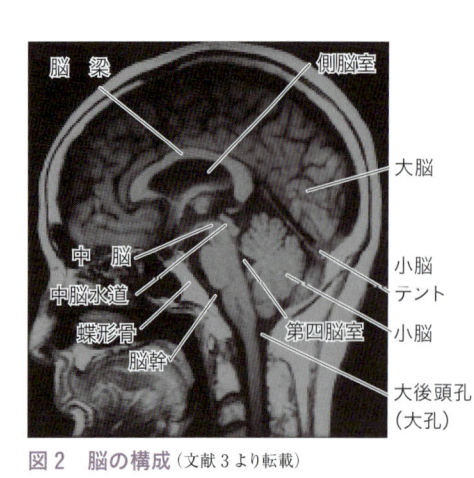

図2　脳の構成（文献3より転載）

図3　脳基底核レベルの水平断（文献3より転載）

血腫などの占拠物が発生し、左側の脳が正中線を越えて、右側に飛び出すことを正中偏位（シフト）といいます。飛び出さないまでも本来見えるはずの脳溝（脳のしわ）が見えなくなっている場合は、頭蓋内圧亢進があるといいます。

「頭蓋内圧亢進→脳ヘルニア」の順番に発生します。**図3**は、正常な脳のCT画像です。矢印の向きで圧迫が加わると、左の脳実質が点線の部分まで正中線を超えてしまうことがあります。これを脳ヘルニアといいます（正中偏位）。

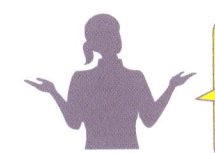

**質問059** 脳ヘルニアについて詳しく教えてください。

**アンサー059** 脳ヘルニアには部位別に大きく分けて、①大脳鎌、②小脳テント、③蝶形骨縁、④大後頭孔（大孔）です **(図4、5)**。脳内を仕切っている①〜④のいわゆる出っ張りに脳組織が押されて飛び出し、圧迫されることでその組織の持っている機能が障害されます。つまり、脳ヘルニアは部位によって症状が異なるのです。脳姫さまはどこでも急所ってわけではないんですね。

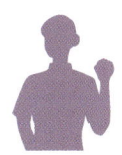

## I) 脳ヘルニアの種類

まずは上から、①大脳鎌は左右の大脳の上のほうを仕切っている硬膜です。この周辺の脳を帯状回といいます。ここでヘルニアが起これば帯状回ヘルニアとよばれます。症状はないことが多く、生命の危機とはなりません。よくみかける脳ヘルニアです。

次に大脳と小脳の間の②小脳テントです。これも硬膜です。大脳と小脳の境目はなぜか細くなっていて、生命維持に重要なはたらきをする脳幹があります。狭い脳内で一段と狭いため、この部分は頭蓋内圧亢進に弱いです。さらにこの弱い部分に脳幹という大事な部分があるので、この部分での脳ヘルニアは致命的です。この周辺の脳を鉤といいますので、鉤ヘルニアとよばれます。また、左右の小脳テントに挟まれた空間をテント切痕というため、テント切痕ヘルニアともよばれます。鉤の近くには動眼神経が走行しており、対光反射がなくなれば動眼神経を圧迫、鉤ヘルニアになっていることが観察できます。だから毎日瞳孔を観察しているんですね。

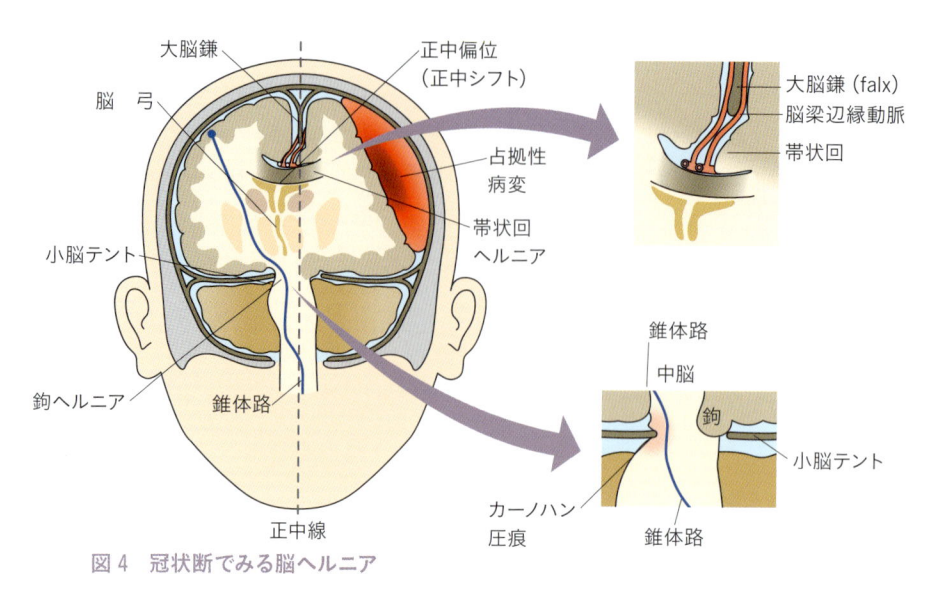

図4　冠状断でみる脳ヘルニア

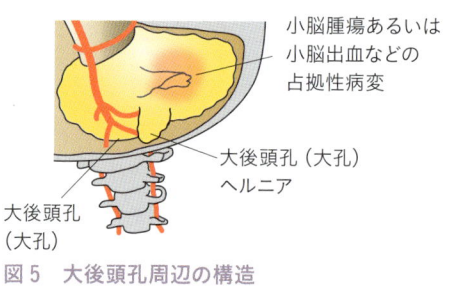

図5　大後頭孔周辺の構造

　そして、頭蓋骨の前方にある③蝶形骨縁ですが、前頭葉がのっている骨です。前頭葉の下側には視神経が走行しているので、圧迫されれば視野障害が起こる可能性があります。

　最後に脳の唯一の出入り口である④大後頭孔（大孔）です。おもに小脳テント下にある小脳、脳幹が影響を受けます。つまり、生命予後に大きく影響を与える脳ヘルニアです。大脳病変で大孔ヘルニアになることはほとんどありません。小脳、脳幹の病変によるものがほとんどです。小脳出血、小脳梗塞、小脳腫瘍、脳幹も同様ですが、とても怖い疾患です（**表1**）。

表1　脳ヘルニアの種類

| 名　称 | 構造物 | 障害部位 | 症　状 |
|---|---|---|---|
| ①帯状回ヘルニア | 大脳鎌 | 大脳鎌の下部、帯状回 | ・ないことが多い<br>・ときに下肢麻痺 |
| ②テント切痕ヘルニア | 小脳テント | 鉤、中脳、基底核 | ・運動麻痺<br>・動眼神経麻痺<br>・意識障害 |
| ③蝶形骨縁ヘルニア | 蝶形骨 | 前頭葉下部、視神経 | ・ないことが多い<br>・ときに視神経障害 |
| ④大後頭孔（大孔）ヘルニア | 大後頭孔 | 小脳扁桃、脳幹 | ・意識障害<br>・呼吸停止 |

**グッと解説** 🖊 **Kernohan's notch**

鉤ヘルニアで中脳が圧迫され、対側の小脳テントにより対側の中脳を圧迫します。この圧迫部位を Kernohan's notch（ケルノーハン圧痕またはカーノハン圧痕）とよびます（例：右の鉤ヘルニアで左脳に中脳が飛び出し、左側の中脳が左側の小脳テントに圧迫されることで病変と対側の麻痺や左右の動眼神経麻痺が出現することになります）。

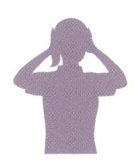

**質問060** どのような症状が頭蓋内圧亢進のサインなのでしょうか？

**アンサー060** 特別な観察ではありません。日ごろ実施している観察のなかにサインはあります。障害部位で重症度が決まります。部位と特徴的なサインを併せて知っておきましょう。

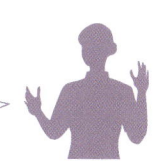

　脳卒中などの患者の観察には、セットのようなものがあります。①意識レベル、②運動麻痺、③瞳孔の3点にバイタルサインがついて通常セットでしょう。これに小脳なら失調テスト、左半球なら失語などのオプションがつきます。頭蓋内圧亢進は程度の差はありますが、患者の予後を左右する重篤な状態に陥ることもあることから、早期発見、対応が必要です。**表2**のように、普段みている観察セットで網羅できます。観察セットは早期発見のためにあるのです。そして、意識しなくても目に入ってしま

表 2　脳の障害部位と観察項目（文献1を参考に作成）

| 脳の障害 | JCS | 呼吸パターン | 瞳孔径と対光反射 | 血　圧 | 姿　勢 | |
|---|---|---|---|---|---|---|
| 間　脳<br>(diencephalon) | I〜II桁 | チェーン<br>ストークス呼吸 | （＋）（＋）<br>左右同じ<br>⊙ ⊙<br>縮瞳傾向 | やや<br>高め | 除皮質硬直<br>上肢屈曲・下肢伸展 | 早期発見により回復の見込みあり |
| 中　脳<br>(mesencephalon) | 30〜100 | 中枢神経性過呼吸 | （＋）（−）<br>● ·<br>アニソコリア出現 | 上昇<br>（脈圧↑） | | |
| 橋<br>(pons) | 200〜300 | 吸気時休止性呼吸<br>群発性呼吸 | （−）（−）<br>· · 縮瞳<br>● ●<br>眼球は中央に固定 | 非常に<br>高くなる | 除脳硬直<br>上肢伸展・内転・<br>内旋，下肢伸展 | 回復の見込みなし |
| 延　髄 (medulla) | 300 | 失調性呼吸 | （−）（−）<br>● ●<br>散大 | 急激な<br>下降 | 弛　緩 | |

　う、患者の姿勢！　手を胸の前で丸めて、足がピーンとなっているのが除皮質硬直で<sub>じょ ひ しつこうちょく</sub>す。GCSのMの3です。3を横にすると手の形に見えます。除脳硬直は手も足もピーンと真っすぐになっています。Mの2です。手は伸びていますが、手首が曲がっているので2に見えます。この姿勢になる前に処置を行うほうが救命率が高いです。

　観察は、これらの知識を知っているかどうかで大きな差が出てしまいます。新人やはじめて脳卒中病棟にきた方への指導は、観察する根拠をきちんと説明することが大事です。もちろん、麻痺などのわずかな変化を知るためでもあります。ちなみに頭蓋内圧亢進による影響はないのに瞳孔不同などの症状が眼球に出ることがあります（**表3**）。動眼神経麻痺でも対光反射は消失します。覚えておくと慌てずにすみます。

表3　部位別の頭蓋内圧亢進時の特徴（文献1を参考に作成）

| | 被　殻 | 視　床 | 橋 | 小　脳 |
|---|---|---|---|---|
| 発症時意識障害 | ± | ± | ⧺ | − |
| 嘔　吐 | ときに＋ | ときに＋ | ＋ | ⧺ |
| 眼球位置 | 病巣への共同偏視 | 下方をにらむ | 正中位固定 | 病巣反対側をにらむ |
| 瞳孔の大きさ | 正常大 | 縮小 | 高度縮小 | 縮小時に不同 |
| 対光反射 | ＋ | − | ＋ | ＋ |
| 運動麻痺 | 片麻痺 | 片麻痺 | 四肢麻痺 | 運動失調 |
| 感覚障害 | ＋ | ＋ | ＋ | − |
| 半　盲 | ＋ | ＋ | − | − |
| けいれん | ＋ | − | − | − |

**グッと解説 ✎　瞳孔径**

瞳孔の大きさは 2.5〜4 mm が正常な大きさです。縮瞳（しゅくどう）は 2 mm 以下、散瞳（さんどう）は 5 mm 以上となっています。瞳孔不同（アニソコリア）は 0.5 mm 以上の左右差を指し、0.5 mm に満たない左右差は生理的瞳孔不同となります[5]。

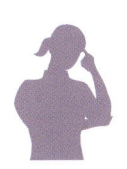

**質問061** ▶ 頭蓋内圧亢進だと思ったときに、なにを報告したらよいのでしょうか？

**アンサー061** ▶ 頭蓋内圧亢進のサインはいくつかありますが、とくに重要なサインは意識レベルと瞳孔です。

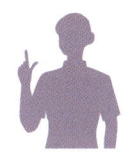

　頭蓋内圧亢進は一気にサインとなって表出はしません。意識障害より先に瞳孔不同が出ることがあります。脳神経のほうが繊細なんですね。自覚症状が出現したときにはすでに頭蓋内圧が亢進している可能性が高いため、**表4**の自覚症状が2つ以上あるようならその場を離れず、安静臥床させ、バイタルサインを測定しながら応援をよびましょう。バイタルサインの結果も考慮しますが、意識レベルの低下だけでもいいと思いますが、さらに瞳孔不同があれば急いでドクターコールしましょう。報告するときは ISBARC（アイエスバーク）です。

表4 頭蓋内圧亢進のサイン

| 自覚症状 | 他覚症状 |
| --- | --- |
| 頭痛、嘔吐、複視 | うっ血乳頭、意識障害、クッシング現象* |

*クッシング現象：徐脈、収縮期血圧上昇と拡張期血圧下降（血圧と脈圧の上昇）

表5 ISBARC

| ISBARC | 内容 | 例 |
| --- | --- | --- |
| Identify<br>（報告者と患者の同定） | | 「A病棟の○○です。B病室の××さんの報告です」 |
| Situation<br>（患者の状態、主訴） | 今のもっとも危険な徴候 | 「意識レベルがJCS-0から30まで低下しています」 |
| Background<br>（臨床経過） | 疾患名、現状に至るまでの概要、バイタルサイン、現状での対応 | 「頭痛を訴えて、嘔吐がありました。5分後に意識レベル低下、瞳孔不同出現しています。血圧は現在150台、呼吸は規則的、$SpO_2$は99%です」 |
| Assessment<br>（現状の判断） | 緊急性、重要性、変化の予測 | ＊これだけ言えば脳神経外科医ならわかります。あなたの判断はとくに言わなくても大丈夫 |
| Recommendetion<br>（具体的な要望、要請） | | 「すぐに診察してもらえますか」 |
| Confirm<br>（指示受け内容の口頭確認） | | 「わかりました。5分後ですね。CT撮影の準備をします」 |

　ISBARCは、I（identify：識別）、S（situation：状況）、B（background：背景）、A（assessment：判断）、R（recommendation：要望）、C（confirm：確認）の6項目で構成されているコミュニケーションツールです（**表5**）。焦らず正確に伝えましょう。そのときも患者から目を離すことのないように、2人以上で対応しましょう。

## 質問062　頭蓋内圧はどのように測定しますか？

アンサー062　腰椎穿刺、ICPモニター、脳室ドレーンで測定できます。

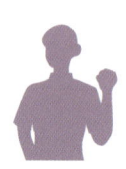

　いちばん正確なのはICPモニターです。ICPモニター付きの脳室ドレーンで測定します。モニターなしのドレーンでも測定できますが、あくまで目安です。腰椎穿刺は頭蓋内圧亢進時には禁忌です。

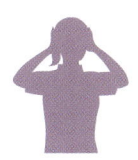

**質問063** 頭蓋内圧亢進は、どのような病気でなるのでしょうか？

**アンサー063** 脳卒中、脳腫瘍、脳挫傷などの頭蓋内の病変全般で発生します。また、外科治療（手術）でも発生します。

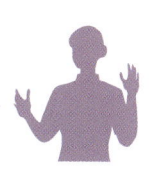

## 1) 頭蓋内圧亢進の発生の原因

　原因は、血腫や腫瘍などの頭蓋内の占拠物と脳浮腫の2種類です。どちらも単独で発生することはまれです。脳腫瘍はあっても浮腫はない、目立った占拠物はなくても浮腫はあるなど、タイプはさまざまです。このタイプで脳ヘルニアが予測できます。脳ヘルニアは、おもに占拠物の位置で決まります。小脳テント上か下かです。目立つ占拠物がなくても脳浮腫が強いタイプは、脳内全体に出血が広がることがあるくも膜下出血（subarachnoid hemorrhage：SAH）です。強度の頭部外傷も同様です。脳ヘルニアはなくても重症になります。

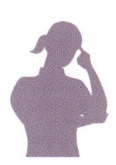

**質問064** 頭蓋内圧が亢進したらどのような治療をするのでしょうか？

**アンサー064** 外科治療、内科治療の両方があります。どのような治療をするかは疾患、重症度によって選択されますが、最後は患者さん自身の力と時間経過がものをいいます。

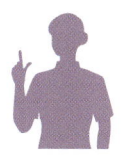

## 1) 内科治療

　頭蓋内圧亢進に対する内科治療は抗脳浮腫薬、高張グリセロールの静脈内投与が一

表6 除去術、減圧術、ドレナージの適応および利点と欠点

|  | 除去術 | 減圧術 | ドレナージ |
|---|---|---|---|
| 適 応 | 脳出血、脳腫瘍 | 外減圧は、重症脳卒中全般、内減圧は重症脳梗塞 | 体外はくも膜下出血、急性水頭症、体内は正常圧水頭症 |
| 利 点 | 早期回復 | 確実な頭蓋内圧の低下 | 体外は頭蓋内圧がリアルタイムでわかり、適切なコントロール方法が可能、体内ドレナージは永続的にコントロール可能 |
| 欠 点 | 侵襲が大きい、感染リスクがある | 侵襲が大きい、感染リスクがある、頭蓋内圧が不安定になる | 感染リスクがある、トラブルがあった場合はすぐに頭蓋内圧亢進につながる |

般的です。脳浮腫による頭蓋内圧亢進がある場合に投与適応となります。あくまで頭蓋内圧亢進の原因が脳浮腫の場合です。それ以外の原因では内科治療はありません。

## 2) 外科治療

外科治療には、原因となっているものを取り除く除去術と脳内全体の圧を下げる減圧術、頭蓋内圧をコントロールするドレナージの3種類があります。それぞれに適応と利点、欠点があります（**表6**）。

> **グッと解説** 🖊 減圧術
>
> 減圧術には外と内があり、外減圧は頭蓋骨の除去、内減圧は脳実質の除去を行います。内減圧は治療というよりは基本的に救命目的でしか行いません。外減圧後は脳浮腫が改善したら頭蓋骨をつけ直します。骨がない間はヘルメットなどで脳を外から保護しましょう。

**質問065** 頭蓋内圧が亢進したとき、看護はなにができるのでしょうか？

**アンサー065** 観察です。ここまでの学習でもうすでに気が付いていると思いますが、なぜ観察なのか、観察してどうするのか、それを確認していきましょう。

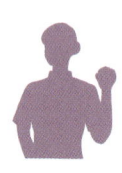

ここで述べているのは、看護の1つの側面であり、必ずしも同じ看護を提供することを示唆しているわけではありません。どうかご理解ください。

　患者それぞれのもっとも重症度の高い時期に適切な治療が行えるよう、細かな変化を見逃さないように観察することが必要です。必要な治療を最適なタイミングで行うことが優先事項ですが、患者のリアルタイムの情報を家族に伝えること、リハビリテーションなどの医療チームの一員である他職種へ情報提供することも目的の1つです。

　また、観察自体が患者の負担になることもありますし、必要のない観察でほかの患者と比較して費やすケアや時間に不公平が生じることも避けるべきです。観察しかできないと思うかもしれませんが、必要な観察を必要なときに行い、異常の早期発見という目的を達成するのはなかなか難しいのです。例えば、鉤ヘルニアでみられる瞳孔不同ですが、糖尿病でもみられる症状ですし、白内障で人工レンズを入れていれば反射は起こりにくい状態です。患者特有の症状と瞳孔反射の成り立ち、疾患、治療経過などを理解しないと、瞳孔の観察1つをとっても、緊急事態かどうか判断するのは大変なのです。頭蓋内圧亢進についてここで知ることができたら、今度は実際の患者の観察に生かすことができるように知識を使いこなす練習が必要です。1人ひとり表現方法が違うように、同じ原因でも患者によって表に出る症状はちょっとずつ違います。この差を観察でとらえて、最適な治療の実施や家族の安心、回復支援を開始するタイミングにつなげることが看護ではないでしょうか。観察が看護とアンサーしましたが、本当は皆さんが提供する看護を見つけ出すために必要なことが観察（情報収集）です。「看護はなにができるのか？」、それは皆さんが患者を観察して、考えて、チームで見つけ出すものですね。

### 引用・参考文献

1) 菊地晴彦総監. 脳神経看護手帳 Neuro Nursing Note. 改訂第3版. 大阪, メディカ出版, 2007, 31, 36-7, 44.
2) 窪田惺監. 塗って覚えて理解する！脳の神経・血管解剖. 大阪, メディカ出版, 2008, 25.
3) 前掲書2), 23.
4) 前掲書2), 107.
5) 厚東篤生ほか. 脳卒中ビジュアルテキスト. 第3版. 東京, 医学書院, 2008, 46.
6) 祖父江元編. 看護のための最新医学講座第1巻：脳・神経系疾患. 第2版. 東京, 中山書店, 2005, 696p.
7) 前掲書5), 248p.
8) 東京医療保健大学紀要. 10 (1), 2015.
9) 日本脳卒中学会脳卒中ガイドライン委員会. 脳卒中治療ガイドライン2015. 東京, 協和企画, 2015, 360p.

# 2 意識障害

目白大学メディカルスタッフ研修センター看護学部看護学科講師 **柴本はる菜**

同センター長 **武田保江**

| 新人ナースに伝えたいこと | ・意識は覚醒と認識の2つの要素から成ります。<br>・意識障害といってもその内容と程度はさまざまです。<br>・意識障害がある患者の評価は正しく行い、不要な痛み刺激を与えないようにしましょう。 |
|---|---|

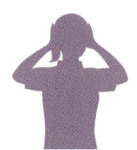

> **質問066** 意識障害とはどのような状態をいいますか？

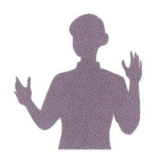

> **アンサー066** 意識障害とは意識の損なわれた状態を指し[1)]、意識の構成要素である覚醒と認知のどちらかもしくは両方が障害された状態です。

## 1) 意識障害とは

意識とは、心理学や哲学などほかの分野でさまざまな概念で用いられていますが、ここでは医学における概念を説明します。

意識（consciousness）とは「認識し、思考する心のはたらき」と定義されており[1)]、覚醒と認知の要素から成ります。覚醒は傾眠、昏迷、反昏睡、昏睡、深昏睡の程度で示され、認知はせん妄、もうろうなど、内容の変化で示されます。

一般的に「意識レベルの低下」とは覚醒度が低下している状態を示します。一方、「意識の変容」とは認知（内容）が低下した状態を指し、代表的な疾患としてせん妄が挙げられます。

このように意識障害といっても、その程度や種類にはさまざまなものがあります（**図1**）。覚醒度の違いによる意識障害分類を**表1**に示します。

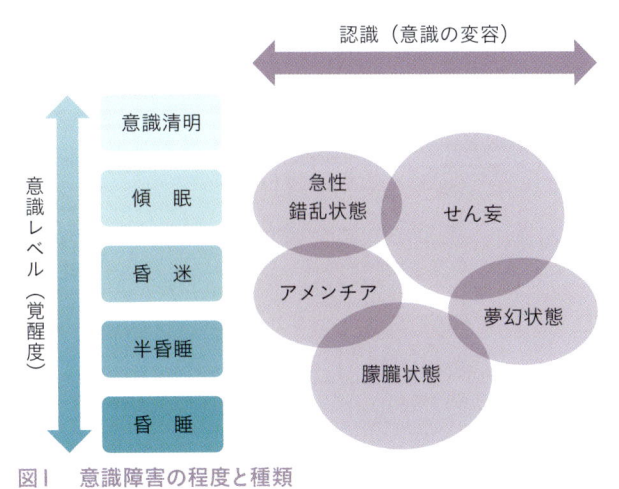

認識（意識の変容）

意識清明
傾眠
昏迷
半昏睡
昏睡

意識レベル（覚醒度）

急性錯乱状態
せん妄
アメンチア
夢幻状態
朦朧状態

図1　意識障害の程度と種類

表1　覚醒度の違いによる意識障害分類

| 分　類 | 状　態 |
|---|---|
| 傾眠 (somnolence) | 放置すれば意識が低下し眠ったようになるが、刺激で覚醒する。病的な場合にのみ用いられる |
| 昏迷 (stupor) | 強い刺激に短時間は覚醒し、運動反応がある |
| 半昏睡 (semicoma) | 外界からの強い刺激に対する運動反応は残っている |
| 昏睡 (coma) | 外界からの強い刺激にも運動反応はない |
| 深昏睡 (deep coma) | 腱反射、角膜反射も消失する |

質問067　覚醒を維持する仕組みは、どのようなものですか？

アンサー067　ARAS（図2）が覚醒状態を維持しています。

## 1) 覚醒状態の維持

　覚醒の中枢は脳幹網様体と視床にあります。脳幹網様体とは間脳の尾側から中脳、橋、延髄、上部頸髄に広がる神経細胞と神経線維が入り混じり網状になった組織のことです。視覚・聴覚・嗅覚・味覚などの特殊感覚や温度覚など、さまざまな感覚情報が脳幹網様体に入ります。感覚情報は脳幹網様体のニューロンを興奮させ、上行し視床を経由して大脳皮質全体に興奮を投射します。投射された興奮刺激が大脳皮質を活性化させ、覚醒状態を保ちます。

　この脳幹網様体・視床・大脳皮質

**大脳皮質へ投射**
大脳は ARAS から持続的に刺激を受けることで覚醒する

**脳幹網様体**
神経線維が網目状に分布。末梢からの感覚刺激（触覚・痛覚・温覚）を受ける

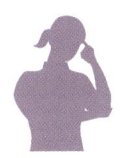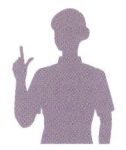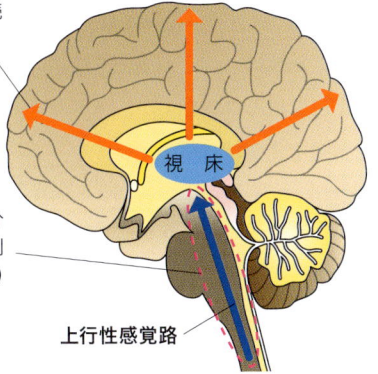

視床

上行性感覚路

図2　ARAS

への一連の投射系を上行性網様体賦活系（ascending reticular activating system：
ARAS）といいます。意識を覚醒状態に維持するためには非常に重要な部位といえます。

**質問068** 意識障害の原因にはどのようなものがありますか？

**アンサー08** 意識障害を引き起こす原因はさまざまですが、頭蓋内疾患と頭蓋外疾患の大きく2つに分けられます。

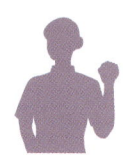

## I) 意識障害のおもな原因

### 頭蓋内疾患（一次性中枢神経系意識障害）

　頭部外傷、脳腫瘍、脳血管疾患など脳そのものに損傷があると、意識障害が生じます。これは、覚醒に関与する部位であるARASが障害を受けていることを示唆します。また、水頭症や脳浮腫、くも膜下出血など頭蓋内圧が亢進した状態は、大脳皮質を広範囲に圧迫するため意識障害を引き起こします。

### 頭蓋外疾患（二次性中枢神経系意識障害）

　脳自体に疾患がなかったとしても、脳の神経細胞の活動が抑制された状態では意識障害（覚醒レベルの低下）は生じます。

　脳は酸素とブドウ糖からATP（アデノシン三リン酸）とクレアチンリン酸というエネルギー物質を産生します。このエネルギーは神経伝達物質によるシナプス伝達、イオン交換、タンパク質代謝などに利用されますが、一連のエネルギー代謝のいずれかの過程が障害されると神経細胞が正常に機能できなくなります[2]。そうすると、覚醒に関与するARASと大脳皮質全体の神経細胞の活動も抑制されてしまうことから意識障害（覚醒レベルの低下）が生じる、というわけです。

　一連のエネルギー代謝の過程が障害される疾患として、代謝性異常（低血糖、肝不全、腎不全、電解質異常、ビタミン欠乏症など）、中毒（アルコール、一酸化炭素、重金属、薬物など）、循環器系疾患（心筋梗塞、ショック状態）、呼吸器系疾患（$CO_2$ナルコーシス、呼吸不全など）、体温異常（低体温症、高体温症）などが挙げられます。

> **グッと解説** ✎　ARAS 以外の障害における意識障害
>
> 覚醒状態を維持するためにはたらくのはおもに ARAS ですが、ここが障害されていないにもかかわらず、意識障害（意識レベルの低下）を呈することがあります。これはなぜでしょう？
> 覚醒刺激は「感覚刺激→脳幹網様体→視床→大脳皮質」と一方向のみにはたらくのではなく、「大脳皮質→視床→脳幹網様体」の方向にも刺激が投射され自らも覚醒を維持することができます。また、脳にはニューロンネットワークシステムが整っており、これがあることで脳全体は各領域と相互作用にあります。このため、ARAS である脳幹、視床、大脳皮質以外の障害でも意識障害（覚醒レベルの低下）が起こるわけです。

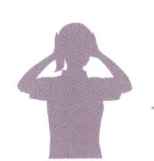

**質問069** 意識障害が頭蓋内病変によるものか否かは、どのように識別すればよいですか？

**アンサー069** 髄膜（ずいまく）刺激症状の有無と脳の局在徴候の有無を観察することで、意識障害の原因が頭蓋内病変によるものなのか、頭蓋外病変によるものなのか識別できます。

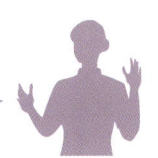

## 1) 原因の識別方法

　脳の局在症状を認めるときは髄膜刺激症状の有無にかかわらず、頭蓋内病変による意識障害であることが多くあります。一方、髄膜刺激症状と脳の局在症状をともに認めない場合は、頭蓋内病変による意識障害ではないことが多いでしょう（**表2**）。ここで注意しなければならないのが、くも膜下出血です。髄膜刺激症状を認めることもありますが必発ではなく、脳の局所症状を認めません。しかし、頭蓋内疾患のなかでも緊急性と重症度が非常に高い疾患です。くも膜下出血の初発症状で特徴的な突然の激しい頭痛、項部硬直（こうぶこうちょく）、嘔吐は重要な識別ポイントとなるでしょう。

表2 意識障害の識別

| | 脳局所症状なし | 脳局所症状あり |
|---|---|---|
| 髄膜刺激症状なし | ①尿に異常があるもの：尿毒症、糖尿病性昏睡、急性ポルフィリン症<br>②ショック状態のとき：低血糖、心筋梗塞、肺梗塞、大出血<br>③中毒：アルコール、麻薬、薬物、一酸化炭素、ガス<br>④黄疸を認めるとき：肝性脳症<br>⑤チアノーゼがあるとき：肺性脳症（$CO_2$ ナルコーシス）<br>⑥高体温、低体温<br>⑦てんかん、ナルコレプシー、ヒステリー | ①脳の外傷：脳挫傷、硬膜外血腫、硬膜下血腫<br><br>②脳血管疾患<br><br>③発熱が先行した脳神経疾患：脳膿瘍、脳脊髄炎、脳静脈洞血栓症<br><br>④徐々に発症し特徴が少ない脳障害：脳腫瘍、慢性硬膜下血腫<br><br>＊髄膜刺激症候は「あり」または「なし」 |
| 髄膜刺激症状あり | ①突発で頭痛が先行したもの：くも膜下出血<br>②発熱が先行したもの：髄膜炎、脳炎<br>③その他：神経梅毒 | ↓<br>頭蓋内病変あり |

---

**グッと解説 🖊 脳の局所症状**

脳の局所（一部）が障害されることによって呈する症状のことです。脳には局在性機能といって、その部位が担う特徴的な機能を有します。例えば、後頭葉は視覚情報の処理を行うところです。この部位の障害では同名半盲という障害を生じます。このように、症状によって脳の障害部位をある程度予測することができます。

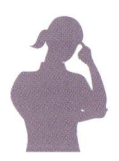

**質問070** 意識障害がある患者さんの麻痺の評価はどのようにすればよいですか？

**アンサー070** 自発運動、落下試験、疼痛反応などを活用し評価しましょう。

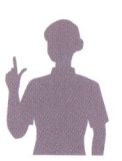

## 1) 意識障害患者の麻痺の評価

意識障害がある患者から検査の協力を得ることができず、麻痺の評価は困難な場合

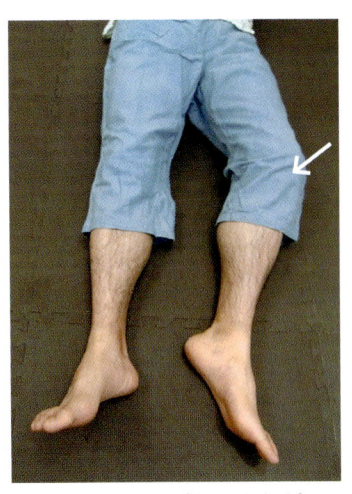

**図3　下肢の麻痺（左下肢麻痺）**
仰臥位で下肢を伸展させると麻痺側は外転・外旋位となる。

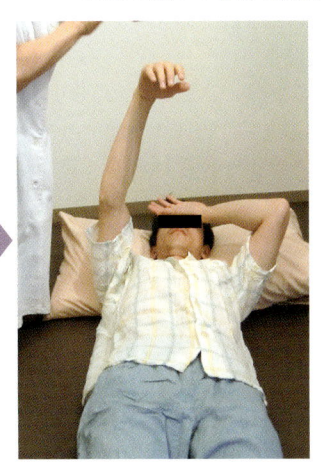

**図4　上肢の落下試験（左上肢麻痺）**

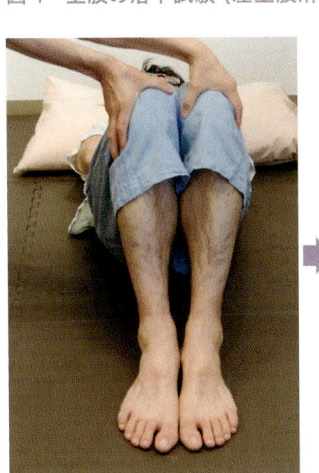

**図5　下肢の落下試験（左下肢麻痺）**

があるでしょう。そのような場合、以下の3項目が評価に役立ちます。

## 自発運動

　自発運動の左右差を観察します。体動の際に一側の上肢だけ動かす、一側の下肢だけ膝立てをするなど、患者の自発的な動きの左右差から麻痺の存在を確認します。また、一般的に上肢に麻痺がある場合、上腕は回内位をとりやすく、下肢に麻痺がある場合、仰臥位で下肢を伸展位させると外転・外旋位となります（**図3**）。このように安静時の肢位を観察することも役立ちます。

## 落下試験

　上肢の麻痺の有無を観察する場合、臥床している患者の両上肢を垂直に持ち上げて急に離します。健側は保持可能か、落下してもゆっくりで身体の側方に落ちます。一方、麻痺がある場合は上肢は急激に落下し、時に顔面を打つこともあります。落ちた上肢が不安定な状態であっても麻痺があるため動かせず、そのままになっています（**図4**）。

　下肢の麻痺の有無を観察する場合、臥床した状態で受動的に膝を屈曲位にして立てます。手を離すと、健側はしばらくの間膝屈曲位を保持しますが、麻痺側はすぐに外側に倒れます（**図5**）。

　ただし、これは昏睡・深昏睡の際には判断がむずかしいという欠点があります。

### 疼痛反応

　四肢のうち、観察したい部位に痛み刺激を与え、それに対する反応から大まかな麻痺の程度を判断することができます。手足を引っ込めるような動きがあるか、重力に抗せるかが観察ポイントになります。これはおもに四肢の麻痺評価の際に行いますが、痛み刺激を与えたときの表情の左右差の有無は、顔面麻痺の評価にも役立ちます。ただし、直接顔面に刺激を与えるのではなく、体幹や四肢に与えるようにしましょう。

　注意点として、痛みをともなう検査のため頻度は必要最低限とし、実施の際は患者と家族に必要性を説明したうえで行います。抗血栓療法を受けているなど、出血傾向がある患者にはとくに注意が必要です。また、高齢者の皮膚は薄く、損傷しやすいことにも留意しましょう。

---

**グッと解説** 　痛み刺激の回数を必要最低限にするには

　意識障害がある患者の神経所見を適切にとることは重要ですが、1日に何度も痛み刺激を与えられるのは非常に苦痛です。できるだけ痛み刺激を与える回数を少なくするには、ケアのときの反応を十分に観察することです。吸引時、手で吸引チューブを払いのける動きがあるか、体位交換時に膝立て・保持ができるかなど、患者の反応を丁寧に観察することで麻痺などの神経所見を確認できます。看護師の工夫や努力が大切です。

---

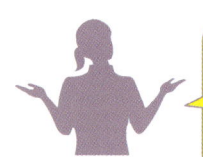

**質問071** 　意識レベルを評価するとき、はじめから痛み刺激を与えてはいけないのはなぜですか？

**アンサー071** 　正確な意識レベルの評価ができないからです。

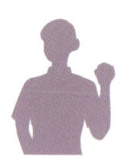

## 1) 意識レベル評価時のポイント

　意識レベルの代表的な評価スケールに JCS（Japan Coma Scale）があります。これを例に説明しましょう。

　JCS は最初に大きく3群に分けて意識の覚醒状況を評価します。自活的に覚醒している（Ⅰ桁）、刺激すると覚醒する（Ⅱ桁）、刺激しても覚醒しない（Ⅲ桁）の3つで

す。次にそれぞれの群を３つの程度に分けて評価します。つまり、刺激は軽いものから最強のものへと順次刺激を加えて、そこで得られた反応に従って意識レベルを決定します。そのため、はじめから痛み刺激を与えてしまうと、正確な評価ができません。

GCS（Glasgow Coma Scale）も同様に、「Best motor response」の項目で痛み刺激を与えて評価することがありますが（M5）、まずは命令に従うか（M6）の評価を行って、反応がない場合に痛み刺激を与えて評価します。

正しい評価方法で行えば、患者に不必要な痛み刺激を与えることもありません。

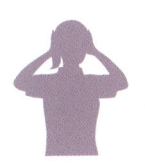

**質問072** 自発的な発語はありますが、眼瞼腫脹（がんけん）が強く開眼できません。このような場合は「覚醒している」といえますか?

**アンサー072** 開眼ができなくても、自発的なことばでの応答や動作の応答があれば「覚醒している」と評価します。

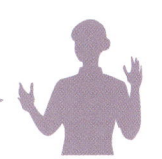

## 1) 覚醒の基準

顔面外傷による眼瞼腫脹や開頭術後の眼瞼浮腫など、脳神経外科疾患の患者がこのような症状を認めるのは珍しくはありません。外傷や浮腫が片方の眼瞼であれば、開眼している眼で評価できますが、それが両眼に及ぶと判断に困ることもあるでしょう。

このような場合でも、覚醒とはどのような状態を指すか理解していれば判断に迷うことはありません。覚醒とは以下の３つのうちいずれか１つでも自発的にみられれば「覚醒している」と評価します。
①開眼しており、まばたきがみられる。
②開眼しなくてもことばで応答がある。
③開眼、ことばによる応答がなくても、動作で応答する。

つまり、開眼することができなくてもことばや動作で外界に対応できる状態にあれば覚醒していると判断できます[3]。

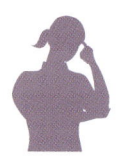

**質問073** 鎮静薬投与中の意識レベルはどのように評価すればよいですか？

**アンサー073** JCS や GCS などの意識レベル評価スケールを用いて評価し、鎮静薬の薬剤名と投与量を合わせて記載しましょう。RASS スコアも併用するとよいでしょう。

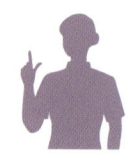

## I) 鎮静時の評価方法

　脳神経領域の急性期にある患者は鎮静薬を投与され管理されていることが多いでしょう。このような場合、薬剤によって覚醒レベルを下げているため、真の意識レベルの評価は困難です。意識レベルは評価スケールを用いてありのままを記載し、薬剤の影響があることがわかるようにカルテに記載しましょう。医師の方針によっては、1日のうち一時的に持続鎮静を中断することがあります（患者を覚醒させ鎮静薬の必要性や投与量を検討するためです）。看護師はこのタイミングを逃さず、真の意識レベルを評価しましょう。

　また、鎮静薬投与中は RASS（Richmond Agitation-Sedation Scale）など鎮静スケールを用いて客観的に評価しましょう。目標とする鎮静深度が保てているか、時間ごとの評価が必要です。治療内容、患者の病態によって至適鎮静レベルは異なるので、目標とする鎮静レベルを医師に確認し過剰鎮静、過少鎮静を防ぎましょう。

---

**グッと解説** ✏️　　**人工呼吸器装着中の鎮静の目的**

人工呼吸器装着患者への鎮静の目的は、おもに3つあります。
①患者の快適性・安全性の確保
②酸素消費量・基礎代謝量の減少
③換気の改善と圧外傷の減少 [4]
とくに看護師が注目すべきは①です。人工呼吸器装着中は、気管挿管チューブによる痛みや不快感が生じます。患者は置かれている状況に不安を感じることもあるでしょう。苦痛や不安から自己抜管の危険性も生じます。これらを解消するために鎮静し、安全・快適に治療が受けられるようにします。しかし、看護師は薬剤を使用すること以外に安全・快適を確保するためにすべきこと

が多くあります。体位変換やポジショニングなど安静臥床による苦痛の緩和、環境の整備、置かれた環境や治療内容の十分な説明、挿管中のコミュニケーション方法の検討などです。痛みをコントロールすることも重要です。鎮静は決して「眠らせること」が目的ではありません。

**質問074** 傾眠なのか睡眠中なのか判断がつきません。どのように評価すればよいですか?

**アンサー074** 刺激を与えて覚醒させ、その後の反応を観察します。覚醒後の意識内容も確認してみましょう。

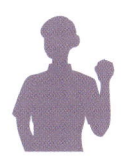

## I) 傾眠と睡眠の違い

　刺激をすると覚醒するが、それは睡眠であるのか、それとも意識障害による傾眠なのか判断に迷うことがあるでしょう。「眠っているのであろう」という思い違いが、意識レベルの低下を見逃すことになるのは避けたいものです。

　睡眠と傾眠を区別するには、まずよびかけなどで刺激を与えて覚醒させます。その後数十秒間観察をしましょう。患者が睡眠中であった場合は、覚醒を保持し、会話することは可能です。意識障害である場合は、覚醒させてもまた閉眼してしまうことがあります。

　さらに、刺激を与えて覚醒させた後にいくつか質問をし、意識内容を観察しましょう。質問に正答する、会話が成立するなど意識清明であれば、入眠中であったと判断できます。今一つはっきりしない、従命に応じることができない、見当識障害を認めるなどがあれば、意識障害がある可能性があります。

> **グッと解説** 🖋 **夜間帯の意識レベルの観察**
>
> 意識レベルを評価する目的とはいえ、患者は夜間に何度も起こされ、毎回同じ質問や検査をされるのはつらいものです。しかし、発症直後や病態が不安定な時期は時間ごとの観察と評価が必要です。一過性脳虚血発作（transient cerebral ischemic attack：TIA）は発症48時間以内に脳梗塞を起こす危険性が高いとされており、夜間でも神経所見に変化がないか慎重に観察する必

2 章

症状・病態別看護の質問

2 意識障害

要があります。患者には必要性を説明し、協力を得られるようにしましょう。観察頻度に関しては、病態に応じて医師と検討するとよいでしょう。患者の病態が安定していれば、夜間の観察回数を減らすなど医師と相談して決めてはどうでしょうか。まとまった睡眠・休息をとることも大切な治療の1つといえます。

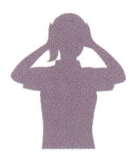

> **質問075** 脳梗塞で入院中の患者さんが意識を失ったので、真っ先に NIHSS をとろうとしたら先輩に怒られました。何がいけなかったのでしょうか？

> **アンサー075** まずは A（意識と気道）、B（呼吸）、C（循環）の評価と対応です。安定したら D（神経症状の評価）を行います。

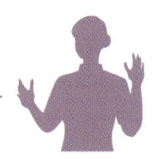

## 1) 意識レベル低下時の対応

たしかに、脳神経疾患において神経所見や画像所見は大事な情報です。NIHSS は rt-PA の適応を評価するためにも必要な情報です。しかし、患者がとつぜん意識を失うということは、緊急事態です。生命の危険が差し迫っています。まずは、ABC の評価と対応（必要時は蘇生）を行い生命の危機的状況を回避しましょう。ABC が安定したら、D を行います。

### A：意識と気道の評価

大まかな意識レベルを把握します。大まかとは JCS の桁数レベルを指し、これが把握できていれば十分です。舌根沈下、気道狭窄、異物誤嚥などによって気道が塞がれていないか評価します。なにかしらの発声があれば気道は開通していると判断できます。

### B：呼吸の評価

自発呼吸の有無、回数、深さ、呼吸様式を観察します。異常な呼吸様式は病態の判断に有用です。重症度が高いほど呼吸様式は特異的で不安定な場合が多いです。

### C：循環の評価

脈拍、血圧、皮膚の状態などから循環の評価をします。持続的心電図モニタリングを行っていれば、心電図上の変化も確認することができるでしょう。

### D：神経所見の評価

JCS や GCS を用いた詳細な意識レベルの評価、大まかな麻痺の評価（意識障害が

ある場合には落下試験や疼痛反応を用いる）、瞳孔評価、異常肢位の有無を評価します。脳ヘルニア徴候を認めれば緊急性が高いので、すみやかに治療につなげられるようにします。

---

**グッと解説** ✎　**「開眼＝意識障害がない」**

意識障害というと“閉眼して倒れる”というイメージがありますが、開眼していても意識障害を認めることがあります。なかには緊急性が高く、応急処置（ABC の安定化）が必要となってくるものもあります。

**1) けいれん発作**

単純部分発作に引き続いて意識障害が起こるものや、強直間代発作によって急激に意識消失することがあります。間代発作はガクガクと全身が震えるため気付きやすいですが、強直発作は筋が強直して硬くなるため、間代発作に比べて気付きにくい場合があります。意識障害だけでなく、呼吸停止も起こす可能性があります。また、治療に用いる抗てんかん薬のジアゼパムは呼吸抑制作用があるので、使用後は注意が必要です。

**2) 特殊な意識障害**

無動性無言症や失外套症候群がこれに含まれます。無動性無言症は間脳から上部脳幹の部分的な障害によって、自発的な動きと発語がない状態となります。しかし時に開眼しており注視・追視などの眼球運動を認めるため、意識がはっきりしているようにも見えますが、痛み刺激以外ほとんど反応しません。失外套症候群は大脳皮質の広範囲な障害によって、自発的な動きと発語がない状態となります。無動性無言症と異なる点は注視・追視運動を認めません。開眼していたとしても、認識はできていません。

**3) 軽度の意識障害**

JCS で 1 桁の患者は開眼し、覚醒しています。覚醒していても、見当識障害があったり、今一つはっきりしなければ、意識障害と判断されます。また、せん妄や認知症など、意識の変容を起こしている患者も意識障害があるといえます。

---

**引用・参考文献**

1) 新村出編. 広辞苑第四版. 東京, 岩波書店, 1991, 130.

2) 田崎義昭ほか. "精神状態の診かた". ベッドサイドの神経の診かた. 改訂 17 版. 東京, 南山堂, 2010, 130.

3) 太田富雄. "意識障害". 脳神経外科学 I, 改訂 12 版. 太田富雄編. 京都, 金芳堂, 2016, 223.

4) 日本呼吸療法医学会　人工呼吸中の鎮静のガイドライン作成委員会. 人工呼吸中の鎮静のためのガイドライン. 人工呼吸. 24 (2), 2007, 146-67. http://square.umin.ac.jp/jrcm/contents/guide/page03.html, (2017 年 9 月閲覧).

5) 田村直俊ほか. 意識障害の病態生理—意識の神経機構と意識障害発現のメカニズム. JIM. 3 (7), 1993, 595-8.

6) 日本呼吸療法医学会・多施設共同研究委員会. ARDS に対する Clinical Practice Guideline 第 2 版. 人工呼吸. 21 (1), 2004, 44-61. http://square.umin.ac.jp/jrcm/contents/guide/page02.html, (2017 年 9 月閲覧).

# 3 瞳孔不同

順天堂大学医学部附属順天堂医院看護部 / 脳卒中リハビリテーション看護認定看護師 **中村理恵**
目白大学メディカルスタッフ研修センターセンター長 **武田保江**

| 新人ナースに
伝えたいこと | ・瞳孔を観察する意味を理解することが大切です。
・瞳孔の観察は、異常の早期発見につながります。
・頭蓋内疾患以外に瞳孔異常をきたす疾患・薬剤があります。 |

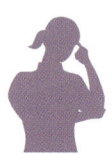 **質問076** なぜ瞳孔をみるのですか？

**アンサー076** 頭の中の状態を知るためです。視神経・動眼神経・中脳の機能を調べています。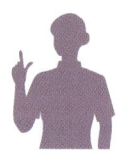

## l) 瞳孔の観察とは

瞳孔の大きさ・左右差の有無、対光反射の有無をみます。

瞳孔の大きさは、2.5～4 mm を正常範囲とし、2 mm 以下を縮瞳、5 mm 以上を散瞳といいます。右と左で瞳孔の大きさが異なることを、瞳孔不同（anisocoria）といいます。0.5 mm 未満の瞳孔不同は生理的なものであることが多いです。瞳孔の反射（対光反射）とは、眼球の網膜で受け取った光の情報を受けて、瞳孔括約筋が収縮する反応です。入力線維は視神経（第Ⅱ脳神経）で、出力線維は動眼神経（第Ⅲ脳神経）です。つまり、光を受け取るのが視神経、瞳孔を収縮させるのが動眼神経です。

対光反射では、視神経・動眼神経・中脳の機能を調べています（**図l**）。よっ

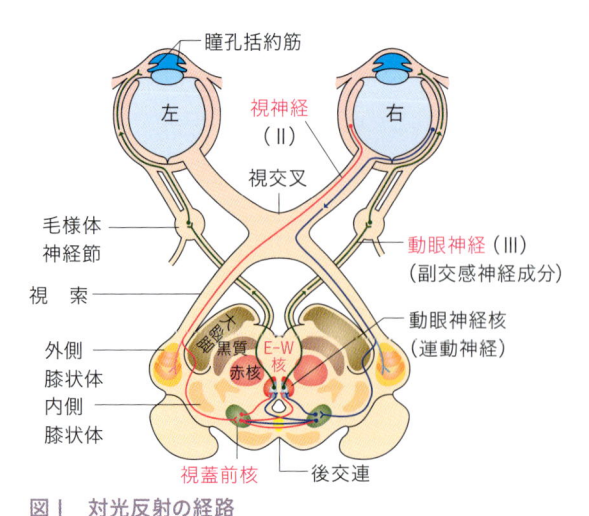

図l 対光反射の経路

て、目で見た情報を送る経路の視放線や、それを認知する視覚野が障害されただけでは、対光反射は影響を受けません。

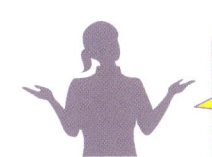

**質問077** 瞳孔をみるときに注意することはなんですか？

**アンサー077** 瞳孔異常をきたす薬剤・手術歴・既往歴がないか確認する必要があります。

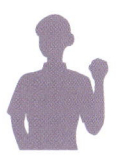

# 1) 瞳孔観察時の注意点

点眼、点滴、白内障の術後などで瞳孔の変形や異常をきたします。瞳孔観察時に注意することは、今現在の状態が元来からある症状なのか、あらたに出現した異常なのかを知っておくことです。そのためには入院時や術前に、問診とともに瞳孔の状態を確認し、記録に残しましょう。

## 瞳孔異常をきたす疾患

先天性疾患（無虹彩症、緑内障など）、外傷、内眼手術後、ぶどう膜炎、黒内障性散瞳、緑内障性散瞳、梅毒、瞳孔緊張症、低血糖、低酸素血症、薬物・麻薬中毒、有機リン中毒（サリン）などが挙げられます。

## 瞳孔異常をきたす薬

散瞳・縮瞳する点眼薬は、**表1**のとおりです。

表1　散瞳／縮瞳する点眼薬

| | 薬剤名 | 商品名 | 効果持続時間 |
|---|---|---|---|
| **散瞳薬** | シクロペントラート塩酸塩 | サイプレジン® | 平均 90 分後最大。72 時間後までに消失 |
| | アトロピン硫酸塩水和物 | 硫酸アトロピン | 30〜40 分後最大。10〜12 日間までに消失 |
| | フェニレフリン塩酸塩 | ネオシネジン | 40〜60 分後最大。5 時間後までに消失 |
| | トロピカミド | ミドリン®M | 30 分後最大。24 時間後までに消失 |
| | トロピカミド配合 | ミドリン®P | 15 分後最大。6 時間後までに消失 |
| **縮瞳薬** | ピロカルピン塩酸塩 | サンピロ® | 1 時間後最大。8 時間後までに消失 |
| | ジスチグミン臭化物 | ウブレチド® | 12 時間後最大。84 時間までに消失 |

### 瞳孔を確認するときに必要な情報

既往歴、手術歴、入院時（術前）の瞳孔所見や眼球運動障害の有無を確認します。

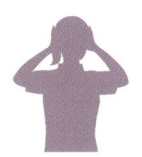

**質問078** 瞳孔異常にはどのようなパターンがありますか？

**アンサー078** 動眼神経麻痺、脳の出血部位、自律神経障害によって瞳孔異常のパターンがあります。

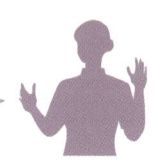

## I) 瞳孔異常のパターン

動眼神経麻痺が起こると、瞳孔は障害された側が散大したり、直接対光反射を失います。脳内出血では、出血した部位によって瞳孔所見が変わります。瞳孔だけでなく眼球運動障害の有無も同時にみましょう（**表2**）。

自律神経障害では、交感神経優位で散瞳し、副交感神経優位で縮瞳します。例えば、術後病棟に帰室した患者が麻酔から覚醒していないとき、瞳孔は縮瞳（ピンホール）しています。

表2　脳出血の部位別の眼位

| 部位 | 被殻 | 視床 | 脳幹 | 小脳 |
|---|---|---|---|---|
| 眼症状 | （右被殻出血の場合）<br>●病側への共同偏視 | ●内下方偏位（鼻先凝視）<br>●縮瞳<br>●対光反射の消失・減弱 | ●眼球の正中位固定<br>●著しい縮瞳（pinpoint pupil）<br>●対光反射（＋）<br>●頭位変換眼球反射（－）<br>●眼球浮き運動 | （右小脳出血の場合）<br>●健側への共同偏視<br>●縮瞳<br>●対光反射（＋）<br>●頭位変換眼球反射（－） |

アンサー079 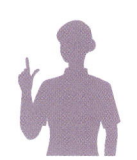対光反射とは本来、瞳孔径を調整することで通過する光の量が変化し、網膜に届く光量を調節する反射で、さまざまな明るさに対し視覚が保たれるよう適応させるための反応です。

# 1) 対光反射の観察方法

　網膜に光の刺激を与えると、瞳孔が収縮します。光を与えた側の瞳孔が収縮することを直接対光反射、それにともない反対側の瞳孔が収縮することを間接対光反射といいます。正常では両方起こります（**図2**）。

　検査は瞳孔専用のペンライトを使用します。青色発光ダイオード（青色 LED）から発せられるブルーライトは、目の角膜や水晶体で吸収されず網膜に達しやすいため、細胞に障害を与えることが知られているので使用しないようにしましょう。また、強い光を長時間当てることでの患者への不快感にも注意してください。

　瞳孔の大きさは、光を当てたときの瞳孔で評価してください（**表3**）。また、検査前に投与された薬剤によっても変化があるので注意しましょう。

　検査の方法は、目の外側から内側に少しずつ照射点を移動させ、瞳孔の動きを観察します（**図3**）。

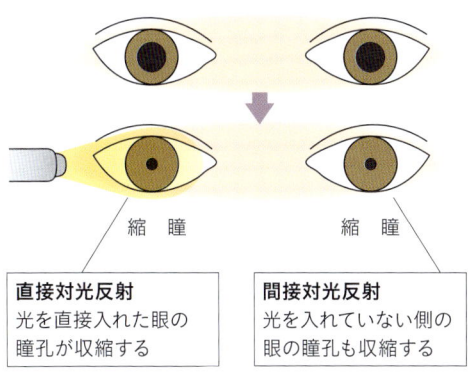

縮　瞳　　　　　縮　瞳

**直接対光反射**
光を直接入れた眼の
瞳孔が収縮する

**間接対光反射**
光を入れていない側の
眼の瞳孔も収縮する

図2　直接対光反射と間接対光反射

表3 障害部位と対光反射の所見

| | 正 常 | 右視神経の障害 | 右視交叉〜視蓋前核の障害 | 右動眼神経の障害 |
|---|---|---|---|---|
| 対光反射の所見 | 右 左 直（+） 間（+）<br>間（+） 直（+） | 光の入力ができない<br>右 左 直（−） 間（−）<br>間（+） 直（+） | 左右の連絡があるため、異常所見が出現しない<br>右 左 直（+） 間（+）<br>間（+） 直（+） | 光の出力ができない<br>右 左 直（−） 間（+）<br>間（−） 直（+） |

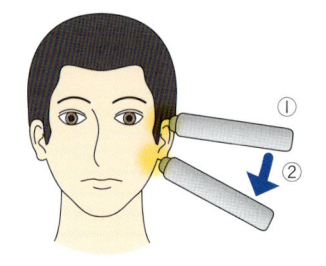

図3 ペンライトの当て方

図4 ホルネル症候群

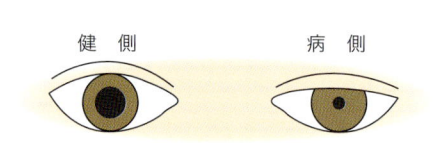

**質問080** 頭蓋内疾患以外で瞳孔異常が起こることはありますか？

**アンサー080** 瞳孔緊張症、白内障、麻薬中毒、ホルネル症候群などで起こります。

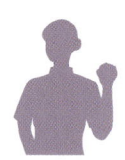

## 1) 頭蓋内疾患以外の瞳孔異常

　先述したように、頭蓋内疾患以外でも瞳孔異常が起こることがあります。

　ホルネル症候群にて片側の瞳孔異常がみられる場合があります（**図4**）。ホルネル症候群とは、3つの交感神経遠心路のどこかの障害によって起こります。具体的には、脳内から発した神経は脊髄内を通り（第1ニューロン）、肺の上部を通過し、頚動脈に沿って頚部を上行し（第2ニューロン）、再び脳内から眼内に入って瞳孔散大筋へと達します（第3ニューロン）。この経路のどこかが障害されると、ホルネル症候群が生じます。第1ニューロンの障害はワレンベルグ症候群、第2ニューロンの障害は外傷・頚胸部リンパ腺腫大による圧迫、腫大した甲状腺の圧迫、頚部胸部動脈瘤、頚

動脈解離など、第3ニューロンの障害は内頚動脈系の動脈瘤・閉塞などで起こります。ホルネル症候群の4徴候は、眼瞼下垂、縮瞳、眼裂狭小、病側顔面の発汗低下です。

瞳孔緊張症は眼窩内の障害で、鼻毛様体神経節が障害されると生じるとされています。

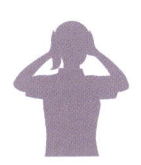

> **質問081** 頭蓋内腫瘍摘出術直後の患者さんが、傾眠になり嘔吐し、瞳孔不同が出ました。どうしてですか？

> **アンサー081** 脳ヘルニアになっている可能性があります。

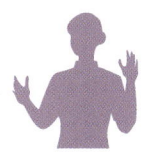

## 1) 瞳孔不同と脳ヘルニア

瞳孔不同は、脳ヘルニアの徴候として重要な臨床所見の1つです。頭蓋内の容積は一定で収まっていますが、脳浮腫や血腫などが原因で頭蓋内の容積は大きくなり、頭蓋内圧が上がると、その部分の脳組織が本来の位置から押し出され、仕切りを乗り越えて隣接するスペースへはみ出してしまいます。これを脳ヘルニアといいます。はみ出た脳組織の圧迫や変形が起こることで、さまざまな神経症状や頭蓋内圧亢進症状（頭痛、嘔吐、脈圧拡大）をきたします。とくに、テント切痕ヘルニアは中脳を圧迫します。動眼神経は中脳から発生しているため、中脳圧迫による片側の動眼神経麻痺（とくに瞳孔不同）は、脳ヘルニアの早期発見につながるため、非常に大切な所見となります。

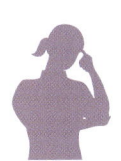

> **質問082** 意識は清明ですが瞳孔不同、眼瞼下垂、複視が出ています。どうしてですか？

> **アンサー082** なんらかの原因で動眼神経が圧迫され、動眼神経麻痺が出ている状態です。

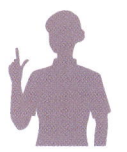

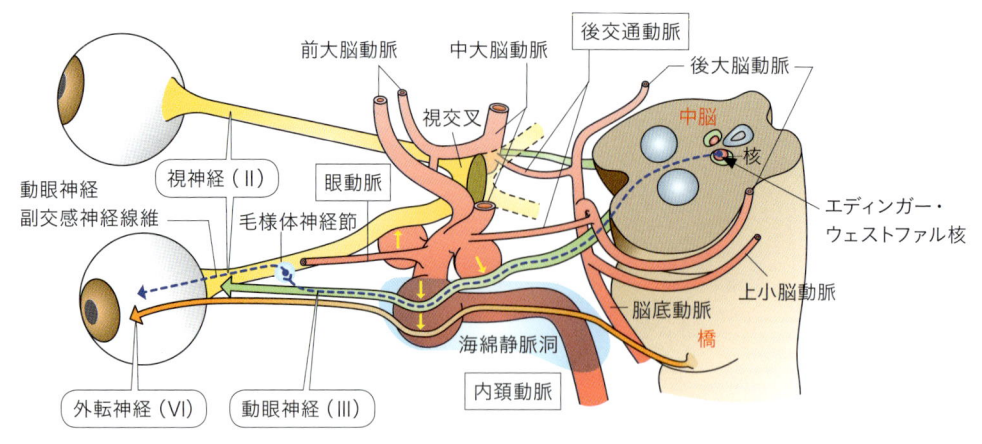

図5 動眼神経と動脈瘤

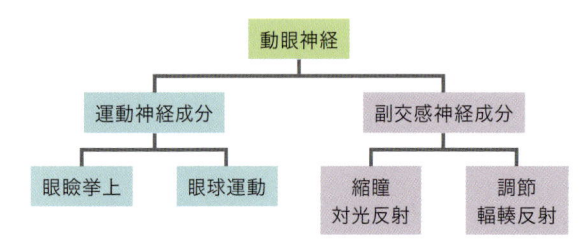

図6 動眼神経の役割

# I）動眼神経麻痺

　直接、動眼神経麻痺をきたす疾患としては、脳動脈瘤が知られています。**図5**のように、内頚動脈 – 後交通動脈の分岐部の後方には、動眼神経が走行しています。よって、内頚動脈～後交通動脈の分岐部にできた動脈瘤（全体の30％程度）の拡大により動眼神経が圧迫されると、動眼神経の障害が起こり、同側の麻痺症状を呈します。

　動眼神経の役割は**図6**のとおりです。動眼神経麻痺単独の障害では意識障害は起こりません。意識状態の変化の有無は、瞳孔所見とあわせて大切な情報です。

> **グッと解説** 　動眼神経麻痺
>
> 瞳孔異常のある動眼神経麻痺と、瞳孔異常のない動眼神経麻痺（眼瞼下垂、眼球運動障害による複視）があります。
> 動眼神経のもっとも外側は、エディンガー・ウェストファル核（動眼神経副核。中脳から出る神経細胞の集団）から出る副交感神経が走行しています。したがって、外側から圧迫された場合、最初に副交感神経が障害されるため、**図6**のように、散瞳や対光反射の消失・緩慢が先に出現します。一方、炎症・虚血など非圧迫性病変では、最外側の副交感神経はもっとも障害を受けにくいため、散瞳をともなわない動眼神経麻痺が出ます。例えば、糖尿病・ウェルニッケ脳症、トロサ・ハント症候群などです。

アンサー083 ワレンベルグ症候群の可能性があります。

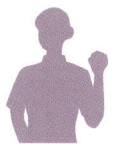

## I) ワレンベルグ症候群とは

　ワレンベルグ症候群とは、椎骨動脈系の閉塞によって生じる延髄外側部の脳梗塞で起こる症状のことです。延髄外側には、下位脳神経（第IX～XII脳神経）、前庭、小脳に関する神経核・伝導路があるので、ここに障害を受けることで多彩な症状が出ます。これらをまとめてワレンベルグ症候群（延髄外側症候群）といいます。

　典型的な症状は**図7**の6つです。たくさんの症状が組み合わさり、すべての症状がそろう典型例は臨床の場ではさほど多くありません。全部の症状を覚えなくてもよいので、ワレンベルグ症候群を疑ったらそのつど確認してみるとよいと思います。

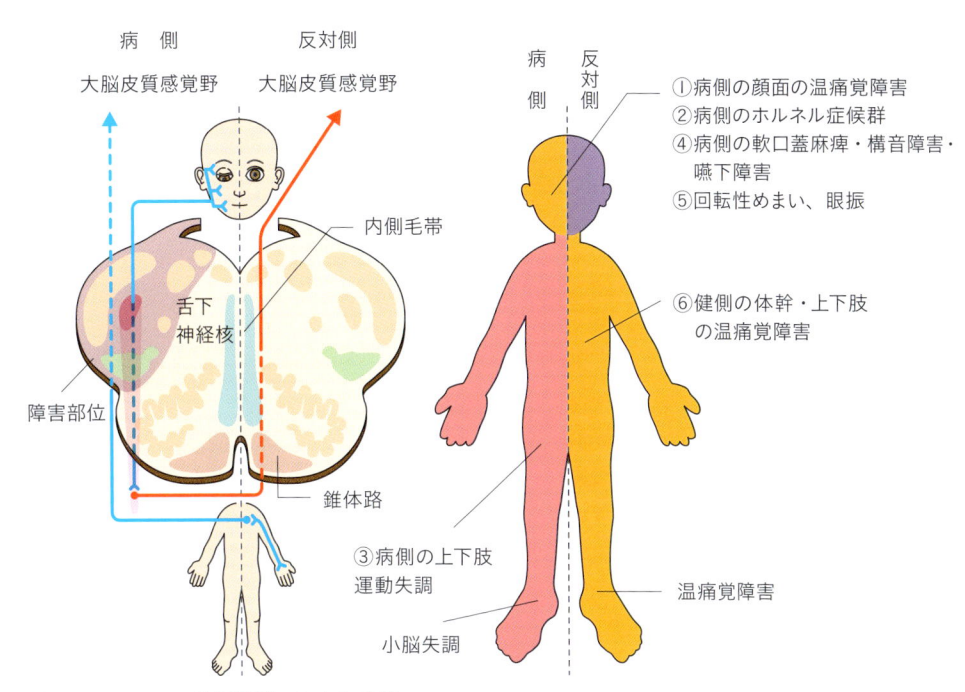

図7　ワレンベルグ症候群のおもな症状

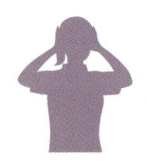

**質問084** 眼瞼浮腫が強く瞳孔の観察ができません。どうしたらよいですか?

**アンサー084** 2人で観察しましょう。1人は眼瞼挙上を保持し、1人が瞳孔を観察します。

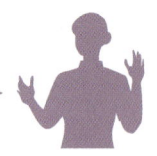

## 1) 眼瞼浮腫時の観察方法

　術後などに一時的に眼瞼がむくみ、瞳孔が確認しづらいことがあります。しかし、そのときは脳がむくむ時期でもあります。とくに、意識レベルが低下もしくは鎮静中や麻酔から覚醒していない場合は、異常の早期発見のために必ず瞳孔所見を確認するようにしましょう。むくみがあるときは触れるだけでも痛みが出やすいので、痛みが出ないよう十分注意を払いながら眼瞼挙上してください。

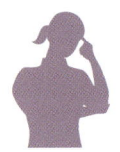

**質問085** 瞳孔不同が出た場合、先輩や医師にどのように報告したらよいですか?

**アンサー085** 経過観察してよいものと、すぐに処置をしなければ命にかかわるものもあります。緊急性があると考えられるときは、そのことをわかりやすく伝えましょう。

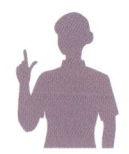

　まず瞳孔不同（左右および左右差の程度）が出ていること、患者の疾患と経過、現在の意識状態やそのほか神経脱落症状の有無、頭痛・悪心などの自覚症状、などを端的に報告します。それは瞳孔所見だけでは判断できないことが多いからです。

# 1) ワレンベルグ症候群を疑うときの報告

## 悪い例

　Aさんが術後集中治療室から帰室しました。めまいがするというので目を見ると、眼振と左側の目の瞳孔が小さくてまぶたが下垂していました。血圧は大きく変わりないです。よく咳をしています。

## 良い例

　今日、脳底動脈瘤のコイル塞栓術を行ったAさんについて緊急の報告です。左の瞳孔が縮瞳し眼瞼下垂と眼裂狭小がみられます。めまい・眼振・ふらつきなどの失調症状もあります。麻痺はありません。血圧120/60 mmHg台、HR70台、熱36.8℃で大きな変化はみられません。明らかな感覚障害はありませんが、唾液で何度かむせています。いま臥床してもらっています。ワレンベルグ症候群を疑います。すぐに診察お願いします。

# 2) 脳ヘルニアを疑うときの報告

## 悪い例

　Aさんですが、もともと頭を痛がっていたんですが、10分くらい前からもっと痛がって血圧も高かったので痛み止めを飲んだんですが、そのあと吐きました。いま声かけても返事がないんです。もともとはよく話す人だったんですが。

## 良い例

　緊急の報告です。脳腫瘍術後2日目のAさんが強い頭痛と、噴射様の嘔吐をしました。意識レベルはJCS Ⅲ桁に落ちています。瞳孔散大、血圧180/80 mmHg台、HR50台です。自発呼吸はまだ保っています。すぐ診察お願いします。

### 引用・参考文献
1) 浦崎永一郎. やさしく読める脳・神経の基礎知識. 東京, へるす出版, 2013, 318p.
2) 服部光男監. 全部見える脳・神経疾患. 東京, 成美堂出版, 2014, 304p.
3) 医療情報科学研究所編. 病気がみえる vol.7：脳・神経. 東京, メディックメディア, 2011, 501p.
4) 窪田惺ほか. 塗って覚えて理解する！脳の神経・血管解剖. 窪田惺編. 大阪, メディカ出版, 2008, 135p.
5) 落合慈之ほか. 脳神経疾患ビジュアルブック. 落合慈之監. 東京, 学研メディカル秀潤社, 2008, 217-20.
6) 林田眞和ほか. 今日の治療薬. 浦部昌夫ほか編. 東京, 南江堂, 2017, 1392p.

# 4 けいれん

聖マリアンナ医科大学病院救命救急センタースタッフ /
脳卒中リハビリテーション看護認定看護師　**伊藤杏子**

目白大学メディカルスタッフ研修センターセンター長　**武田保江**

> | 新人ナースに伝えたいこと | ・けいれん発作の対応は焦らず、冷静に対応することが大切です。<br>・けいれんの原因や種類、対応方法を学び、学んだことを実践できるようにしていきましょう。 |
> | --- | --- |

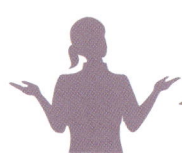

**質問086　けいれんとはなんですか?**

**アンサー086**　自分の意思に反して、全身または一部の筋肉に急激に起こる不随意な収縮のことであり、つまり症状です。

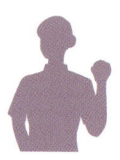

## 1) けいれんの定義

　けいれんには、狭い意味でのけいれんと広い意味でのけいれんがあります。狭い意味でのけいれんは、大脳の機能異常で起こるてんかん性けいれんをいい、広い意味でのけいれんは、末梢神経や筋肉の異常で起こる非てんかん性けいれんを含みます[1]（**図1**）。

## 2) てんかんとは

　脳の慢性の病気で、大脳の神経細胞の過剰な興奮により、脳の症状（発作）が反復して（2回以上）起こる疾患です。てんかん発作中は、意識、感情、感覚、運動機能のいずれかが異常になります。

けいれん
（症状）
全身または
一部の筋肉
に急激に起
こる不随意
な収縮

てんかん
（疾患）
大脳の神経細
胞の過剰な興
奮により同一
パターンの発
作を繰り返す
慢性疾患

けいれんが症状として
みられないてんかん

・一過性の原因がもとで
　起こるけいれん
・末梢神経・筋肉の機能
　異常による不随意運動
　（非てんかん性けいれん）

けいれんを起こすてんかん
（てんかん性けいれん）

図1　けいれんとてんかん　（文献1を参考に作成）

**グッと解説** 🖊

「けいれん（症状）≠てんかん（疾患）」であり、同義語ではありません。

質問087 **けいれんを起こす原因にはなにがありますか？**

アンサー087 **けいれんを起こす原因はさまざまです。**

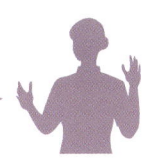

# 1) けいれんの原因とメカニズム (表1)

## 脳の器質的な障害によるけいれん

　大脳皮質から異常な電気的興奮が生じ、それが筋肉に伝わることで、不随意運動であるけいれんが起こります。

## 末梢神経、筋の異常によるけいれん

　電解質異常や神経障害、心因性の要因などの脳以外の異常でも、脳の二次的な障害を引き起こし、けいれんを起こします。

表1　けいれんの原因とメカニズム

| 障害の機序 | 原　因 |
|---|---|
| 脳の器質的障害によるもの | ①特発性てんかん<br>②潜因性てんかん<br>③症候性てんかん<br>　・脳血管障害：脳梗塞、脳出血、脳血管奇形など<br>　・脳腫瘍<br>　・脳感染症：脳炎、髄膜炎、脳膿瘍<br>　・頭部外傷<br>　・変性疾患：アルツハイマー病など<br>　・先天性疾患：結節性硬化症など<br>　・その他：多発性硬化症などの脱髄性疾患など |
| 全身性疾患<br>（脳の二次的な障害） | ①水電解質異常：低ナトリウム血症、低カルシウム血症、低マグネシウム血症、高ナトリウム血症<br>②低血糖、高血糖<br>③腎不全、肝不全<br>④低酸素血症<br>⑤中毒：アルコール、一酸化炭素、薬物など<br>⑥離脱症状：アルコール、ベンゾジアゼピン系薬物など<br>⑦ショック、血圧低下<br>⑧熱中症<br>⑨熱性けいれん<br>⑩膠原病：全身性エリテマトーデス（SLE）<br>⑪過換気症候群など |
| 末梢神経・筋の異常 | ①局所の神経・筋の異常：片側顔面けいれん<br>②心因性：偽けいれん |

**グッと解説** 🖊 けいれんの予測

患者の既往歴や疾患、状態、バイタルサイン、採血結果をアセスメントして、けいれんが起こるかどうか予測し、異常の早期発見・介入できることが重要です。

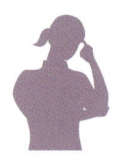

質問088　けいれんにはどのような種類がありますか？

アンサー088　全身性けいれんと、部分性けいれんがあります。

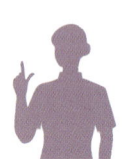

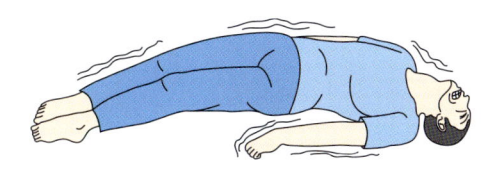

図2 強直性けいれん

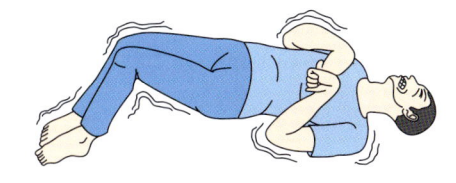

図3 間代性けいれん

# 1) 全身性けいれん

## 強直性けいれん

　筋の持続的な収縮により、歯を食いしばり、ピーンと背中が反り返り、体幹・四肢の筋肉を硬直させます（**図2**）。

## 間代性けいれん

　筋の収縮と弛緩を交互に繰り返し、ガクガクと四肢をリズミカルに震わせます（**図3**）。

## 強直間代性けいれん

　突然の意識消失後、その直後に全身両側対称性に強直性（きょうちょくせい）けいれんが10〜20秒持続（強直期）します。次第に間代性（かんたいせい）けいれんに移行し、約30〜60秒続きます（間代期）。けいれんが治まると昏迷状態に入ります。

# 2) 部分性けいれん

　顔面や眼瞼（がんけん）、上肢、下肢に限局してけいれんが生じます。大脳の運動野に限局性に異常な電気的興奮が発症することにより、その支配下にある筋肉のみにけいれんが発生します。限局的に起こった電気的興奮が、さらにほかの部分に波及することもあります。

## 不随意運動収縮 (spasm)

　非てんかん性けいれんとして、顔面や眼瞼など、限局して発症し、痛みをともなわないものです。

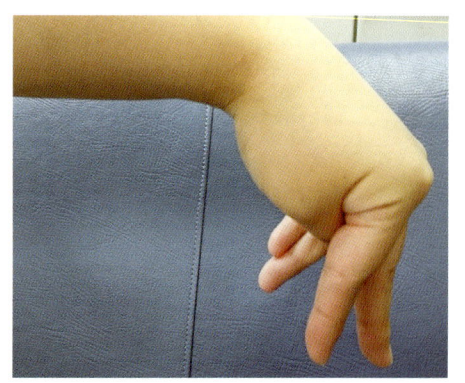

図4　テタニー

# 3) その他のけいれん

### 有痛性筋痙縮 (cramp)

　特定の筋に痛みをともなう持続的な異常収縮のことです。

### テタニー (tetany)

　末梢神経の異常興奮によって引き起こされる筋収縮で、低カルシウム血症や低マグネシウム血症、過換気症候群などによって引き起こされます（**図4**）。

### チック (tic)

　まばたきや首ふりのような動作を繰り返すもので、心因性要因によるものが多いです。

# 4) その他の全身および部分けいれん

### 羽ばたき振戦

　手首や指が不規則あるいはリズミカルに速くゆれ、羽ばたいているように見えます。

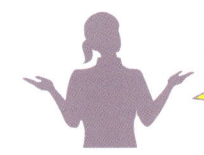

質問089　**けいれんでいちばん怖いことはなんですか?**

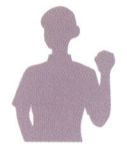

アンサー089　けいれん重積発作です。

　けいれん重積発作とは、「発作がある程度の長さ以上に続くか、または短い発作でも反復し、その間に意識が回復しないもの」をいいます。けいれん重積によって、脳の酸素消費量の増大や呼吸抑制による血中酸素濃度の低下から低酸素状態となり、脳細胞が破壊され、脳機能障害を生じます。そのため、早急な処置が必要となります。これまでは持続時間を30分とすることが多かったのですが、明確な時間の定義はなく、5〜10分以上続く場合は重積として治療を始めるよう推奨されています。

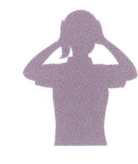

**質問090** けいれん患者さんを発見したらどうしたらよいですか?

**アンサー090** どのような場合でも、優先事項として判断すべきことは、緊急性の有無です（図5）。患者さんの意識がない、呼吸停止、けいれんが持続する、またはけいれんが広がっていく場合は緊急対応となります。

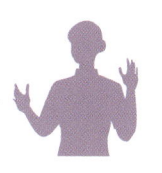

## STEP1：その場を離れず応援をよぶ

　全身性のけいれんは突然の発作として出現するため、最初はだれでも焦ってしまいますが、冷静に対応していくことが大切です。全身性のけいれんを発見した場合は、患者から離れず、すぐにナースコールを押して医師や看護師の応援を要請します。応援を要請する場合は、けいれんしていること、患者の意識レベル、呼吸状態を簡潔に伝えます。その後、発見者は患者のそばを離れず、全身状態の観察、気道・安全の確保を行います。

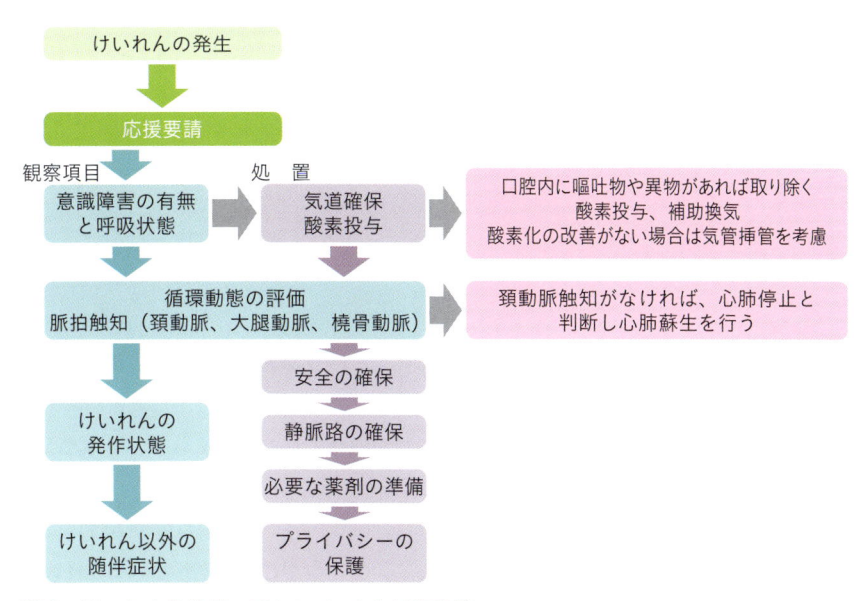

図5　けいれん発生時のアセスメントと対応手順

## STEP2：けいれん時の観察

### 意識障害の有無と呼吸状態

　声かけによって患者の意識障害の有無を確認します。けいれん発作による呼吸抑制が起こることや、意識消失による唾液の誤嚥や嘔吐物による気道閉塞・誤嚥を引き起こす危険性があるため、呼吸状態（呼吸回数、呼吸様式、呼吸音、胸郭の動き）、$SpO_2$の値を確認します。

### 循環動態

　不整脈による心拍出量の低下からもけいれんが起こり得るため、脈拍（頚動脈、大腿動脈、橈骨動脈）を確認します。また、心電図モニターや血圧測定器が近くにあれば、モニタリングを開始し観察を行います。

### けいれんの持続時間とけいれんの状態

　けいれんの「持続時間」や「状態」は、診断や治療を行ううえでとても重要になります。そこで、患者の意識レベルとともに「けいれんはいつから始まったのか？　いつ気付いたのか？」を確認し観察します。また、けいれんの状態については、全身性／部分性けいれんか、強直性／間代性けいれんなのか、運動麻痺の有無、眼球の偏位などを観察し、医師に報告します。

### けいれん以外の随伴症状

　けいれん発作による意識消失から、転倒や転落、周囲の物品との衝突などによる外傷をともなうこともあります。そのため、骨折や頭部外傷、打撲などの有無や舌をかんでいないか、尿失禁や便失禁がないか確認していきます。

---

**グッと解説** ✐　けいれんを発見したら、まず「ABCD」の異常を評価していくことが重要！

A〔気道（airway）〕：気道が開通しているか（発声できるか）
B〔呼吸（breathing）〕：呼吸回数、呼吸様式、胸郭の動き
C〔循環（circulation）〕：脈拍の触知、皮膚の湿潤の有無の異常
D〔中枢神経（disability of central nervous system）〕：意識レベル、瞳孔不同、対光反射、麻痺の有無

---

## STEP3：気道確保と酸素投与

　けいれん発作時は、けいれんによる呼吸抑制や脳の酸素消費量の増大から低酸素脳症を起こす可能性があります。また、唾液や嘔吐物による気道閉塞をきたしやすい状況にあるため、意識障害のある場合やけいれんが止まらない場合は、救急カートを用意しておきます。

①口腔内に嘔吐物や異物があれば、気管内吸引を行い取り除きます。嘔吐の形跡がある場合は、身体を横向きにして、嘔吐物などで窒息しないように、**図6**のような気道を確保した体位（回復体位）にします。

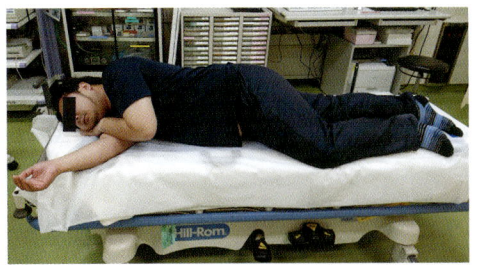

図6 回復体位

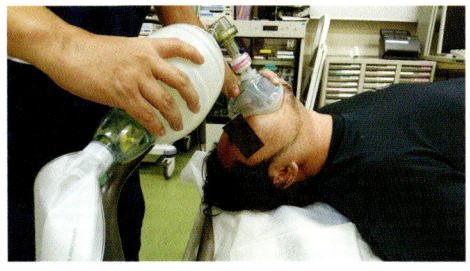

図7 補助換気

②けいれん重積発作時には、低酸素脳症をきたす可能性があります。そのため、$SpO_2$ をモニタリングしながら酸素吸入の準備を行い、$SpO_2$ が低下するようであれば医師へ報告し、必要な酸素投与を開始・調整します。

③呼吸抑制を認める場合や、酸素投与や BVM（バッグバルブマスク）での補助換気（**図7**）でも酸素化が改善しない場合は、気管挿管を考慮します。

> **グッと解説** **けいれん時の NG 行動**
>
> ①患者の身体をゆする、叩く、大声をかけながらの意識レベルの確認
> ・刺激はけいれん発作を長引かせる可能性もあるため行いません。刺激をしないことが原則です！
> ②舌かみ予防のために口に物をくわえさせる
> ・けいれん発作時に患者が舌をかむのを予防するために、ガーゼやタオルなどを口につめると、気道閉塞を起こす危険性があるため行いません。
> ・強直性けいれん時に歯の食いしばりがみられることがあります。舌かみ予防のためにバイトブロックを挿入することは歯の損傷の可能性があるため行いません。

## STEP4：循環状態の評価

脈拍（頚動脈、大腿動脈、橈骨動脈）触知による拍動を確認します。頚動脈の触知がなければ、心肺停止と判断し心肺蘇生を行います。

## STEP5：安全の確保

けいれんによる意識消失により、ベッドからの転落やベッド柵や周囲の物品との衝突が起こる可能性があります。そのため、けいれん発作時の外傷を最小限にするため、ベッド柵を取り付ける、ベッド柵を使用する場合は布団や毛布で保護する、ベッド周囲の危険物の除去などの環境整備を行います。また、廊下やロビーで倒れることも少なくないため、ベッドやストレッチャーで処置できる場所に移送します。

### STEP6：けいれん発作状態の観察

けいれんの様子や持続時間、運動麻痺の有無、眼球の偏位などを観察していきます。

### STEP7：静脈路の確保

けいれん重積発作時は、抗てんかん薬が投与されるため、できる限り太い留置針（20 G 以上）で末梢を確保します。このとき、けいれん発作によって抜去されないように、しっかりと固定することが大切です。

### STEP8：プライバシーの保護

けいれん重積発作は突然出現するため、周囲に人がいる場合も少なくありません。尿失禁や便失禁をともなうこともあるため、患者への心身的苦痛を最小限にするためにもプライバシーの保護に努めていきます。

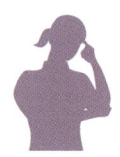

質問091 けいれん発作時にはどのような薬剤を使いますか？

アンサー091 抗てんかん薬や鎮静薬を使用します。

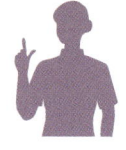

図8 の対応に添って表2 に示した薬剤をおもに使用します。

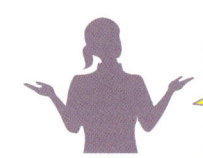

質問092 けいれん患者さんにはどのような診察や検査が行われますか？

アンサー092 けいれんの原因を調べるために、問診や診察、検査を行います。けいれんが持続している場合もあるため、これらを並行して行うこともあります。

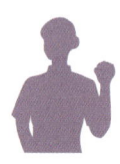

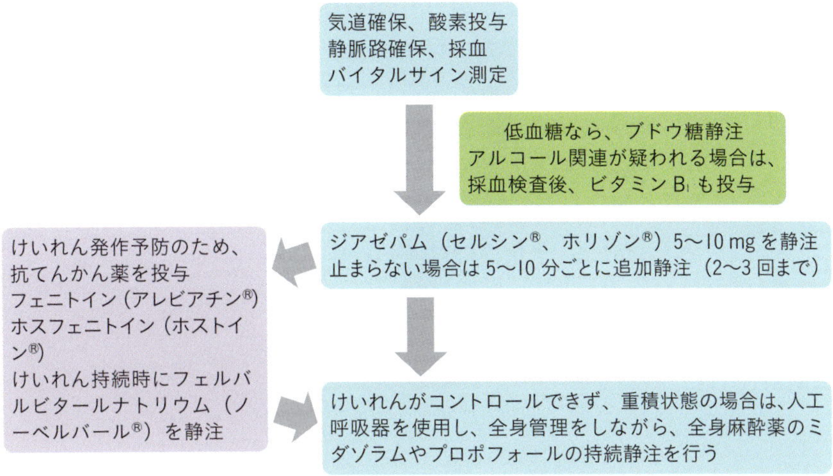

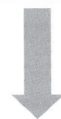
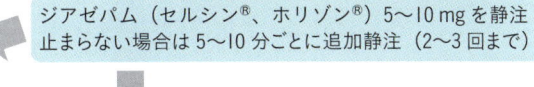

気道確保、酸素投与
静脈路確保、採血
バイタルサイン測定

低血糖なら、ブドウ糖静注
アルコール関連が疑われる場合は、
採血検査後、ビタミンB|も投与

ジアゼパム（セルシン®、ホリゾン®）5〜10 mg を静注
止まらない場合は 5〜10 分ごとに追加静注（2〜3 回まで）

けいれん発作予防のため、抗てんかん薬を投与
フェニトイン（アレビアチン®）
ホスフェニトイン（ホストイン®）
けいれん持続時にフェルバルビタールナトリウム（ノーベルバール®）を静注

けいれんがコントロールできず、重積状態の場合は、人工呼吸器を使用し、全身管理をしながら、全身麻酔薬のミダゾラムやプロポフォールの持続静注を行う

**図8　けいれん発作後の対応**（文献 2 を参考に作成）

**表2　けいれん発作に使用するおもな薬剤**

| 薬剤名 | 薬剤の特徴・注意点 |
| --- | --- |
| ジアゼパム<br>（セルシン®注・ホリゾン®注） | ・無効なら 5〜10 分後に追加できる<br>・けいれん抑制効果：20 分（効果が短い）<br>・ジアゼパムは筋肉注射ではなく静注で使用する<br>・呼吸抑制に注意する |
| フェニトイン<br>（アレビアチン®注）<br>ホスフェニトイン<br>（ホストイン®注） | ・作用時間は長い<br>・効果が発現されるまで、約 20 分を要する<br>・けいれんの再発予防のために使用される<br>・意識水準の低下や呼吸抑制は起こりにくい<br>・低血圧や不整脈などの心不全を起こしやすいため、モニタリングを行う<br>・血管外に薬剤に漏れると壊死を起こしやすい |
| フェノバルビタール<br>（フェノバール®注） | ・けいれんが持続する場合に使用する |
| チオペンタールナトリウム®<br>プロポフォール®<br>ミダゾラム® | ・けいれんの重積状態がコントロールできないときは、全身麻酔を行う |

## 問　診

　医師や看護師がけいれん発作を目撃することはまれです。発作症状と病歴などの詳細が診断の基本となるため、患者や家族、または発作の目撃者から情報を収集します。

### 問診内容

①けいれん発作時の状況

　・けいれんの前駆症状の有無

　・けいれんが始まった時間

　・意識状態の有無

・けいれんの経過：どのようにけいれんが始まったか、全身性／部分性けいれんか、強直性／間代性けいれんか
・持続時間
・発作後の症状：寝てしまう、すぐにもとの意識状態に戻る、ことばが出ない、舌をかむ、麻痺の有無と部位、失禁の有無、混乱の有無と持続時間

②既往歴

③けいれんを引き起こす既往歴の有無
・脳血管障害：脳梗塞、脳出血、脳血管奇形など
・脳腫瘍
・脳感染症：脳炎、髄膜炎、脳膿瘍
・頭部外傷

④けいれんの既往歴の有無
・けいれんの誘発因子：睡眠不足、音や環境の変化、人前
・けいれんの既往歴がある患者は、けいれんの初発年齢とけいれん発作の頻度、最終発作

⑤服用薬の有無と内容

⑥家族歴：家族や親戚のてんかんの既往歴の有無と続柄

⑦出産歴：出生時の状況、出産の有無と子どもの人数

⑧職業

## 診　察

①バイタルサイン測定

　バイタルサインを測定し、ショック（血圧低下、皮膚の蒼白・湿潤、チアノーゼ、末梢冷感、脈拍の微弱化、頻脈／徐脈）を生じていないかを評価します。ショックがあれば、脳血流の低下により二次的にけいれんを起こしている可能性が高いので、まずはショックの評価と治療を優先していきます。

②血液検査（血液一般、電解質、血糖、肝機能、腎機能）、動脈／静脈血液ガス、抗てんかん薬使用中のその薬物濃度

> **グッと解説** ✏️　**低血糖**
>
> ①意識障害の原因として「低血糖」の頻度が高く、ブドウ糖投与で回復すること、②低血糖がけいれんの原因となることから、血液検査時や静脈路確保時に血糖測定を行いましょう。

③麻痺や眼球の偏位などの神経症状を確認し、脳の器質的障害（脳梗塞、脳出血、脳動静脈奇形、脳腫瘍など）の有無を推測します。

> **グッと解説** 🖊 **Toddo（トッド）麻痺**
>
> けいれん発作後、けいれんがあった手足が一時的に麻痺する状態で、自然回復します。

> **グッと解説** 🖊 **眼球の偏位**
>
> ・てんかんでは、対側の共同偏視（例えば、右大脳でてんかんが起きた場合は左の共同偏視がみられます）。
> ・脳の器質的な異常（テント上）では、病巣と同側の共同偏視がみられます。眼球の偏位を確認しておくことで、脳のどの部分で異常が生じているのか予測できるので、病態のアセスメントがしやすくなります。

④心因性偽けいれんの可能性の有無

> **グッと解説** 🖊 **心因性の偽けいれん発作中の特徴**
>
> ・眼症状：眼瞼に早い振戦、ずっと閉眼している、強制開眼に強い抵抗を示し、強制開眼させると眼球が上転している、対光反射が存在する。
> ・運動症状：頭部や全身を左右にふる、泣く、痛み刺激に反応しない、arm drop test が有用。
> ※ arm drop test……麻痺側の上肢を顔面に落としても、偽けいれんの場合は顔を避けるように落ちる。

## 検　査

・採血検査：血液検査（血液一般、電解質、血糖、肝機能、腎機能）、動脈／静脈血液ガス、抗てんかん薬使用中のその薬物濃度
・尿検査
・X線検査
・心電図
・頭部 CT・MRI
・脳脊髄液検査
・脳　波

## 治　療

　けいれんによる呼吸抑制や血中酸素濃度の低下から、脳機能障害を生じます。そのため、けいれんを止めること、呼吸・循環を正常に保つ治療を優先します。

けいれんの原因がてんかんである場合は、日本神経学会によるてんかん治療ガイドラインに従って、治療が進められます。

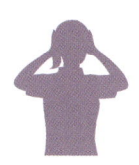

質問093 **けいれんをもつ患者さんの看護で大切なことはなんですか？**

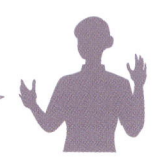

**アンサー093** けいれん発作の再発予防や発作時の対応についてのセルフケア能力の強化と家族や周囲の人などのサポートシステムを継続して得られるように援助していくことです。

## 1) 薬物療法の指導

けいれんは、長期間抗てんかん薬の服用が必要な場合が多く、服薬を確実に行い薬物の血中濃度を維持していくことが大切です。薬の飲み忘れや自己中断、自己調整などが起こらないように、内服の必要性や服用方法を薬剤師とともに繰り返し説明していきます。また、副作用についても指導を行います。

## 2) 生活指導

抗てんかん薬を服用中であっても発作を起こす場合があります。そのため、けいれんの誘因となる心理的ストレスや睡眠不足、過労などを避け、規則正しい生活や十分な睡眠、ストレス発散方法などの生活調整の工夫を考え、患者自身が自己管理できるように支援していきます。

## 3) 家族や周囲の人に対する指導

病気に対して正しい理解をもってもらい、サポート役になってもらえるよう説明や指導を行っていきます。必要に応じて、ソーシャルワーカーから家族会や相談機関、支援団体があることや、医療補助制度、精神障害者保健福祉手帳などの社会制度を紹介します。

# 4) 発作が起こったときの対処方法

発作時の観察方法や対応について説明します。また、医療機関へ連絡するタイミングなどを説明します。

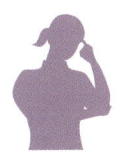

**質問094** 患者さんの不安な気持ちにどのように寄り添えばよいですか?

**アンサー094** 多職種で連携して適切な助言と継続的な支援を行います。

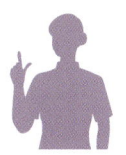

## I) 不安の緩和、心理的支援

けいれんは慢性的に経過することが多いため、再発作に対する不安や恐怖などの心理的問題が生じやすいといえます。さらに、対人関係や職業、学業、結婚、妊娠、出産などの社会生活の面でも問題を抱えやすくなります。そのため、患者・家族が疾患を理解できるよう、身体的・心理的・社会的問題の発生と悪化を防止するために、適切な助言と継続的な支援を多職種で連携していきます。

> **グッと解説** ✏ **てんかんと運転免許**
>
> てんかんの診断を受けた患者が自動車を運転する際には、道路交通法に基づく運転の可否について検討する必要があります。これは、主治医の診断書もしくは臨時適正検査をもとに検討します。

**引用・参考文献**

1) 医療情報科学研究所. 病気がみえる vol.7：脳・神経. 東京, メディックメディア, 2011, 467.
2) 田口芳雄監. 見てできる臨床ケア図鑑脳・神経ビジュアルナーシング. 東京, 学研メディカル秀潤社, 2014, 106-9.
3) 百田武司ほか編. エビデンスに基づく脳神経看護ケア関連図. 東京, 中央法規出版, 2015, 40-8.
4) 日本神経学会監. てんかん治療ガイドライン2010. 東京, 医学書院, 2010, 74.
5) 佐藤千史. 病期・病態・重症からみた疾患別看護過程＋病態関連図. 第2版. 井上智子ほか編. 東京, 医学書院, 2012, 1113-34.

# 5 運動麻痺

社会医療法人禎心会札幌禎心会病院脳卒中リハビリテーション看護認定看護師　**黒沢侑司**
同　**清水政孝**
北海道科学大学保健医療学部看護学科教授　**林　裕子**

| 新人ナースに伝えたいこと | ・運動麻痺を評価することで、疾患による神経の障害部位を判断することができます。<br>・運動麻痺の評価は、異常の早期発見のためだけではなく日常生活支援の判断材料でもあります。 |
| --- | --- |

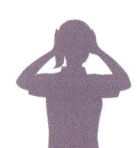

**質問095** 運動麻痺はなぜ起こるのですか？

**アンサー095** 一次運動野から末梢の筋肉までに至る運動神経のどこかが障害されることで生じます。

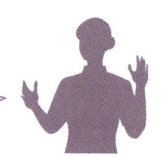

　前頭葉の一次運動野からの指令が上位運動ニューロンとして放線冠（ほうせんかん）、内包後脚（ないほうこうきゃく）、中脳、橋を通り延髄で交差し、脊髄で下位運動ニューロンとなって筋肉に届くことで運動が行えます。この経路のいずれかに障害が起こると運動麻痺が生じます（**図1**）。そのため、運動ニューロンの障害された部位により運動麻痺が出現する部位が変わります。

**質問096** 運動麻痺はどのように評価しますか？

**アンサー096** MMTやブルンストロームステージ、バレー徴候、ドロップテスト、指折り数え試験などがあり、患者さんの運動麻痺の状況で必要な評価を行います。

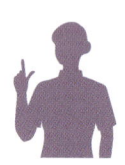

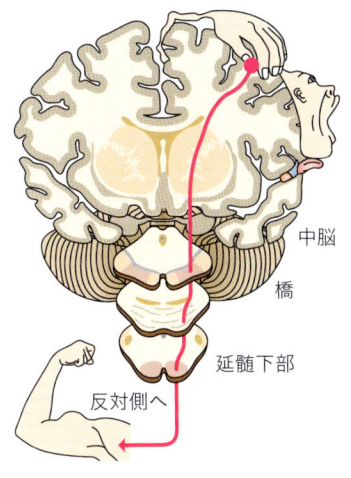

図1 運動神経の経路

中脳
橋
延髄下部
反対側へ

表1 MMT（文献1を参考に作成）

| 数的スコア | 質的スコア | 判定基準 |
|---|---|---|
| 5 | Normal | 強い抵抗を加えても運動が可能 |
| 4 | Good | 重力および中等度の抵抗を加えても関節運動が可能 |
| 3 | Fair | 重力に**抗して**関節運動が可能であるが、それ以上の抵抗を加えればその運動ができない |
| 2 | Poor | 重力の影響を除去すれば、関節運動が可能 |
| 1 | Trace | 筋収縮はみられるが、それによる関節運動はみられない |
| 0 | Zero | 筋収縮がまったくみられない |

# 1) 運動麻痺の評価方法

以下に代表的なものを紹介します。

## 徒手筋力テスト（MMT）

筋力の評価方法は筋肉の収縮状態と重力に対する関節の可動状態で評価します。直接的に中枢神経の運動麻痺を評価するのではなく、筋力の低下状態で、神経障害の状態を推定します。MMT（**表1**）はもっとも容易に麻痺の症状の進行を発見することが可能なため、多くの施設で用いられています。

## バレー徴候

### 上肢の評価方法

手のひらを上にして上肢を水平挙上させ、閉眼し保持します。錐体路が障害されると回内筋が回外筋、屈曲筋が伸筋よりも緊張が強くなるために、麻痺肢は回内し下垂します（**図2**）。

### 下肢の評価方法

腹臥位で、両膝関節を45°屈曲しその位置を保持します。錐体路が障害されると下肢は伸筋の緊張が強くなるため、麻痺肢はゆっくり落下します（**図3**）。

## ブルンストロームステージ

中枢神経の障害による運動麻痺を運動の状態から評価します。麻痺のある運動は共同運動となり、例えば麻痺した手を挙上すると指が握る動作をして肩関節が挙がり腋が開くような一定のパターン運動がみられます。しかし、回復とともに自分の思いに応じて自由に動かせる分離運動になります。Stroke Impairment Assessment Set

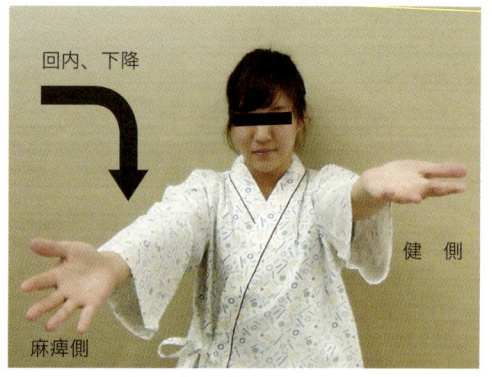

図2 バレー徴候（上肢）

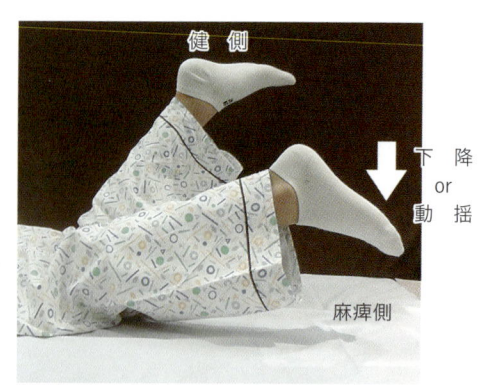

図3 バレー徴候（下肢）

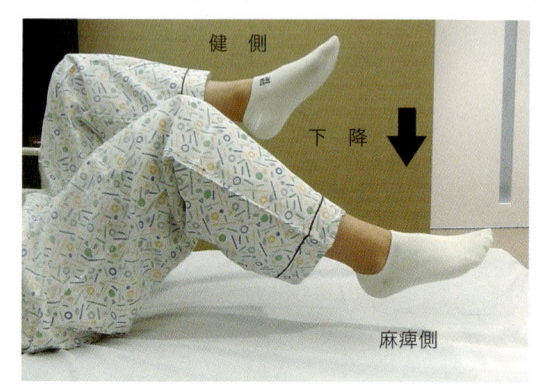

図4 ミンガッチーニ試験

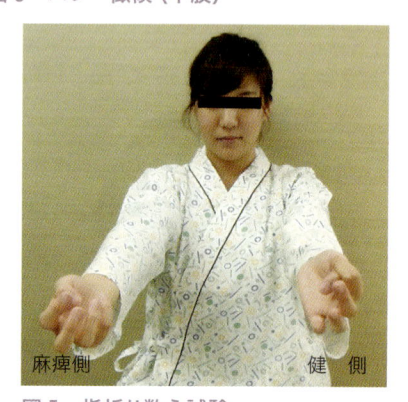

図5 指折り数え試験

麻痺側は健側よりもゆっくり、または独立した動きができない。

（SIAS）という脳神経疾患患者の総合評価に用いられるスケールとも相関するとされ、リハビリテーションを進めるうえでの重要な評価です。具体的な評価項目は成書をご参照ください。

## ミンガッチーニ試験

仰臥位で、両下肢を挙上し股と膝を90°屈曲して空中に保持させます。麻痺肢は自然に落下します（**図4**）。

## ドロップテスト

意識レベルが悪く指示に応じることが困難な患者の評価に使用します。両上肢を挙上し、顔の上で離します。中枢神経の障害による運動麻痺があればそのまま腕は落下しますが、麻痺がない場合は落下せずに顔を避けてゆっくり落下します。

## 指折り数え試験

両手の指を一緒に1本ずつ折り、次に開かせます。麻痺肢は動きが遅れるか、1本1本独立した動きができなくなります（**図5**）。

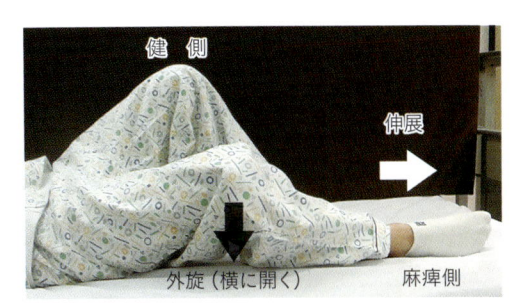

外旋（横に開く）
健側
伸展
麻痺側

図6　膝落下試験

## 膝落下試験

両膝を立てて保持させると麻痺肢は外旋し、ゆっくり伸展します（**図6**）。

**質問097** 運動麻痺の評価は、どのように活用すればよいですか？

**アンサー097** 異常を早期に発見するための評価だけでなく、患者さんの生活を考えるために活用できます。

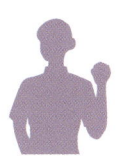

　運動麻痺の評価は、異常を早期に発見するための評価だけではなく、患者の生活を考えるための評価でもあります。そのため、評価を評価だけで終わらせてしまわないことが大切です。

　例えば右上肢のMMTで4/5と評価した場合、食事の際に箸をうまく使えない可能性やスプーンを口元に運ぶことも困難になることが考えられます。そのため、作業療法士と自助具や食器を検討し、食事場面の調整を行うことにつなげる必要があります。

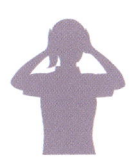

**質問098** 運動麻痺がある患者さんでは、なにに注意すればよいですか？

**アンサー098** 関節の脱臼や皮膚トラブル、転倒に注意しましょう。

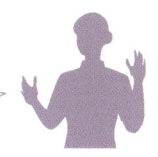

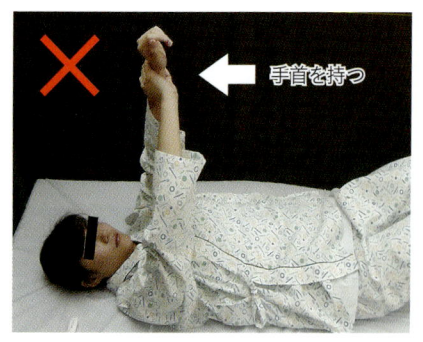

図7　麻痺手を持って持ち上げる

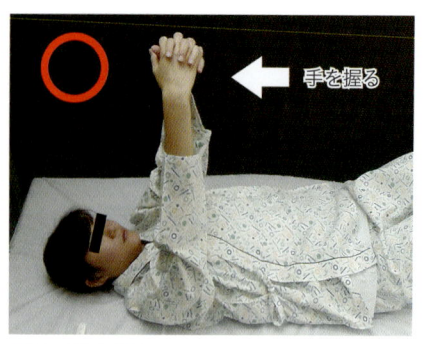

図8　手を組む

## 1) 関節の脱臼や皮膚トラブル予防の看護

　運動麻痺があることで、今まで自由に動かすことができていた手足を動かすことが困難になります。さらに運動麻痺だけではなく感覚障害も生じていることが多く、本来あるはずの身体からのSOSである痛みの感覚も鈍くなってしまい、手足を正しい配置にすることがむずかしくなってしまうことがあります。そのため、ポジショニングやアームレストなどを使用して、脱臼や褥瘡などの皮膚トラブルに注意して観察とケアをする必要があります。

　とくに上肢の麻痺がある場合は、肩の脱臼による疼痛を訴えることがあります。上肢を挙上する場合、肩甲骨も回旋して共同運動により行います。しかし、運動麻痺により筋肉の共同運動が困難になると肩関節に圧力が加わり疼痛が生じます。疼痛はリハビリテーションを阻害する要因になってしまうため、予防ケアとしてアームスリングを使用するなどして保護することが重要です。ときどき患者が自主トレーニングとして図7のように麻痺手を持ち上げることがありますが、肩を痛める原因になってしまいます。上に持ち上げすぎないこと、「腕を持つ」のではなく「手を組む」形で行うよう指導します（図8）。

## 2) 転倒予防の看護

　脳卒中患者は、運動麻痺や高次脳機能障害のために健常者に比べて転倒のリスクが高いとされています。その要因の1つには、患者は手足が動かない自分を試すように禁止された行動をとること（障害確かめ体験）が挙げられます。患者はどの程度動かせないのか、またはリハビリテーションが進んでくるとこのくらいできるようになったのではないかと自分の身体を試してみることがあります。このとき、転倒してしまうからと障害確かめ体験を悪いことのように接してしまいがちですが、患者は障害確かめ体験の繰り返しによって生活を再構築していくため、それを否定してしまうと患者はリハビリテーションの意欲を失ってしまいます。患者が自らの障害を確かめなが

ら前に進もうとしていることをくみ取りながら、それでも安全に確かめることができるよう環境を整えることが重要です。

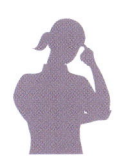

質問099 運動麻痺がある患者さんにはどのような看護をすればよいですか?

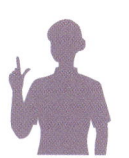

アンサー099 日常生活行動の支援と生活再構築のためのリハビリテーション看護です。

病気を発症する前は食事や排泄などといった日常生活行動を自力で行っていましたが、発症により運動麻痺が生じると、すべての行為が困難になります。しかし、運動麻痺の出現により自力で日常生活を送ることが困難になってからも患者の人生は続きます。自ら行える行為を増やし介助する量を減らすことで、患者本人のモチベーションは向上し、生きがいを見いだすことにつながります。

# 1) 座位の再構築

運動麻痺があると身体の左右のバランスが崩れてしまい、安定した座位をとることが難しくなってしまいます。そのため、上肢の支えが必要になります。上肢が自由に使えないとさまざまな ADL 場面で支障が出るため、枕を使用したり患者の体格に合った車椅子を選定し安定した座位をとれるようにします。

まずは安定した座位を確保することが生活を再構築するうえでの第一歩になります。

# 2) 食事行動の再構築

### 「食べる」動作の再構築

利き手に運動麻痺が生じた場合は、さまざまな自助具を用いて口まで食事を運べるように工夫します。麻痺側のリハビリテーションのためには、麻痺側を使用して摂取できるような工夫も大切ですが、食事をとることも重要です。そのため、リハビリテーションの場とすることも大切ですが、しっかり摂取できるようにあえて健側で食べられる環境にすることも大切です。患者の状態で食事をとることを優先するのか、リハビリテーションも同時に行えるようにするのか、見極めながら介入することが必要です。

### 「飲み込む」動作の再構築

食物を飲み込む際には、多くの運動を同時に行うため、運動麻痺があることで「飲み込む」ことが困難になる場合があります。まずは、嚥下反射がしっかりあるのか確認し、なければ食事は難しいため、口蓋弓のアイスマッサージなどの訓練を行いながら口腔内を清潔に保つためのケアを行い、誤嚥性肺炎を予防します。嚥下反射はあっても食物を送り込むことに障害があれば、食事の形態や姿勢を調整して送り込みやすい形へ変更する工夫が必要になります。

## 3) 排泄行動の再構築

急性期には循環管理の必要性から尿道カテーテルを挿入することがあります。しかし、排泄行動が日常生活のなかでいちばん頻度の多いリハビリテーションの機会となるため、カテーテルを留置しての循環管理が必要でなくなれば早期に抜去することが大切です。

**引用・参考文献**

1) 医療情報科学研究所. 病気がみえる vol.7：脳・神経. 東京, メディックメディア, 2011, 168-73.
2) 田崎義昭ほか. ベッドサイドの神経の診かた. 改訂 17 版. 東京, 南山堂, 2010, 40-54.
3) 日本脳卒中学会脳卒中ガイドライン委員会. 脳卒中治療ガイドライン 2015. 東京, 協和企画, 2015, 330.
4) 恒川育代. 脳血管障害患者の障害たしかめ体験と転倒防止策. 日本看護科学学会学術集会講演集. 21, 2001, 251.
5) 牧野真弓ほか. 転倒に至る障害たしかめ体験を行った片麻痺患者の思考プロセス. 金沢大学つるま保健学会誌. 34 (1), 2010, 59-67.

# 6 感覚障害

社会医療法人禎心会札幌禎心会病院脳卒中リハビリテーション看護認定看護師 **清水政孝**

同 **黒沢侑司**

北海道科学大学保健医療学部看護学科教授 **林 裕子**

**新人ナースに伝えたいこと**

- ・患者に起こっている感覚障害がどのようなものかを把握しましょう。
- ・感覚障害によって患者に起こり得る外傷や熱傷などに注意しましょう。
- ・感覚障害によって患者が感じている不安やストレスを理解し、精神的ケアを行いましょう。

**質問100** 感覚障害とはなんですか？

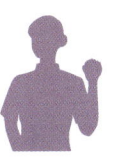

**アンサー100** 感覚や知覚を正常に感知できなくなる障害です。

## 1) 感覚障害とは

　感覚とは、光・音・空腹などといった身体の外側や内側からの情報を、それぞれに対応する感覚受容器に受けて中枢に送ることです。知覚は、対象の性質・形態・関係や、体内の諸臓器・機械の状態を感知・分別することです。これらが、これまでの経験や記憶と結び付いて具体的に解釈され、判断されることを認知といいます。

　すなわち、人間が感覚受容器を通して感じることができる刺激が、脳血管疾患などによって正常に感じられなくなった場合、その症状のことを感覚障害とよびます。脳卒中に的を絞ると、感覚障害は全体の7％に起こる症状で、とくにラクナ梗塞では11.8％に起こる症状といわれています[1]。

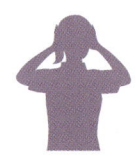

質問101 感覚にはどのような種類があるのですか?

アンサー101 表在感覚、深部感覚、複合感覚の
3 種類があります。

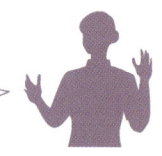

## l) 感覚の種類

　表在感覚（触覚、痛覚、温度覚など）、深部感覚（位置覚、振動覚、深部痛）、複合感覚（2点識別覚、皮膚書字覚、立体認知覚）を指し、皮膚や粘膜を通して感じる感覚のことです。深部感覚は、骨膜、筋肉、関節などから伝えられる感覚です。複合感覚は表在感覚や深部感覚に比べ高度な感覚といわれています。それぞれの感覚については以下のとおりです。なお、感覚障害の部位は皮膚分節（デルマトーム、**図l**）を参考として障害部位を特定します。

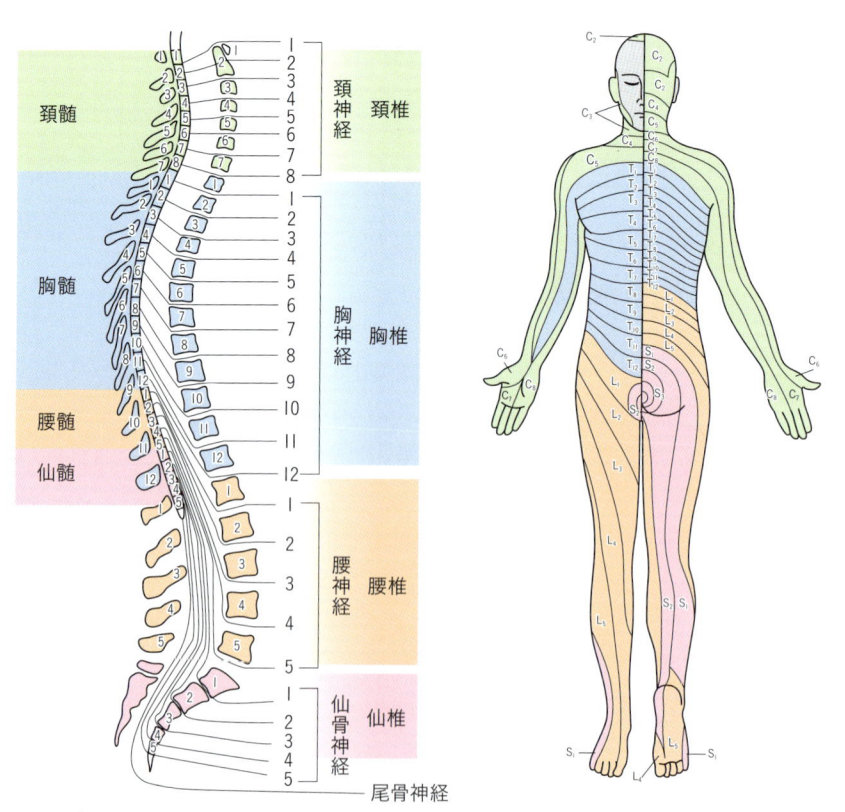

図l　**デルマトーム**（文献2を参考に作成）

### 表在感覚

- 触覚：触れられていることがわかる感覚
- 痛覚：刺激が強いときに痛みとしてとらえる感覚
- 温度覚：冷たい、あるいは温かい（熱い）といった温度を感じる感覚

### 深部感覚

- 位置覚：手足がどのような位置か、どのような姿勢をとっているかを感じる感覚
- 振動覚：振動を感じる感覚
- 深部痛：筋肉や骨膜など、身体の深部での痛みを感じる感覚

### 複合感覚

- 2点識別覚：皮膚に同時に与えられた2つの刺激を識別する感覚
- 皮膚書字覚：手のひらに数字や記号（○や△など）を書いたとき、閉眼状態でも判断できる感覚
- 立体認知覚：閉眼して手に物を握って、それを同定できる感覚

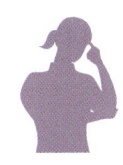

**質問102** 感覚障害はどのような患者さんに起こる障害ですか？

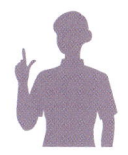

**アンサー102** 視床（ししょう）など感覚神経の通り道に病巣がある場合に起こります。

感覚は、皮膚などの感覚受容器で感じた刺激が、脊髄（せきずい）を通って脳幹（のうかん）、視床、内包後脚（ないほうこう）、一次感覚野（頭頂葉）の流れで伝わっていきます。この感覚神経の通り道のうちのどこかが障害を受ければ、感覚障害をきたすことになります（**図2、3**）。

内包後脚内の感覚線維や視床外側の障害による全感覚障害が多いですが、固有感覚が障害を免れることもあります。現場でよく目にする疾患・病巣でとくに積極的な評価が必要なのは以下の疾患です。

- 中大脳動脈領域の脳梗塞
- 視床出血、視床梗塞など視床の病変
- 被殻出血（出血が大きい場合はとくに生じやすい）
- 脳幹梗塞、脳幹出血
- 頭頂葉の病変（立体認知や皮膚書字覚の障害）

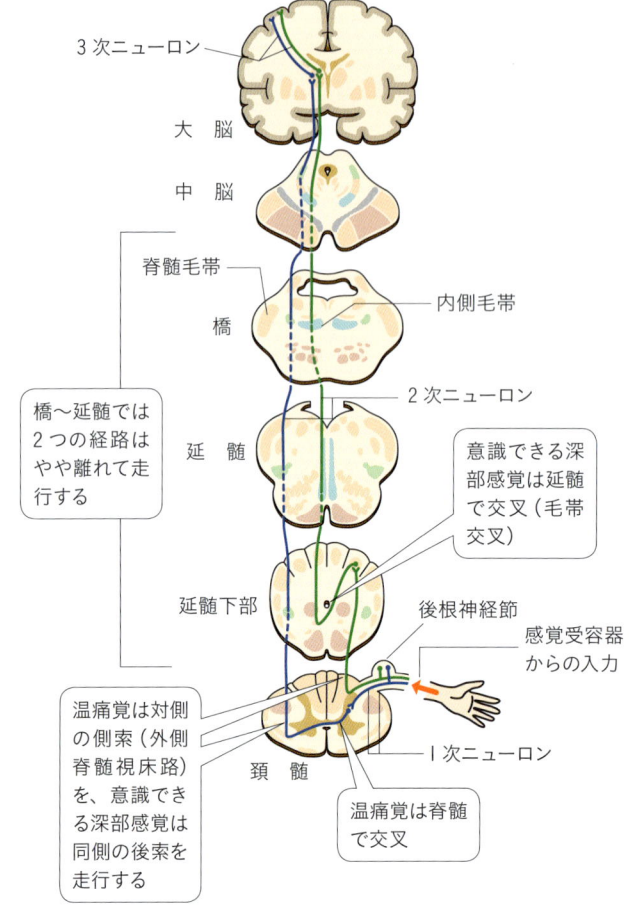

図2　感覚に関連する神経の経路

- 3次ニューロン
- 大　脳
- 中　脳
- 脊髄毛帯
- 橋
- 内側毛帯
- 2次ニューロン
- 延　髄
- 延髄下部
- 後根神経節
- 感覚受容器からの入力
- 頚　髄
- 1次ニューロン

橋〜延髄では2つの経路はやや離れて走行する

意識できる深部感覚は延髄で交叉（毛帯交叉）

温痛覚は対側の側索（外側脊髄視床路）を、意識できる深部感覚は同側の後索を走行する

温痛覚は脊髄で交叉

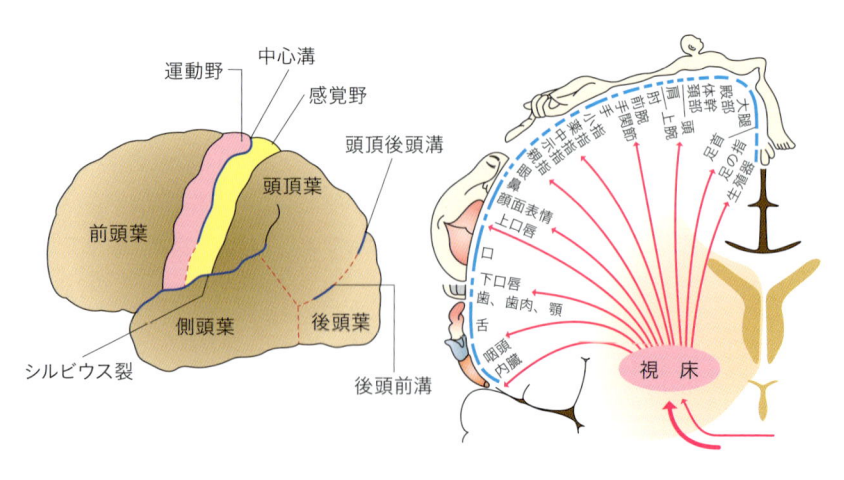

図3　一次感覚野

- 運動野
- 中心溝
- 感覚野
- 頭頂後頭溝
- 頭頂葉
- 前頭葉
- 側頭葉
- 後頭葉
- シルビウス裂
- 後頭前溝
- 視　床

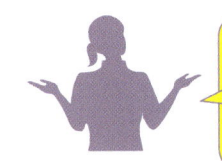

アンサー103 感覚障害の種類に合わせて直接触
れたり道具を使ったりして各感覚器を刺激し、
その結果を評価します。

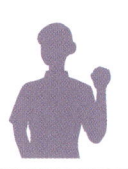

## I) 感覚障害の評価

　感覚障害は、各感覚に対応した刺激を加えることによって評価します。感覚障害の評価を記録する際、まずはその感覚があるかどうかを明らかにし、そして程度を0〜10点で記載する採点法を用います。例えば、右上肢の感覚障害があった場合、左上肢を10点満点としたときに、右上肢が5点というように評価します。評価は患者の主観に基づいたものですので、意識障害や認知症などによって十分な評価が困難な場合もあります。その際でも、左右差があるかどうかなど、可能な限り評価することが重要です。

　各感覚に対する評価方法は以下のとおりです。

### 表在感覚

・触覚：スクリーニングする部位をなでるように触れます。脱脂綿やティッシュペーパーなどの柔らかいものを使用しますが、物がなければ指先で圧迫しないよう軽く触れてもよいです
・痛覚：針やつまようじを用い、皮膚を軽くつつくようにして評価します
・温度覚：試験管などガラス製の容器を用いますが、現場にない場合も多いためコップに冷水とお湯を入れ、皮膚に触れて評価します。冷感刺激には10℃くらい、温感刺激には40〜45℃くらいがよいとされています。近い温度で管理されていれば、クーリングで使用するアイスノンや、清拭などで使用する温タオルも有用です

### 深部感覚 (図4)

・位置覚：患者に目をつぶってもらいます。もっとも簡単な方法は、手足の指を横つまみし、上下どちらかに動かし、患者にどちらに動いたかを答えてもらいます。立位での評価方法もありますが、危険な場合もあるため、指を使用した評価が一般的です
・振動覚：音叉を用います。手首や足首など骨の突起した部位に振動させた音叉を当

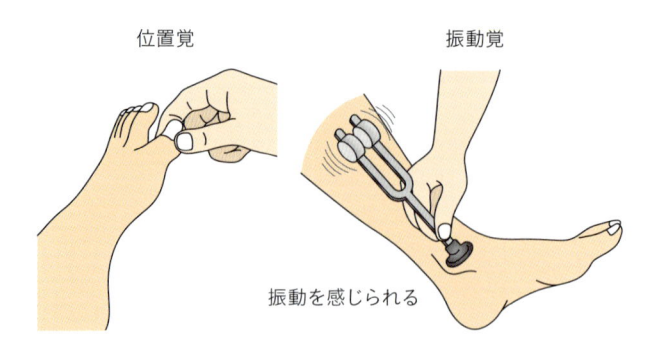

位置覚　　　　　　　　　振動覚

振動を感じられる

図4　位置覚と振動覚の評価

て、振動がなくなったと感じたら教えてもらいます。振動がなくなったタイミング
が検者とほぼ同等であれば正常と判断します

・深部痛：アキレス腱やふくらはぎを強く圧迫すると痛みを感じるかを評価します

## 複合感覚

・2点識別覚：コンパスなど、2つの刺激を同時に与えることのできる道具を使用します。患者に閉眼してもらい、2点で触ったか、1点で触ったかを答えてもらいます

・皮膚書字覚：患者に閉眼してもらい、手のひらに数字や記号（○や△など）を書いてそれを当ててもらいます

・立体認知覚：患者に閉眼してもらいます。手に物を握ってもらい、握った物を当ててもらいます。もしわからなければ、形や大きさ、どのようなものでできているかを答えてもらいます

**質問104** 感覚障害のある患者さんのケアで気を付けることはなんですか？

**アンサー104** 外傷や熱傷です。

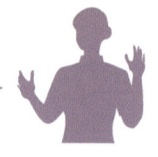

　感覚障害でもっとも気を付けなければいけないのは、外傷や熱傷です。ヒトにおいて感覚は、外界を認知する手段であり、侵害性刺激を感じる手段です。つまり感覚は、身体内外の刺激を感じた際、身体が損傷するのを避けるために必須の機能なのです。感覚障害があるということは、自身や周囲が気を付けなければ、侵害性のある刺激を

避けることができず、外傷や熱傷を起こしても気付かないということです。ですので、重大な身体の損傷や事故につながってしまいます。外傷や熱傷を避けるための感覚は、痛覚です。そのため、日常生活においてはさまざまな援助が必要です。

感覚障害のある患者にとって、歩行や移乗動作も外傷につながる日常生活動作として注意が必要です。運動麻痺がなくても、感覚障害のため自分の足の位置がわからなかったり、地に足がついている感覚が得られなかったりします。その結果、地に足をつけたとたんにバランスを崩して転倒することがあります。

感覚障害のある患者に対する指導のポイントは以下のとおりです。

## 患者指導のポイント

①障害のある部位がどこか把握します。患者にも同様に理解してもらいます。

②ストーブやコンロなど熱の発するものに対し障害側を向けないように伝えます。

③温度の確認は必ず健側で行うように指導します。

④歩行の際は、障害側を目視で確認し、しっかり歩いている、足をつけていることを自分で確認するようにします。

⑤入浴の際など皮膚を露出するときに、自身で皮膚の損傷がないかを確認する習慣を身につけるように指導します。

## ケアのポイント

指導以外にもケアとしてできることがあります。**図2、3**にあるように、感覚受容器からの刺激がたどり着くのは大脳の頭頂葉にある一次感覚野です。**図3**に示すように、一次感覚野は顔と手、口を占める割合が多いため、日ごろ行うケアのなかでも、口腔ケアや洗面、手を洗うなどの行為は、より多くの刺激を脳に与えることが期待できます。刺激を通して、感覚障害についての理解の促進とセルフケアに関する指導機会になるほか、覚醒水準の向上を目指すケアとして行われています。

また指導と同様に必要なのは、患者の精神的なケアです。痛みや温度、触れたものを感じられない、自分の足が床についているのかを感じられないなど、今まで普通に感じられたものが感じられないという違和感は患者にとって大きな不安やストレスとなります。患者が感じている世界を共有するため、患者が実際に感じている症状を正確に把握するとともに、患者の語りに耳を傾け、症状に対する必要なケアを行うことが重要となります。

### 引用・参考文献

1) 竹川英宏ほか. 脳卒中データバンク2015. 小林祥泰編. 東京, 中山書店, 2015, 27-8.
2) 児玉南海雄ほか監. 標準脳神経外科学. 第13版. 東京, 医学書院, 2014, 506p.
3) 田崎義昭ほか. ベッドサイドの神経の診かた. 第18版. 東京, 南山堂, 2015, 93-101.
4) 脳血管障害と神経心理学. 第2版. 平山惠造ほか編. 東京, 医学書院, 2013, 463.
5) 医療情報科学研究所. 病気がみえる vol.7：脳・神経. 東京, メディックメディア, 2011, 470p.

# 7 顔面神経麻痺

国立病院機構大阪医療センター脳卒中リハビリテーション看護認定看護師　**岩瀬　司**
愛知県看護協会脳卒中リハビリテーション看護認定看護師教育課程専任教員　**横井靖子**

| 新人ナースに伝えたいこと | ・顔面神経麻痺が起こると、表情筋の麻痺による顔面のゆがみを生じます。<br>・顔面神経（第Ⅶ神経）は運動神経成分、副交感神経成分、感覚神経成分で構成されていて、顔面神経麻痺による表情筋の麻痺のほか、唾液や涙の分泌、味覚にも影響が出ます。<br>・回復過程での顔面マッサージやリハビリテーションは大切ですが、神経の異常再生を防ぐため、「やりすぎない」「がんばりすぎない」「無理しない」ことが重要です。 |
| --- | --- |

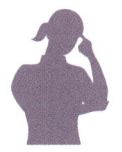

**質問105** 顔面神経麻痺とはどのような状態でしょうか？　症状や原因について教えてください。

**アンサー105** 顔面神経麻痺とは、片側の表情筋麻痺により顔面にゆがみを生じる状態です。神経が障害される場所によって中枢性と末梢性に分けられ、顔面神経麻痺全体の8割はベル麻痺やハント症候群などの末梢性顔面神経麻痺です。

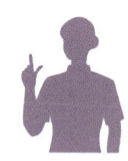

## 1) 顔面神経麻痺とは

　顔面神経麻痺とは、顔面神経によって支配されている表情筋を動かせなくなる状態をいい、神経が障害される場所によって中枢性顔面神経麻痺と末梢性顔面神経麻痺とに分けられます。中枢性顔面神経麻痺とは、大脳皮質から皮質延髄路、顔面神経核に至るまでの神経経路で起こる麻痺のことで、顔面神経麻痺全体の2割を占めます。多

くは大脳にできた脳腫瘍・頭部外傷・脳卒中の後遺症として出現します。一方、末梢性顔面神経麻痺とは、顔面神経核から表情筋に至るまでの神経経路に原因がある場合に起こる麻痺のことで、顔面神経麻痺全体の8割を占めます。末梢性顔面神経麻痺に分類されるベル麻痺は、単純ヘルペスウイルス感染が原因となり、ハント症候群は、水痘・帯状疱疹ウイルス感染が原因となります。さらに、脳腫瘍や耳下腺腫瘍による顔面神経核の圧排や手術操作による神経損傷で、末梢性顔面神経麻痺を起こすことがあります。

顔面神経の支配領域は、顔面上部（額領域）の筋肉と顔面下部（眼から下の領域）の筋肉に分かれます。顔面上部は両側大脳皮質から顔面神経核へ情報が伝えられ、顔面下部は一側大脳皮質から対側の顔面神経核へ情報が伝えられます。そのため、中枢性顔面神経麻痺の場合は口角下垂といった顔面下部の運動障害が起こりますが、額のしわ寄せや閉眼は可能です。一方、末梢性顔面神経麻痺の場合、**図1、2**のように障害側の表情筋すべてが麻痺しますので、額のしわ寄せ、閉眼は困難となり、頬・口角の下垂などの症状が出ます（**図3**）。

顔面神経には表情筋を動かす運動神経成分に加え、舌前2/3の味覚を支配する感覚神経成分、唾液や涙を分泌させる副交感神経成分があります。とくに末梢性顔面神経麻痺では、運動神経成分に加え感覚神経成分や副交

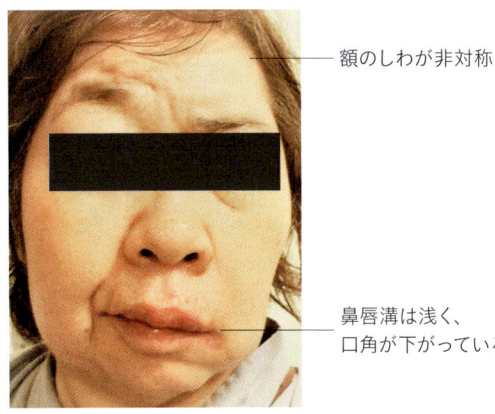

額のしわが非対称

鼻唇溝は浅く、口角が下がっている

**図1　末梢性左顔面神経麻痺**

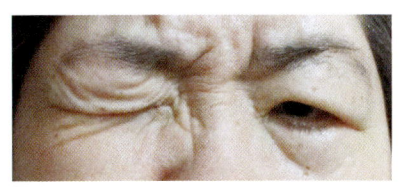

**図2　末梢性左顔面神経麻痺（閉眼時）**
両眼の閉眼を指示しても左側（麻痺側）は開眼したまま。

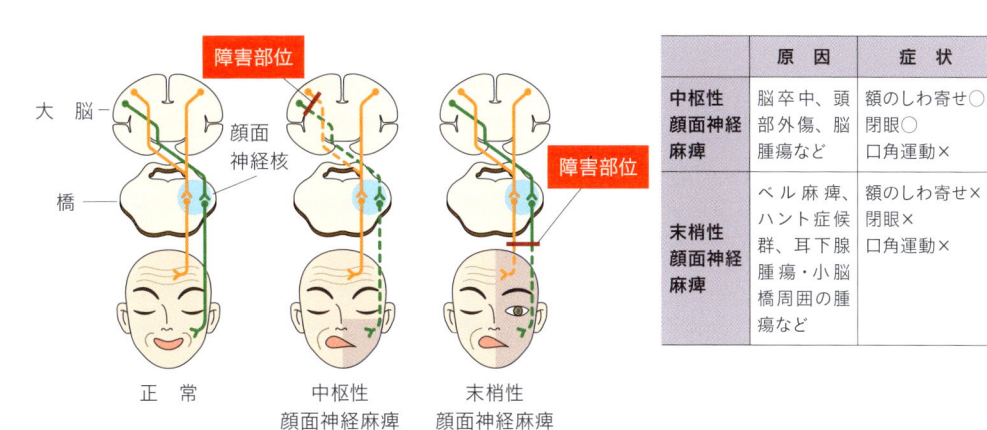

障害部位

大脳

顔面神経核

橋

障害部位

正常　　中枢性顔面神経麻痺　　末梢性顔面神経麻痺

|  | 原　因 | 症　状 |
|---|---|---|
| **中枢性顔面神経麻痺** | 脳卒中、頭部外傷、脳腫瘍など | 額のしわ寄せ○<br>閉眼○<br>口角運動× |
| **末梢性顔面神経麻痺** | ベル麻痺、ハント症候群、耳下腺腫瘍・小脳橋周囲の腫瘍など | 額のしわ寄せ×<br>閉眼×<br>口角運動× |

**図3　顔面神経の中枢性顔面神経麻痺と末梢性顔面神経麻痺の違い**
前額は神経の両側支配を受けているため、橋にある神経核より上部（中枢側）の障害では顔面のゆがみは軽度であるが、神経核より下部（末梢側）の障害では片側顔面全体にゆがみを生じる。

感神経成分も合わせて障害される場合が多く、「口が乾く」「麻痺側から涙が出てくる」と訴える患者もいます。非麻痺側の味覚成分が機能するので味覚異常を訴える患者はまれですが、なかには「食事の味がおかしい」と訴える患者もいます。完全に回復しなかった場合の麻痺の後遺症では、「口と一緒に眼が動く」といった病的共同運動や顔面のぴくぴくとしたけいれん、ひきつれ（過緊張）が残る場合があります。

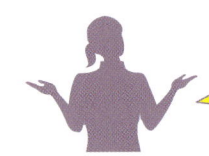

**質問106** 顔面神経麻痺は治りますか？　経過や治療方法について教えてください。

**アンサー106** ８割程度は発症から半年以内に回復します。治療は原因や経過により異なりますが、急性期では保存的治療とともに薬物療法が選択され、非回復性麻痺では神経移植などの外科治療が選択されます。

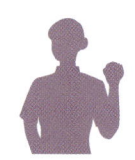

　急性期顔面神経麻痺は回復性麻痺と非回復性麻痺に分類されます。いずれの場合も専門医による早期診断・早期治療で回復の可能性は高くなりますが、一度障害された神経の再生に時間を要するため、回復には時間がかかります。

　回復性麻痺であるベル麻痺には副腎皮質ステロイド剤を、ハント症候群には抗ヘルペスウイルス薬を併用し保存的治療を行います。そのほかに、ビタミン剤や神経代謝改善薬、循環改善薬などを使用します。

　一方、非回復性麻痺とは、手術や外傷などにより神経が完全に損傷し、保存的治療では回復見込みのない麻痺を指します。その場合には発症６カ月以内を目安に外科治療による神経移植が選択されます。なかでも、顔面神経が完全に障害され、症状が固定してしまった状態を陳旧性顔面麻痺とよびます。このような場合には表情筋萎縮をともない、ボディイメージの変調をきたすので、別の部位から筋肉を移植して表情をつくる形成外科的再建術が選択されることもあります。

　また、麻痺から半年以上経過して起こる後遺症として、「笑うたびに眼が閉じる」「口を開けると眼も一緒に動く」「顔面がぴくぴく動く」といった病的共同運動があります。病的共同運動の対症療法としてボツリヌス毒素療法が行われます。

### グッと解説 ✏ 病的共同運動とは？

顔面神経麻痺の回復過程における神経の異常再生で、もっとも高頻度で不快な後遺症の1つです。障害された顔面神経が再生する過程で、もともと支配していた表情筋とは別の表情筋に神経が誤って再生されたときに起こります。そのため、一度起こると治癒させることができません。具体的には、唇を前に突き出す動作で麻痺側の眼周囲筋肉が同時に収縮して目が閉じてしまう、眉を上げる動作で口角が上がってしまう、唾液を飲み込む動作で首筋が引っ張られる感じがする、などがあります。同様に神経の異常再生として、ワニの涙症候群というものもあります。これは、唾液を分泌するはずの神経成分が誤って涙腺に異常再生されてしまい、「食事をすると勝手に涙が出てくる」といった症状として出てきます。

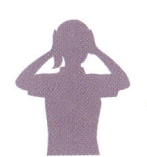

**質問107** 顔面神経麻痺のある患者さんに必要なケアやリハビリテーションについて教えてください。

**アンサー107** 発症1〜2週間は、血行改善目的で温タオルや入浴で顔を温め、筋萎縮予防目的で筋線維に沿った用手マッサージを行います。また、口腔ケアも重要です。回復期にはリハビリテーションを開始します。

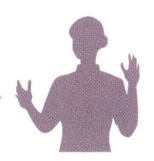

　表情筋の運動がなくなると、筋肉への血流が低下します。血流の低下は筋萎縮を加速させるので、顔面を温めて血行を改善させることが重要です。

　骨について骨格を動かす骨格筋とは違い、表情筋は皮筋といって皮下に付着して顔面の皮膚を動かします。筋力強化目的のリハビリテーションとは異なり、顔面神経麻痺のリハビリテーションは病的共同運動や顔面のひきつれ（過緊張）予防が目的となります。表情筋をすべて同時に動かすような顔全体のマッサージや表情訓練は、病的共同運動を強くして顔面のひきつれを重篤化させます。がんばれば早く治るというわけではなく、むしろ後遺症の可能性を高めます。神経の再生には時間がかかることを念頭に「がんばりすぎない」「やりすぎない」「無理に動かさない」ことが重要です。

　また、食事の際には麻痺側口腔内に食物残渣が多く残ります。唾液分泌機能が低下して口腔内の自浄作用が不十分なうえ、うまく閉口できないため含嗽はむずかしくなります。さらに脳卒中が原因で半身の運動麻痺がある患者では、歯ブラシの使用もむ

ずかしくなり、う歯や誤嚥性肺炎を容易に発症します。顔面麻痺の程度や口腔内残渣の状態を患者自身が認識できるよう、鏡を使用します。食事中、鏡を見て口角からどれほど食物がこぼれているのか、どのようにしたらよいかを患者とともに確認しましょう。洗面時は、鏡を見て口腔内残渣の状態を確認し、口腔衛生を保つよう患者とともにブラッシングを実施しましょう。

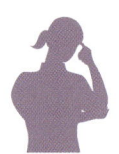

**質問108** 顔面神経麻痺で片眼を閉じることができない患者さんの眼球ケア方法を教えてください。

**アンサー108** 兎眼には角膜保護のためのヒアルロン酸ナトリウム点眼や、眼軟膏が有効です。眼感染予防に眼専用清浄綿で眼を拭いてから点眼しましょう。また、就寝時は角膜保護専用テープで眼瞼を閉じるようケアしましょう。

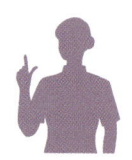

　末梢性顔面神経麻痺によって、その支配下にある眼の周りの筋肉（眼輪筋）が麻痺して閉眼不全が起こります。これは「兎眼」とよばれ、眼の表面の強い乾き、ゴロゴロとした異物感、痛みという症状が出ます。眼の表面が乾燥し、角膜に点状表層角膜症や混濁を起こし、視力低下をきたします。さらに、角膜上皮の乾燥が進み上皮組織が障害されると、眼のバリア機能が破綻し、真菌や細菌による眼内感染を起こしやすくなります。これらは、点眼や角膜保護専用テープによる適切な保湿と保護によって軽減できます。洗顔や洗髪の際に眼に洗剤が入ってしまうので、角膜保護専用テープを使用しましょう。さらに、外出時には、眼帯やサングラスを使用しましょう。

---

**グッと解説** ✏ **点状表層角膜症とは？**

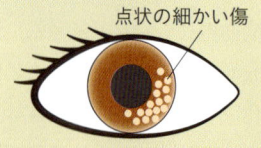

点状の細かい傷

**図4　角膜の微細な損傷**

角膜の表面は、皮膚の表皮のように上皮という組織で覆われています。ドライアイ、コンタクトレンズ、兎眼などによる眼乾燥によって、角膜表面の細胞が部分的に欠損している（むけている）状態を点状表層角膜症といいます（**図4**）。軽度の場合、症状は出ませんが、進行すると流涙、痛み、充血、目やになどが起こります。放置すると角膜が混濁して視力低下をきたします。また、感染を起こすと角膜に穴が開き失明するので、兎眼の場合のアイケアは重要です。

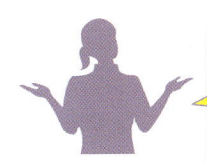

**質問109** 顔面神経麻痺の患者さんの流涎が多く、口角から食物が出てきてしまいます。対処方法はありますか？

**アンサー109** 麻痺が軽快するまでは、咀嚼（そしゃく）しやすい柔らかいものを提供するなど、食事内容を工夫しましょう。また、食物を非麻痺側に入れて咀嚼させ、麻痺側の口角を押さえて嚥下することで、口角からの流出を防ぎます。

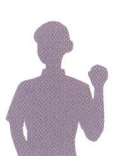

　顔面神経麻痺は食事摂取や発話にも影響を及ぼします。例えば、食事場面では、頬の中に食物が溜まる、口角から食物が出てくる、ストローで吸えない、味噌汁をすすれない、含嗽ができない、発話場面では、口角から空気が漏れてしゃべりにくい、口角からの流涎など、さまざまな影響が出ます。

　患者の負担を減らすため、患者の好みを確認したうえで、柔らかいものや細かくカットされた食事など、調理方法を工夫しましょう。また、口から食物が出てきてしまう場合は麻痺側の口角を手で押さえて嚥下することや、麻痺側の頬粘膜を噛まないようゆっくり摂取するように助言・介助しましょう。顔面神経麻痺による影響で、食事に時間がかかり疲れて食事を途中でやめてしまう患者もいます。慣れるまでは少量でも栄養価の高いものや補食を提供するなどして、十分な栄養がとれるよう工夫しましょう。

　流涎が続くと口角が荒れてきます。口角にワセリンを塗布して保護し、柔らかいガーゼで拭き取るよう説明しましょう。

### 引用・参考文献

1) 医療情報科学研究所. 病気がみえる vol.7：脳・神経. 東京, メディックメディア, 2011, 501p.
2) Wilson-Pauwels, L. ビジュアルテキスト脳神経. 高倉公明監訳. 東京, 医学書院, 2004, 264p.
3) 森嶋直人. 末梢性顔面神経麻痺に対するリハビリテーションのホームプログラム. 耳鼻咽頭科・頭頸部外科. 89 (9), 2017, 690-7.
4) 石岡みさき. 悲しくないのに, 涙がでます. 総合診療. 26 (12), 2016, 997-1000.
5) 能田淳平ほか. ベル麻痺・ハント症候群. 耳鼻咽頭科・頭頸部外科. 88 (5), 2016, 272-6.

# 8 嚥下障害

社会医療法人医仁会中村記念病院回復期リハビリテーション病棟主任 / 摂食・嚥下障害看護認定看護師 **太田純子**
同院看護管理室 / 脳卒中リハビリテーション看護認定看護師 **高橋美香**

| 新人ナースに伝えたいこと | ・「いつか口から食べられるようになるときのための準備」という視点をもって介入することが大切です。<br>・できるだけ早期から介入することが大切です。<br>・高齢者は嚥下障害を有する疾患がなくても注意が必要です。 |
| --- | --- |

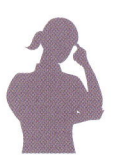

**質問110** 摂食嚥下（えんげ）運動はどのようなプロセスで起こるのでしょうか？

**アンサー110** 先行期・準備期・口腔期・咽頭期・食道期の5段階に分けられて起こります。

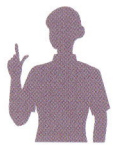

## l) 摂食嚥下運動のプロセス

図1のように、先行期・準備期・口腔期・咽頭期・食道期の5段階に分けられます。

❶先行期　❷準備期　❸口腔期　❹咽頭期　❺食道期

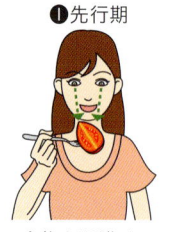 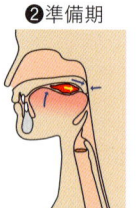 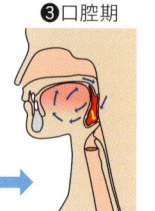 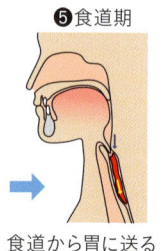

食物を認識する　口に入れてかむ　舌で喉に送り込む　飲み込む　食道から胃に送る

| 摂 食 | 嚥 下 |
| --- | --- |

**図1　摂食嚥下のプロセス（嚥下5期モデル）**
①先行期：目の前のものが食物であると認識し、どのように食べるかを考える。
②準備期：食物を口に入れて舌や歯、顎を使ってかみ、口の中で飲み込みやすい形にまとめる。
③口腔期：食物を舌を使って喉に送り込む。
④咽頭期：食物を飲み込む。
⑤食道期：飲み込んだものを食道から胃に送る。

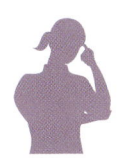

アンサー111 12 脳神経からの情報が、延髄にある「嚥下中枢」へと伝わり、嚥下反射のスイッチが入ることで起こります。

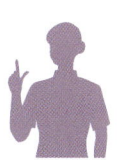

## I) 嚥下運動のメカニズム

　口から取り込まれた食物は口腔内を通って咽頭に達します。咽頭や軟口蓋、喉頭蓋などには感覚受容器があり、そのほか上位脳からの食物に関する情報と合わせて、食物が運ばれてきたことを延髄にある嚥下中枢に伝えます。伝えられた情報が一定の基準を超えると、嚥下中枢で嚥下反射のスイッチが入り、各嚥下関連器官のはたらきによって嚥下運動が起こります（**図2**）。嚥下中枢は延髄の中の「弧束核」と「延髄網様体」にある介在神経で構成されています[1]。

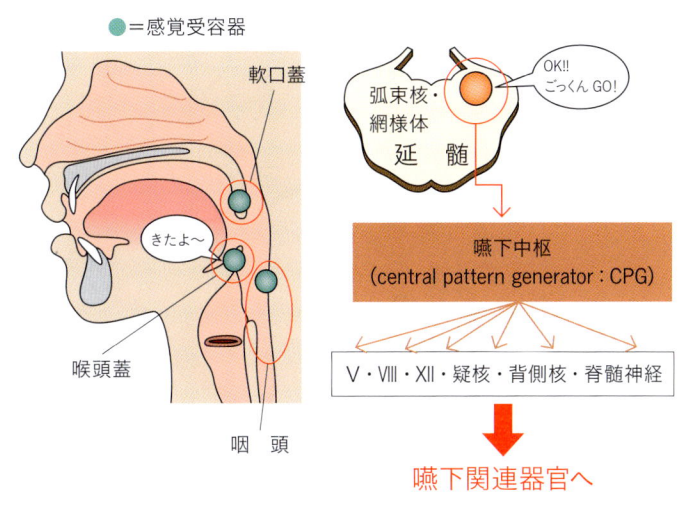

図2　嚥下反射のメカニズム

症状・病態別看護の質問　8　嚥下障害

2章

**質問112** 嚥下障害を引き起こす病態にはどのようなものがありますか?

**アンサー112** 嚥下障害を引き起こす病態で代表的なものは、球麻痺と偽性球麻痺です。それ以外の大脳病変でも、病巣が大きく意識障害をともなう場合には嚥下障害を生じます。

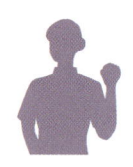

## 1) 球麻痺の病態

食物に関する情報が延髄にある嚥下中枢に伝わっても、スイッチが入らないと嚥下反射は起こりません。ここに障害を生じて嚥下反射が起こらない病態を球麻痺といいます（**図3**）。

椎骨動脈、または後下小脳動脈の閉塞や狭窄によって延髄外側への血流が低下し、脳梗塞を発症するのが、球麻痺を生じる代表的な疾患の「延髄外側症候群（ワレンベルグ症候群）」です。延髄外側症候群は嚥下中枢のはたらきが障害されるため、嚥下反射が起こらず、自分の唾液すら飲めません。球麻痺の患者のベッド周囲は、飲み込めない唾液を出したティッシュでいっぱいになっていることが多いです。

延髄外側梗塞の場合

●＝感覚受容器

Zzz…

弧束核・網様体

延　髄

お〜い

きたよ〜

…

中枢性パターン発生器
(CPG)
Central pattern generator

弧束核・網様体

V・VII・XII・核・脊髄神経　球麻痺

図3　球麻痺

**表1　偽性球麻痺の3つの型**

| | |
|---|---|
| **皮質・皮質下病変型** | ・高次脳機能障害をともなうことが多い<br>・意識して物を飲もうとすると飲めない「嚥下失行」を生じることがある<br>・このタイプの摂食嚥下障害での大きな問題点は先行期の障害 |
| **内包病変型** | ・脳血管性パーキンソン症候群をともなうことが多い<br>・四肢の筋肉の硬直や振戦、無動・寡動（か どう）による摂食行動障害（スプーンをうまく口に運べない、動きが遅い）などの症状がみられる |
| **脳幹病変型<br>（橋・中脳）** | ・小さな病変でも強い偽性球麻痺を生じる場合がある<br>・大きい病変では眼球運動障害や眼振、失調、四肢麻痺などをともなう<br>・橋腹側部が広範に障害されることによって起こる「閉じ込め症候群」はもっとも重度の偽性球麻痺を生じている<br>・延髄が隣接しているため、急性期に浮腫の影響などから一時的に球麻痺を呈することがある |

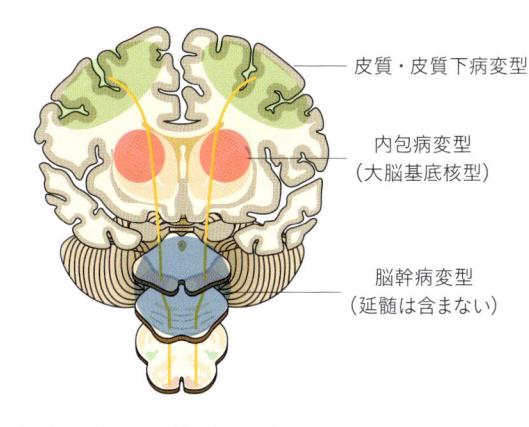

皮質・皮質下病変型

内包病変型
（大脳基底核型）

脳幹病変型
（延髄は含まない）

**図4　偽性球麻痺の3つの型**

## 2) 偽性球麻痺の病態

　延髄の障害以外でも、両側性に大脳病変が生じている場合は嚥下障害が生じます（**表1、図4**）。大脳が両側性に障害されると、嚥下障害と構音障害を生じます。両側性に大脳から支配を受けていた脳神経も、頼りにしていた側がもともと障害されていれば、力になれず機能は低下します。嚥下反射中枢がある延髄が障害されていないにもかかわらず、嚥下障害を生じるので「偽物の球麻痺」という名前が付いています。では偽物の球麻痺と本物の球麻痺との決定的な違いは何でしょうか。それは、偽物は「嚥下反射は保たれている」という点です[2]。

## 3) 病巣が大きく意識障害をともなう大脳病変

　12脳神経は一部を除いた大部分が大脳から両側性支配を受けており、一側性の大脳病変では嚥下障害は起こらないとされています。しかし、急性期に意識障害をともなう大きな病変では一側性でも部位にかかわらず摂食嚥下障害が起こります[3]（**表2**）。Barea、才藤らは、意識障害の改善とともに嚥下機能も改善し、慢性期にまで残存するのはわずかと述べています[4, 5]。

表 2　Japan Coma Scale (JCS) と嚥下機能（文献 3 より転載）

| 意識レベル (JCS) | | 刺激に対する反応 | 嚥下機能 | |
|---|---|---|---|---|
| | | | 準備期・口腔期 | 咽頭期 |
| I | 1<br>2<br>3 | 意識清明とはいえない<br>見当識障害がある<br>自分の名前・生年月日が言えない | 健常または可能 | 健常または可能 |
| II | 10<br>20<br>30 | 普通のよびかけで容易に開眼する<br>大きな声または身体をゆさぶると開眼する<br>痛み刺激で開眼する | 障害または不可能<br>（随意運動が障害） | 健常または可能<br>（反射は保たれる） |
| III | 100<br>200<br>300 | 痛み刺激に対し払いのける動作をする<br>痛み刺激に対し手足を動かす、顔をしかめる<br>痛み刺激に対しまったく反応しない | 障害または不可能<br>（随意運動が障害） | 障害または不可能<br>（反射が障害） |

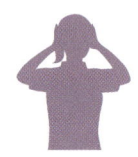

質問113 ▶ なぜ嚥下障害の患者さんの舌や口唇の動きを見る必要があるのですか？

アンサー113 ▶ 食物の取り込みや食塊形成力、食塊・水分保持、食塊の送り込みの機能がわかるからです。嚥下 5 期のうち、準備期と口腔期のはたらきがわかります。

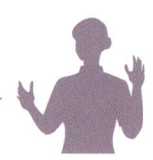

## 1) 嚥下機能における口唇の役割

　口唇の運動は顔面神経が支配し、感覚は三叉神経が支配しています。口唇は捕食（食物を口腔へ取り込む）、食物が口腔外へ流れ出るのを防ぐ、咀嚼運動時の食物の搬送や移動などの役割のほか、形を変えて「吸う、吹く」などの運動も行います。触覚、温度感覚が敏感で、食物の大きさや硬さ、温度を判定し、口腔内に不適切な物質が入ることを防ぐ役割もあります。口唇は表情や発音にも重要な役割があり、両唇音「パ行・バ行・マ行」の発音時に口唇の機能が必要です。

## 2) 嚥下機能における舌の役割

　舌を前後・左右・上下に動かす、舌の形自体を変えるなどの筋肉は、すべて舌下神経が支配しています。舌は、咀嚼・嚥下・構音においてとても重要な役割を担ってお

り、頬や顎など舌以外の口腔器官と協調してはたらくことにより機能を果たします。

舌は、口腔内に取り込んだ食物や水分がすぐに喉の奥に入ってしまわないように、形を変えながら口腔内に保持します。水分を口に含んだまま、頭を上下左右に動かしてみてください。皆さんはこれでむせることはありません。なぜなら舌の運動に障害がなく、しっかりと口腔内に保持できるからです。また、柔らかい形状の食物は舌と硬口蓋で押しつぶし、硬い形状の食物は舌を動かして左右の歯列に移送し、かむまたはすりつぶします。このように、舌は複雑に形を変えながら頬や顎と協調して取り込んだ食物を咀嚼し、唾液と混ぜることで飲み込みやすい形にして咽頭へと送りこむ役割があります。

押しつぶし、かみ、すりつぶすことが困難になると、取り込んだ食物を唾液と混ぜて飲み込みやすい塊にまとめることができなくなります。水分を含まず、取り込んだ形状そのままの大きな塊を丸呑みした場合に考えられる危険なことはなんでしょう？それは「窒息」です。

これらのことから、舌の動きを評価するということは、食物を安全に嚥下できる形態に準備できるかどうかの評価であり、嚥下障害を有する患者には欠かせません。

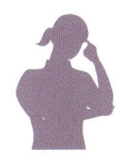

> **質問114** むせるタイミングによってどんな違いがありますか？

> **アンサー114** むせるタイミングは飲み込む前にむせる「嚥下前誤嚥」、飲み込むと同時にむせる「嚥下中誤嚥」、飲み込んだ後にむせる「嚥下後誤嚥」の３つに大きく分けられます[3]。どのタイミングでむせたのかが重要です。

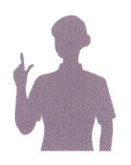

## l) むせるタイミング

なぜ誤嚥するのでしょうか？　それは食物と呼吸の通り道が咽頭部で交差していることに原因があります。普段は呼吸の通り道として使われている部分に食物が通るため、誤嚥の危険がつねにあるのです。誤嚥しないためには、関連器官が協調して動き、気道への侵入を防御する必要があります（**図5**）。

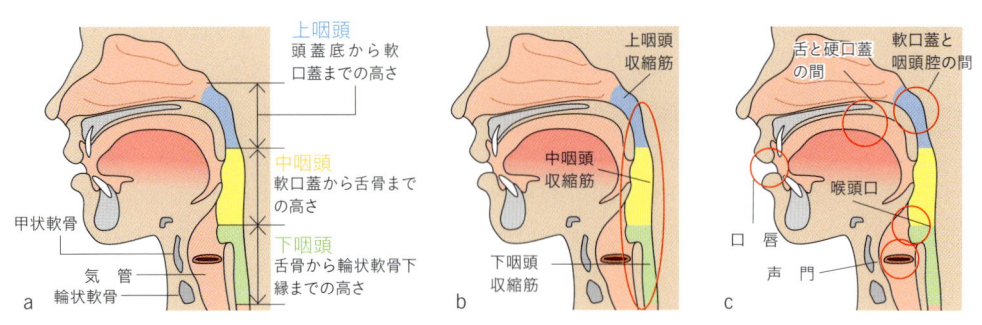

**図5 咽頭収縮と嚥下圧**

a：咽頭の構造。
b：咽頭収縮筋：嚥下時に収縮し咽頭収縮＋嚥下圧によって食物を食道へ送り込む。
c：嚥下時に閉鎖する5つの窓：①口唇、②舌と硬口蓋の間、③軟口蓋と咽頭腔の間、④喉頭口、⑤声門。5つの窓がうまく閉まることで嚥下圧が形成される。

### 嚥下前誤嚥

　嚥下前誤嚥とは、嚥下反射が起こる前に誤嚥してしまうことをいいます。舌の運動障害により口腔内に保持する能力が低下した場合や、咽頭感覚が低下し反射が起こるまで時間がかかる場合になります。

### 嚥下中誤嚥

　嚥下中誤嚥とは、嚥下したと同時に誤嚥してしまうことをいいます。喉頭挙上の遅れや挙上量不足により喉頭蓋の反転が不十分になると、喉頭閉鎖不全が起こり、食塊や水分が喉頭、または気道内に侵入します。また、声門閉鎖が不十分な場合も同様に、気道内に侵入します。喉頭口と声門、この2枚扉がしっかり閉じることで誤嚥を防ぐことができます。

### 嚥下後誤嚥

　嚥下後誤嚥とは、嚥下した後に咽頭に残った食塊が気管に侵入し、誤嚥することをいいます。咽頭収縮力の低下や、嚥下時に押し込む圧をつくり出す「5つの窓」がうまく閉まらない場合に、咽頭クリアランスが低下し食塊が喉頭蓋谷や梨状窩に残留します。咽頭クリアランスとは咽頭から食道への食塊の送り込み能力をいいます。

**質問115** むせた場合は欠食にしたほうが安全ですか？

**アンサー115** 姿勢や飲み込み方を変更することでむせが改善し食事を継続できる場合があるので、「むせ＝欠食」ではありません。

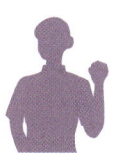

## I) むせた場合の対応

　むせてしまった場面や状況、食物形態、姿勢など、むせの原因はなんだったのかをよく観察します。むせの原因がはっきりすると、その原因を避けるような摂取方法を習得したり、ほかの方法で代償して摂取することで、欠食にする必要がなくなる場合があります（**表3**）。

　むせたらすぐに欠食するのではなく、「むせないためにはどう摂取したらいいか？」を考えるようにしましょう。

**表3　むせる場合の対処方法**

| | | | |
|---|---|---|---|
| 複数回嚥下 | 効　果 | ・咽頭クリアランスが低下している状態 | |
| | 方　法 | ・1口に対して2〜3回嚥下してもらい、飲み込む力不足を回数で補う | |
| 交互嚥下 | 効　果 | ・咽頭クリアランスが低下している状態 | |
| | 方　法 | ・トロミのお茶やゼリー類などと交互に摂取し、咽頭残留した食塊を押し流す | |
| 角度調整<br>（リクライ二<br>ング位） | 効　果 | ・重力を利用して食塊の送り込みを助ける<br>・咽頭残留した食塊を嚥下後に誤嚥するのを防ぐ | |
| | 方　法 | ・リクライニング車椅子やギャッチアップが可能なベッドで、30°、45°、60°など、その患者に見合った角度で設定する<br><br>・頸部後屈位にならないよう、目線の高さで介助する<br> | |
| 食事形態の<br>変更 | 効　果 | ・嚥下機能に見合わない食物形態で摂取している場合 | |
| | 方　法 | ・水分（お茶や味噌汁など）にトロミをつける<br>・べたつきが強くて咽頭残留してしまうものは、トロミ餡と合わせる | |

表3 むせる場合の対処方法(つづき)

| 一口量を少なくする | 効果 | ・一口量が多く、それを自分で注意できない場合 |
|---|---|---|
| | 方法 | ・一口量を多くすくえないようにスプーンをティースプーンに変える<br>・食物を一口大に切る |
| 環境の調整 | 効果 | ・高次脳機能障害により食事に集中できないことでむせる場合 |
| | 方法 | ・デイルームのような集団で摂取する場所で摂取しない<br>・自室でカーテンを閉めて周りからの刺激が少ない環境をつくる |
| 食事時間の調整 | 効果 | ・食事時間が長いことによる疲労感が原因でむせる場合 |
| | 方法 | ・食事時間はできる限り30分以内に終了する |

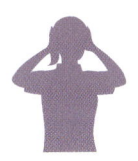

質問116 → 経口摂取していない患者さんでも嚥下訓練は必要ですか?

アンサー116 → 必要です。できるだけ早期から経口摂取を見すえた訓練を開始し、食べる準備をしておきます。

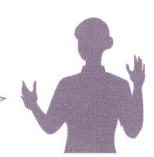

## 1) 嚥下障害に対する訓練

　嚥下障害に対する訓練は、食物を用いて行う訓練と食物を用いないで行う訓練に大別されます。嚥下障害が重度で、誤嚥性肺炎のハイリスク状態である場合は、食物を用いない基礎的訓練が適応となります(表4)。基礎的訓練は誤嚥や窒息のリスクが少なく、早期から介入することが可能です。

　これらの訓練は「訓練」として単独で行うには時間と人手が必要です。ただでさえ忙しく多重業務をこなしているなかで、さらに訓練を組み込むというのは簡単なことではありません。基礎的訓練は、表5のようにいかに「ついでに」実施するかが鍵なのです。「○○に効く訓練」という視点をもって日々のケアを実施していると、無意識に行っている日常のケアのなかに基礎的訓練のチャンスはたくさんあります。「いつか口から食べられるようになるときのための準備」という視点を忘れず、早期から日常ケアの"ついでに"基礎的訓練を実施していきましょう。

表4 嚥下障害に対する基礎的訓練

・口腔ケア
・唾液腺マッサージ
・嚥下の意識化 (think swallow)
・アイスマッサージ
・頬・口唇・舌の訓練
・開口訓練
・頭部挙上訓練 (shaker exercise)
・構音訓練
・ブローイング
・息こらえ嚥下 (supraglottic swallow)
・声門内転訓練
・頸部可動域訓練

**表5　ついでにできる基礎的訓練の例**

| 看護ケア場面 | 「ついでに」の例 | 基礎的訓練 |
|---|---|---|
| 洗　面 | 温タオルでの洗面時に唾液腺を意識しながら実施する | 唾液腺マッサージ |
| 口腔ケア | 唾液腺をスポンジブラシなどで刺激しながら実施する | |
| | 舌ケアの際に舌を自分で歯列を超えるまで出してもらう | 舌の訓練 |
| | 大きく開口し、保持してもらう | 開口訓練 |
| | 最後にアイス綿棒で舌根部や前口蓋弓を刺激し、唾液の嚥下を促す | アイスマッサージ<br>嚥下の意識化 |
| ひげそり | 鼻の下を伸ばす、頬を膨らます、舌で頬を押し出してもらう | 頬・口唇・舌の訓練 |
| 意識評価 | 日常的な会話も盛り込み、できる限り発語での返答を促す | 構音訓練 |

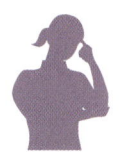

**質問117** 高齢者はなぜ嚥下状態に注意が必要なのですか?

**アンサー117** 脳血管障害などの既往や複数の内服薬などによる嚥下機能への影響のほか、加齢による全身の機能低下から嚥下障害を引き起こす可能性があるからです。

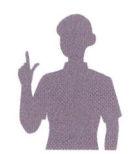

## I) 高齢者と嚥下状態

複数の内服薬
脳血管障害の既往
認知機能の低下
味覚障害
歯の喪失
口腔機能の低下
喉頭位置の下降
咽頭・喉頭機能の低下
食道機能の低下
円背による頸部後屈姿勢

図6　高齢者の嚥下機能の低下をまねく要因

日本の総人口は2016（平成28）年10月の時点で1億2,693万人となっており、65歳以上の高齢者人口は3,459万人です。総人口に占める高齢者の割合（高齢化率）は27.3%で、超高齢社会の基準となる21%を大きく上回っています。これから先、高齢者の嚥下機能に関する知識は必須といえます。

高齢者は脳血管障害などの既往や複数の内服薬などによる嚥下機能への影響のほか、加齢による全身の機能低下もみられるため、誤嚥や窒息予防のために嚥下状態を慎重に観察する必要があります（**図6**）。

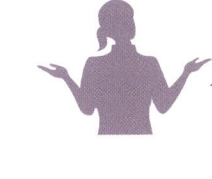

**質問118** 高次脳機能障害がある患者さんへの効果的な介助方法にはどのようなものがありますか？

**アンサー118** 高次脳機能障害の症状は半側空間無視や注意障害、失語、失行などさまざまでかつ複合的です。どの症状かを見極め、適切な介助方法を選択することが必要です。

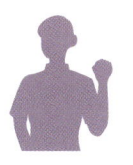

# l) 高次脳機能障害の症状

### 半側空間無視

　半側空間無視とは、病巣の対側空間に対して注意を向けることができない現象で、「見えているのに空間を認識できない」というなんとも理解しにくいものです。食事場面では、視野障害がないにもかかわらず、右側にある器にしか手をつけない、それぞれの器の右側だけ摂取し、器の左側に食べ残しがあるといった状況が起こります（**図7**）。左半側空間無視の場合、左側という空間に対する認識自体が欠如しているため、本人は見えていないことを自覚できません。認識できなくても自分で食べられるような食事の配置や環境調整を介助側が整えることが必要です。

### 失　行

　失行とは、運動可能であるにもかかわらず、その動作を意識して行えない状態をいいます。食事場面でははしを渡してもはしで髪をとかそうとしたり（観念失行）、食

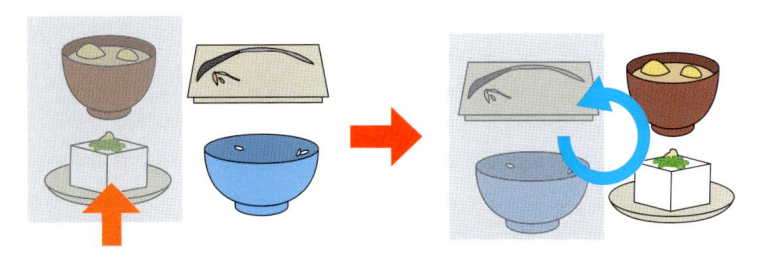

左半側空間無視により左側のおかずを認識していないため、残っていることに気付かない

お膳の配置を変えると残さず食べられる！

**図7　左半側空間無視の食事例**

べ方がわからず手で食べようとしたりします。食具が使えない場合はご飯をおにぎりにして手でも食べられるようにしたり、すべてを介助するのではなく手を添えて誘導しながら繰り返し訓練していくことが必要です。

### 注意障害

注意障害とは、文字どおり注意力が低下することをいい、大まかに4つの種類に分けられます。注意を持続させたり（持続的注意）、多くの情報のなかから必要な情報を選択したり（選択的注意）、いくつかのことに注意を向けたり（分配的注意）、注意を切り替えたりすること（転換的注意）すべてを指します。食事の場面でよく見かけるのは、周囲の人やモニターの音などに気をとられて食事に集中できない、食事中に話しかけても気付かない、口の中がいっぱいになっても次々と食事をとり込むといった行動です。注意障害の患者には、「1つずつ」「短時間」で「繰り返し」指導を続けていきます。また、テレビを消す、デイルームのような大人数で集まる場所ではなく自室で摂取する、壁に向かって席を配置したり、カーテンで仕切ったりするなど、できる限り刺激を減らし集中できる環境を整えることが必要です[6]。

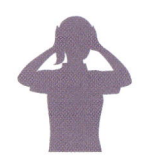

**質問119** 経管栄養から経口摂取へ移行する際に注意することはありますか？

**アンサー119** 1食ごとに摂取量をよく観察し、必要栄養量が不足しないように注意します。

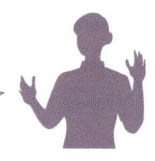

## 1) 嚥下障害患者の栄養管理

経管栄養と経口摂取を併用している患者の場合、経口摂取量に応じた栄養量の調整が必要になります。病棟で「半分食べられたら経管栄養中止」「食事量は少ないけど、嚥下障害は改善しているから胃管抜いちゃおう」「ご飯が多いと言っているから、主食量を半分にしました」などという声を聞いたことはありませんか？　嚥下障害を有する患者は、認知症状や意識障害、高次脳機能障害による摂食障害や嚥下機能の低下によって、必要栄養量が不足しやすい状態です。認知症状や意識障害をともない胃管の誤抜去を繰り返すために、やむを得ず身体拘束が必要な場合など、「胃管を早く抜いてあげたい」という気持ちから栄養不足をまねいてしまうこともあります。経口摂取だけでは必要栄養量を満たせない場合には、しっかりと評価したうえで経管栄養と併用し、低栄養状態をまねかないように注意しながら機能が回復するのを待ちましょう[7]。

## 具体的な栄養管理の例

　必要栄養量が 1,800 kcal の患者の場合で具体的に考えてみましょう。

　経口摂取への移行段階として経管栄養（1,800 kcal）と経口摂取（1,800 kcal）を併用し、摂取量に応じて調整しているとします。1 食分の必要栄養量は 1,800 kcal ÷ 3 = 600kcal になります。昼食を全体的に半分摂取できた場合は、およそ 300 kcal 摂取できた計算になります。「半分食べられたら経管栄養中止」の指示に従うと、そのまま経管栄養は中止となり、昼食は「300 kcal 分必要量不足の状態」となります。それが 3 食、数日と続くとどうなるでしょう？　栄養量が不足している状態で積極的なリハビリテーションを実施しても、機能回復や筋力アップを目指すどころか、逆効果にもなりかねません。

　この場合は、不足している 300 kcal 分を経管栄養または捕食などで補充する必要があります。食後に満腹感が強い場合は、食後すぐではなくリハビリテーション後など補充のタイミングも検討しましょう。1 日や数日単位での評価ではなく、1 食ごとに摂取量を評価し、摂取量に応じて不足分を補う方法がわかりやすくて簡単です。

### 引用・参考文献

1)　鎌倉やよいほか. 摂食・嚥下リハビリテーション. 第 2 版. 才藤栄一ほか監. 東京, 医歯薬出版, 2013, 464p.
2)　藤島一郎. 偽性球麻痺の摂食・嚥下リハビリテーション. Modern Physician. 26 (1), 2006, 88 -9.
3)　鎌倉やよい. 嚥下障害ナーシング－フィジカルアセスメントから嚥下訓練へ. 鎌倉やよい編. 東京, 医学書院, 2014, 32.
4)　Barer, DH. The natural history and functional consequences of dysphagia after hemispheric stroke. J Neurol Neurosurg Psychiatry. 52 (2), 1989, 236-41.
5)　才藤栄一ほか. 脳血管障害による嚥下障害のリハビリテーション. 総合リハ. 19 (6), 1991, 611-5.
6)　石合純夫. 高次脳機能障害学. 東京, 医歯薬出版, 2003, 240p.
7)　永野彩乃. 医原性サルコペニアを防ぐリハビリテーション栄養看護. Modern Physician. 37 (5), 2017, 493-6.

# 9 排泄障害

広島市立病院機構広島市立リハビリテーション病院2階病棟主任看護師／
脳卒中リハビリテーション看護認定看護師 **山根ゆかり**

西広島リハビリテーション病院脳卒中リハビリテーション看護認定看護師 **渡邉賢一**

公立みつぎ総合病院回復期リハビリテーション病棟主任看護師／
脳卒中リハビリテーション看護認定看護師 **室谷伸子**

日本赤十字広島看護大学老年看護学教授 **百田武司**

> **新人ナースに伝えたいこと**
>
> ・排泄の自立を目指し、急性期から多職種でアプローチすることが大切です。

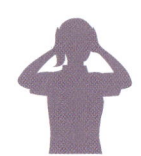

**質問120** 尿道カテーテルは、ずっと入れていてよいのでしょうか？　抜去するタイミングはいつですか？

**アンサー120** 尿道カテーテルによる合併症を避けるために、できる限り早く抜去します。カテーテルを留置する目的をはっきりさせ、その目的がなくなったときが抜去のタイミングです。

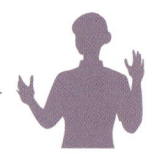

## 1) 尿道カテーテルの目的

　脳神経疾患急性期には尿閉となる患者が多く、尿の停滞を防ぎ体外へ排出する目的で尿道カテーテル（以下、カテーテル）を留置します。また、重症患者や手術・検査時に水分出納を厳密にモニタリングする場合や、治療上、安静臥床が必要とされる場合などにカテーテルを留置します。

## 2) 尿道カテーテルの合併症

　カテーテル留置期間が長いほど膀胱機能は低下します。さまざまな合併症（**表1**）を起こしたり、体動が制限されることでリハビリテーションが遅れてしまいます。合

表1　尿道カテーテルの合併症

| 合併症 | 原　因 |
|---|---|
| 尿路感染症 | 外尿道口部、カテーテルと導尿管の接続部、蓄尿バッグの尿排出口の汚染が原因となる。カテーテルや蓄尿バッグ内の尿が逆流することで尿路感染症を生じる |
| 萎縮膀胱 | カテーテルを長期間留置することが原因となる。カテーテルによる膀胱粘膜刺激が長期間続くことで、膀胱の排尿筋の伸展性が減退し、膀胱容量は減少する |
| 尿路結石 | 長期間カテーテルを留置していると、カテーテルに尿中の老廃物が付着する。その付着物が結晶化することで結石が生じる（尿の流れが停滞することで起こりやすくなる）。尿路感染症により尿がアルカリ化することも結石の原因となる |
| 尿道損傷など | カテーテルの固定方法の誤り、太いサイズのカテーテルの使用、尿道内のバルーンの拡張などにより尿道が損傷される。尿道損傷を生じると、炎症部位が瘢痕化することで尿道狭窄を起こしたり、尿道皮膚瘻を引き起こすことにつながる |

併症予防のためにもっとも有効なことは、できるだけ早くカテーテルを抜去することです。また、脳神経疾患患者は尿路感染症を生じることがよくあります。これは、座位や立位ができないことで膀胱内に尿が停滞しやすい（残尿）、嚥下障害のために水分摂取量が少なくなる、オムツを使用することで尿道口が汚染しやすい、自分で清潔を保持することができないなどの要因が重なるためです。尿路感染症の要因を1つでも排除するために不要なカテーテルは抜去し、早期離床を目指します。

## 3) 尿道カテーテルの抜去

　脳神経疾患患者の多くは、発症直後には排尿筋の反射抑制に陥りますが、「数日〜数週間後には排尿筋の収縮機能が回復して自発排尿が可能になり、カテーテル導尿が不必要となる」[1]といわれています。カテーテルを留置した状態を漫然と続けるのではなく、定期的に「カテーテルを抜去すること」を検討し、排尿機能を評価する必要があります。絶対にカテーテルを留置しておかなければならないというような状況は意外と少ないものです。抜去後は、オムツや尿器で対応しながら、病状やリハビリテーションの進行度に合わせて、できるだけ早くトイレでの排泄を目指します。自排尿がない状態が続く場合は、間欠導尿を続けます（**図1**）。カテーテル留置が長期間だった場合や脳の損傷部位が広範囲にわたる場合、また発症以前から排尿が困難だった場合など、カテーテル抜去後に排尿障害を生じることが予想されるときは泌尿器科に専門的な治療を依頼し、排尿ケアチームなど多職種による評価とアプローチを実施することが大切です。

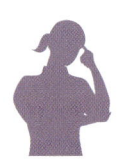

```
                    尿道カテーテル抜去
                          │
                          ▼
            排尿日誌による排尿時間と量のモニタリング
                    │                    │
                    ▼                    ▼
              自排尿あり  ◄───────      自排尿なし
                    │                    │
                    ▼                    ▼
              排尿日誌継続          5時間以上自排尿がない場合は、超
                    │              音波測定（ブラッダースキャン®な
                    ▼              ど）や導尿による残尿測定施行
        自排尿後に超音波測定（ブラッダー          │
        スキャン®など）による残尿測定            ▼
                    │              残尿が少ない場合は、飲水量や下痢・
                    ▼              嘔吐、発熱などとの関連を調べ、対
        自排尿後の残尿が50 mL以下となる    応法を検討。
        まで間欠導尿継続              残尿が多い場合は、尿が400 mL以
                                   上貯留しないように間欠導尿施行
                                        │
                                        ▼
                                   排尿日誌と間欠導尿継続
                                   泌尿器科受診
```

図1　尿道カテーテル抜去後の対応

> **質問121** 尿閉や残尿、あるいは尿失禁が続くときはどうしたらよいのでしょうか？

> **アンサー121** 尿閉や残尿が多いときは、間欠導尿を行いながら多職種でアプローチします。尿失禁にはさまざまなタイプがあります。どのタイプの尿失禁なのかアセスメントして対応方法を選択します。

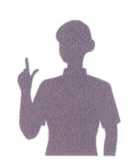

## 1) 尿閉・残尿

　発症直後は、多くの患者が排尿筋の反射が消失したり低下するために尿閉（尿はつくられているのに、それを体外に排出できない状態）となるため、尿道カテーテルで管理されます。カテーテル抜去後も尿閉や残尿が続く場合は、残尿測定と間欠導尿を行いながら泌尿器科などの専門医に依頼し、内服治療やリハビリテーションなどを実

表2　尿失禁の種類とアプローチ方法

| | 尿失禁の種類 | アプローチ |
|---|---|---|
| 切迫性尿失禁 | 突然強い尿意を感じ、我慢できずに尿が漏れる<br>**知覚性切迫性尿失禁**<br>前立腺肥大症、膀胱炎、膀胱がん、膀胱結石、尿道炎などにより膀胱伸展感覚が敏感になることが原因<br>**運動性切迫性尿失禁**<br>脳血管障害、脳腫瘍、パーキンソン病など脳の器質的病変が大脳の排尿中枢を損傷するために起こる | ・水分摂取量の調節<br>・膀胱訓練<br>・骨盤底筋訓練 |
| 反射性尿失禁 | 膀胱に尿が溜まっても大脳が感知せず、尿意なしに反射的に尿が漏れる | ・排尿訓練<br>・自己導尿 |
| 溢流性尿失禁 | 尿閉で膀胱が尿で充満している状態で腹圧がかかる、または腎臓からさらに尿が流入することで、尿道の収縮力が耐えられなくなり尿が漏れる | ・腹圧のかけ方や手圧の方法の指導<br>・間欠導尿<br>・留置カテーテル<br>・尿路感染症予防 |
| 腹圧性尿失禁 | 咳やくしゃみ、重いものを持ったりして腹圧がかかるときに尿が漏れる。出産、加齢、閉経にともなう女性ホルモン低下、肥満による骨盤底筋群のゆるみ、肥満や腹腔内圧の上昇が原因 | ・骨盤底筋訓練<br>・肥満の防止（食事療法、運動療法） |
| 機能性尿失禁 | 泌尿器科疾患や排尿に関する神経の損傷はない。移動および排泄動作の障害（麻痺、拘縮、筋力低下、バランス不良、疼痛、視力障害など）、認知障害、精神的要因（抑うつ、意欲低下、せん妄など）、失語症、介護不足、環境的要因（トイレが遠い、暗い、慣れない環境、高すぎるベッドなど）が原因 | ・排尿日誌による排尿パターンの把握<br>・排尿パターンに基づく排尿誘導<br>・環境整備、使いやすい排泄用品の選択<br>・日常生活動作訓練 |

施します。カテーテルを長期間留置すると尿路感染症などの合併症を起こす危険性が高まります。そのため、治療の効果がみられない場合はカテーテルを留置するのではなく、間欠自己導尿で対応するのが基本です。しかし、運動障害や認知機能低下、介護力不足などで間欠自己導尿が困難な場合は、最終手段としてカテーテルを留置する方法を選択します。

## 2) 尿失禁

　脳神経疾患患者は、排尿中枢や神経伝導路の障害によって尿失禁を生じることがよくありますが、脳神経疾患と直接関係ない原因で尿失禁を生じている場合もあります。尿失禁にはいくつかのタイプがあり、複数のタイプが混在していることもあります。年齢や性別、発症前の排尿状態、既往歴などと発症後の排尿状態から尿失禁の原因をアセスメントし、状態に応じたアプローチ方法を選択します（**表2**）。

　尿失禁は、皮膚の発赤やただれ、褥瘡のリスクが高まるだけでなく、自尊心の低下や罪悪感、社会活動の低下など、精神面や社会面への影響も多大です。失禁後はすみやかにオムツや下着を取り換え、陰部の洗浄・清拭、換気や消臭、プライバシーへの配慮を行います。介護者の身体的・精神的・経済的な負担も大きいため、リハビリ

テーションで機能の向上を図り、介護者の負担軽減のために社会資源の活用（訪問・通所・短期入所サービスや排泄用具の給付サービスなど）を調整します。排尿自立に向けた支援が重要で、多職種で専門的なアプローチを行うことが大切です。

**質問122** 頻尿の方のアセスメントはどのようにしたらよいですか？

**アンサー122** 頻尿の方のアセスメントは、まず正常な排尿について知り、原因を知る必要があります。また、治療について知ることでケアにつなぐことができます。

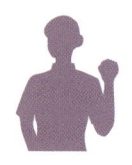

## 1) 頻　尿

　頻尿とは、「尿が近い、尿の回数が多い」という症状のことをいいます。一般的には、朝起きてから就寝までの排尿回数が8回以上の場合とされます。しかし、1日の排尿回数は人によってさまざまで、一概に1日に何回以上の排尿回数が異常とはいえません。8回以下の排尿回数でも自身で排尿回数が多いと感じる場合には頻尿といえます。

　頻尿の原因はさまざまで、神経に起因するもの（神経因性）、神経以外に起因するもの（非神経因性）があります（**表3**）。

## 2) 排尿障害に用いられる薬物

### 神経因性による頻尿に用いられる薬物

　神経因性による頻尿とは、排尿筋が収縮し、少量の尿しか溜めることができずに頻尿になっている状態です。排尿筋は、膀胱という弾力のある袋を構成している平滑筋です。このため、収縮した排尿筋を弛緩させるような作用をもつ薬剤が使われ、おもに抗コリン薬、$\beta_3$ 受容体刺激薬、平滑筋弛緩薬などが用いられます[3]。

### 抗コリン薬 (ポラキス® など)

　抗コリン薬は、アセチルコリンの作用をブロックするために、便秘、口渇（こうかつ）、眼圧上昇、目のかすみ、眠気・認知機能低下（せん妄）などの副作用があります。さらに、

表3　頻尿の原因

| 神経因性 | 神経因性膀胱 | 排尿に関係する中枢神経系や末梢神経の障害による膀胱や尿道括約筋（にょうどうかつやくきん）の機能異常と協調不全をきたした状態。原因は脳血管障害以外にパーキンソン病、脊髄損傷、糖尿病、子宮などの手術などが挙げられ、症状は頻尿以外にも切迫性尿失禁、尿閉などがある。<br>**反射性膀胱（自動性膀胱）**<br>延髄（えんずい）と橋から第2〜4仙髄（せんずい）の間の求心性および遠心性神経路が、ともに障害を受けた場合にみられる。尿意はなくなるが脊髄における下位の排尿反射はあるため、反射的に排尿をきたす。<br>**自律性膀胱**<br>第2〜4仙髄を含め、それより以下の損傷で起こる。排尿反射が消失するため、腹圧性尿失禁、溢流性尿失禁（いつりゅうせい）をきたすことが多い。<br>**運動麻痺性膀胱**<br>仙髄と膀胱を結ぶ反射弓のうち、運動路が選択的に障害されたときにみられる。尿意はあるが、排尿筋の運動麻痺のため排尿できない。そのため、残尿が多くなり尿意を催す。<br>**知覚麻痺性膀胱**<br>仙髄と膀胱を結ぶ反射弓のうち、知覚路が選択的に障害されたときにみられる。尿意がないため、持続的に膀胱の緊張をきたしやすくなり、溢流性尿失禁をともなう。<br>**無抑制膀胱**<br>尿意はあり、いったん尿意を生じると我慢できない状態。頻尿、尿意切迫、切迫性尿失禁をみることが多くなる。大脳の前頭葉高次排尿中枢から橋排尿中枢に対して抑制命令が伝わらなくなり、抑制されなくなった橋排尿中枢、仙髄排尿中枢、膀胱排尿筋の排尿反射弓のなかで、膀胱は易刺激性に不随意収縮をきたしやすくなる。過活動膀胱ともよばれ、頻尿、切迫性尿失禁を引き起こす。 |
| --- | --- | --- |
| 非神経因性 | 前立腺肥大症 | 前立腺肥大症は男性特有の疾患で、50歳以上に多くみられる。基本的な症状としては、残尿感、夜間の頻尿、尿閉がある。<br>発症当初は、肥大した前立腺によって尿道が圧迫されることから頻尿が特徴的に起こる。残尿感は少なく、排尿の勢い（最大尿流率）も大きいままである。最終的には尿閉の状態になる。 |
| | 骨盤底筋のトラブル | 経産婦や手術、加齢などで骨盤底弛緩により、骨盤内臓（膀胱、子宮、直腸）などが脱垂する[2]ことで、膀胱や尿道を圧迫して頻尿や尿の排出障害が起こる。骨盤内臓の配置などの解剖学的な理由から、女性に多く起こる。 |

排尿筋収縮を抑制（弛緩）するために、尿閉などの排尿障害などを起こすことがあるため注意が必要です。

　また、三環系抗うつ薬、フェノチアジン系薬剤など、抗コリン作用を有する薬剤との併用で副作用が増強されることがあり、注意が必要です。さらに、重篤な心血管疾患や重症筋無力症、イレウスなどを有する患者では、症状が悪化するおそれがあるため禁忌です。そのほか、抗コリン薬は主として肝臓で代謝されます。一般に高齢者では肝機能・腎機能が低下していることが多く、血中濃度が上昇し副作用が出やすいため注意が必要です。また、肝機能・腎機能障害患者でも同様に注意が必要です。

## $\beta_3$ 受容体刺激薬（ベタニス® など）

　膀胱の $\beta_3$ アドレナリン受容体に作用し、膀胱容量を増大させます。排尿時の膀胱収縮力に影響を及ぼしにくい薬剤ですが、生殖可能な年齢の患者はできる限り避ける必要があります。

### 平滑筋弛緩薬（ブラダロン® など）

　膀胱平滑筋に直接作用せず、中枢神経を介した反射性排尿抑制を示します。膀胱機能を調整し、過敏状態から正常状態へ改善します。膀胱容量を増大し、排尿回数を減少させます。重大な副作用としてショック、アナフィラキシー様症状、肝機能障害、黄疸があります。

## 非神経因性による頻尿に用いられる薬物

　前立腺や尿道の筋肉はアドレナリンの作用により収縮します。$\alpha_1$ 遮断薬はこのアドレナリンの作用を遮断して前立腺や尿道の筋肉の過剰な収縮を緩和し、頻尿を軽減します。

### $\alpha_1$ 遮断薬（ハルナール® など）

　血圧低下によるめまいやふらつき、倦怠感などの症状を引き起こす場合があるため、転倒に注意が必要です。そのほかに下痢を起こすこともあります。

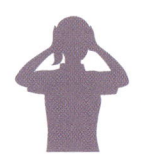

**質問123** オムツの適応や当て方について教えてください。

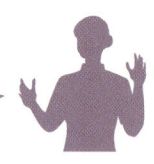

**アンサー123** 排泄の負担を軽減させるオムツにはさまざまな種類があり、使い方によっては負担を増やすことにもなります。そこで、正しい適応、当て方を行う必要があります。

## 1) オムツの適応

### 排泄のアセスメント─オムツを使用するうえで考えること

　日本コンチネンス協会ではオムツ使用の3原則[4] として以下のように提唱しています。

①本人の生活範囲を広げ、生活の質を高めるために必要だと判断できる場合

②治療が不可能な失禁状態で、環境を整えても衛生的に問題となった場合

③自立排泄を可能にするまでのステップとして一時的に使用する場合

　上記に当てはまらないケースでは、オムツを外すことはできないかアセスメントし、対策することが大切で、不必要な使用は**図2**のような問題となります。これらの問題

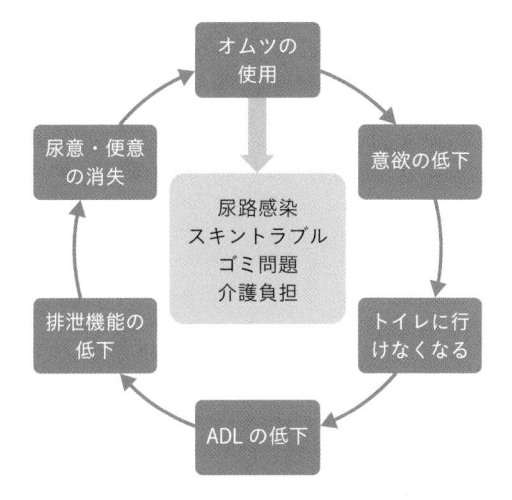

図2　不適切なオムツ使用の問題

表4　おもなアウターとインナーの使用方法

| | 寝た状態で使用 | 離床する方が使用 |
|---|---|---|
| アウター | テープ止め紙オムツ | パンツ型の紙オムツ、2way式オムツ |
| インナー | 排泄量に合わせた紙パッド | 紙パンツ用パッド |

があることを念頭にオムツの使用を行う必要があります。

## オムツの種類

　オムツは大まかに、内側で尿を吸収する排泄インナーと、外側で排泄インナーを止めるために使う排泄アウターに分けられます。それを患者の状態に合わせて、組み合わせて使用したり、単体で使用したりします。また、体格や吸収量、性別による当て方の違いがあり、それに合わせてインナーを選ぶことが必要になります。

　基本的にはアウター1枚、インナー1枚で使用します。排泄インナー、排泄アウターともに使用状況や吸収量、吸収する排泄物の種類によっていろいろな種類があります（**表4**）。

# 2) オムツの当て方のポイント

　まずは、正しく使用することが必須条件になります。本来オムツは漏れないように使用することが必要になりますので、できるだけ漏れを防ぐように当てることが大切です。（**表5**）

| テープ止め紙オムツ（アウター） | ・下のテープは斜め上に引き上げて、股関節の動きを妨げないようにする<br>・上のテープは少し斜めに引き下げて、身体のラインに合わせる<br>・アウターの立体ギャザーが鼠径部にくるようにする[5] |
|---|---|
| パンツ型紙オムツ | ・立体ギャザーが鼠径部にくるように引っ張り上げると、履き心地が良くなる<br>・前後を間違えないようにする（後処理テープがある側が後ろ。「うしろ」と書いてある製品もある）<br>・パッドを入れる場合、パンツを上げた状態で吸収体が当たるように注意する<br>**漏れない当て方のポイント**<br>・立体ギャザーの機能を生かす（ギャザーが立って漏れが予防できるように）<br>・アウターの立体ギャザーの内側にインナーが入るようにし、アウターからインナーが出ないようにする<br>・パッドの吸収能力を生かすため、吸収体がしっかり当たるようにする<br>・インナーの吸収体が尿道口にきちんと当たり、立体ギャザーなどの特性をつぶさないように鼠径部に沿った装着をする。サイズを合わせる[5]<br>・身体とオムツの間にすき間をつくらないようにする（とくに股関節、大腿部の内側にすき間ができやすい） |
| 尿取りパッドの選定 | ・吸収量の多いパッド＝1回の排尿量が多い方。夜間など睡眠を優先させたい場合、家族の都合などで交換の回数が少ない方<br>・吸収量の少ないパッド＝1回の排尿量が少ない方。皮膚トラブルなどにより、こまめに交換が必要な場合 |

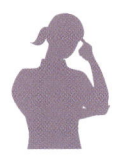

質問124 ▶ 脳神経疾患患者さんの排尿障害について教えてください。

アンサー124 ▶ 膀胱には、蓄尿と尿排出の2つの機能があり、それをコントロールしているのは大脳（前頭前野）、脳幹（橋）、脊髄（仙髄）の排尿中枢と末梢神経です。よって、脳と膀胱を結ぶ神経回路が障害されると排尿障害が起こりやすくなります。

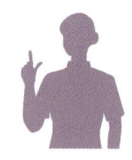

## 1) 蓄尿と排尿のメカニズム

　蓄尿のメカニズムは、膀胱に尿が溜まると刺激が仙髄排尿中枢（S2～4）に伝わり、さらに脳幹（橋）排尿中枢に伝わり、大脳（前頭前野）で尿意を感じます。普段は大脳により脳幹（橋）排尿中枢は抑制され排尿反射は起こりません。尿が溜まり膀胱が弛緩すると、陰部神経は興奮し尿道が収縮することで蓄尿ができます[6]（**図3**）。

　膀胱に150～250 mL程度の尿が溜まると、骨盤神経から脊髄の排尿中枢を経て大

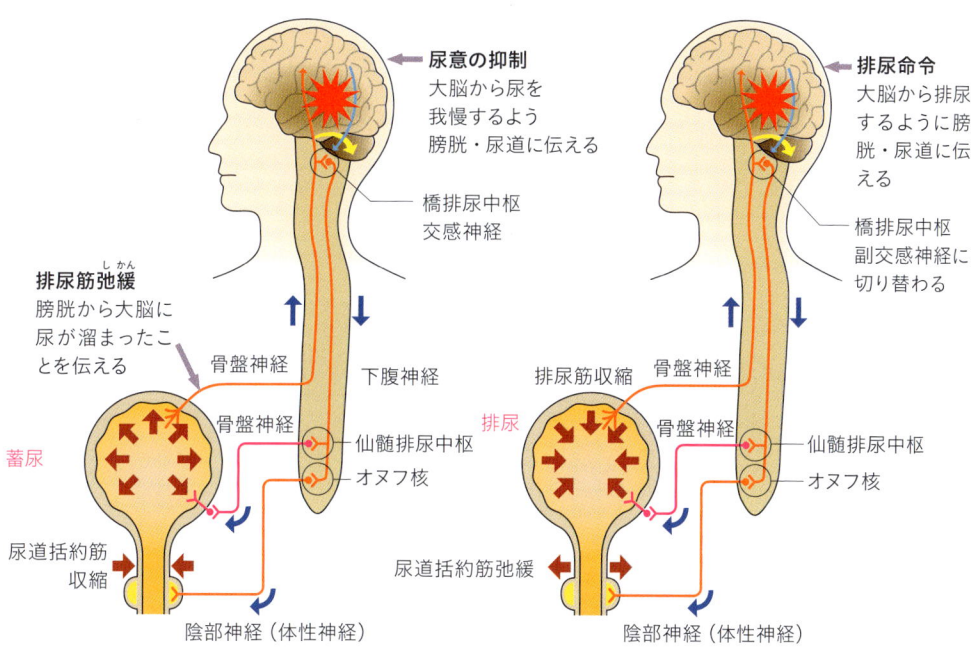

図中の文字:

尿意の抑制
大脳から尿を
我慢するよう
膀胱・尿道に伝える

橋排尿中枢
交感神経

排尿筋弛緩（しかん）
膀胱から大脳に
尿が溜まったこ
とを伝える

骨盤神経

下腹神経

蓄尿

骨盤神経

仙髄排尿中枢

オヌフ核

尿道括約筋
収縮

陰部神経（体性神経）

排尿命令
大脳から排尿
するように膀
胱・尿道に伝
える

橋排尿中枢
副交感神経に
切り替わる

排尿筋収縮

骨盤神経

排尿

骨盤神経

仙髄排尿中枢

オヌフ核

尿道括約筋弛緩

陰部神経（体性神経）

**図 3　蓄尿と排尿の流れ** (文献 6 を参考に作成)

脳（前頭前野）で尿意を感じます。この時点では、大脳で我慢できると判断すれば下腹神経（T6〜L1、2）を介して指令を出すことができます。尿意を感じトイレで排尿の指令を出すと、脳幹（橋）排尿中枢の抑制は解除され、刺激が仙髄排尿中枢（S2〜4）へ伝わり、骨盤神経（副交感神経）によって排尿筋の収縮と内括約筋を弛緩させる協調が起こります。膀胱の収縮と陰部神経の抑制にともなう外尿道括約筋の弛緩により排尿ができます[6]（**図 3**）。

　脳卒中患者のように大脳皮質や脳幹などの排尿をつかさどる中枢や神経が損傷されて起こる排尿障害を神経因性膀胱といいます。神経因性膀胱は、疾患によって症状が異なりますが、脳血管障害においてはおよそ 20〜50％の人に生じます[7]。排尿・蓄尿のメカニズムを理解し、疾患を確認して起こり得る症状を理解することが看護ケアの実践につながる第一歩となります。

質問125 脳神経疾患患者さんの排尿ケアはどのように進めればよいのですか？

アンサー125 排尿ケアには、まず排尿のアセスメントを行う必要があります。アセスメントの内容には、①問診、②排尿状態の観察、③排尿障害を起こす疾患、④薬剤、⑤排尿日誌などがあります。それぞれを把握し理解しておくことが排尿ケアの重要なポイントになります。

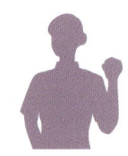

## I) 排尿のアセスメント

排尿障害の観察項目と内容を**表6**に示します。

### 問　診

排尿の自立は、退院後の生活を送るうえで患者だけでなく家族にとっても、24時間切り離すことができないことです。問診では、いちばん困っていることはなにか、どうなりたいかを患者や家族に確認しておくことが重要です。脳卒中患者で意識障害や認知機能の低下がある場合などは、家族からの情報や協力も必要となります。その際、排泄ケアは羞恥心（しゅうちしん）をともなうため、排泄ケアの重要性を家族にも説明し、わかる範囲の内容でよいことや周囲の環境なども配慮して問診を行います。

**表6　排尿障害の観察項目と内容**

| 観察項目 | 内　容 |
|---|---|
| ①問　診 | 起床時から就寝前と、就寝前から起床前の排尿回数、排尿時間、尿意の有無、尿失禁の有無、残尿感の有無、排尿時痛、困っていること・どうなりたいか |
| ②排尿状況 | 尿意の有無、尿意の抑制の有無、夜間の尿意の有無、排泄場所での一連の動作（場所の把握、移動動作、衣服の着脱、後始末）の状況、日中と夜間の排尿回数や尿性状 |
| ③排尿障害を起こす疾患 | 脳卒中やパーキンソン病、脊髄損傷、泌尿器系・婦人科系疾患など |
| ④薬　剤 | 催眠薬、鎮静薬、抗不安薬、抗不整脈薬、抗コリン薬、筋弛緩薬、抗精神病薬など |
| ⑤排尿日誌 | 排尿時間、排尿量、尿意の有無、尿失禁の有無と量、残尿の有無と量、飲水量 |

## 排尿状態の観察

　まずは判断力や運動能力の低下による排泄動作の障害なのか、蓄尿障害・排尿困難による泌尿器の障害であるかを理解します。尿意の訴えや尿排出に問題がなく、排泄動作の障害であれば機能性尿失禁と判断できます。その場合は、排尿日誌をつけ排泄パターンを観察し、排泄の誘導を行います。排泄場所までの起居・移乗・移動動作や座位保持に問題がある場合は、理学療法士などによる運動機能訓練の協力も必要です。衣服の着脱・排泄器具の使用・後始末など排泄動作・認知機能に障害があれば作業療法士などによる動作に必要な機能訓練を行います。また、尿意の訴え確認やその方法に障害があれば言語聴覚士などの協力を得ながらコミュニケーション・認知機能に関する機能訓練が必要です。一方、泌尿器の障害であれば、蓄尿・排尿のどちらに障害があるかを把握する必要があります。蓄尿障害（頻尿、腹圧性尿失禁、切迫性尿失禁など）・排尿障害（頻尿、残尿、溢流性尿失禁など）のどちらでなにが原因であるかによってそれぞれの治療やケアを行うことになります。専門医の治療が必要な場合は、泌尿器科を受診し残尿測定・尿流量測定・肛門括約筋測定などの専門検査や、薬物治療などを行うことになります。検査では羞恥心に配慮した看護ケアが必要になります。

## 排尿障害を起こす疾患

　さまざまな原因で排尿障害は起こります。排尿障害の原因がなにであるかを既往歴などからも把握する必要があります。

## 薬　剤

　蓄尿障害・排尿障害のどちらであるかによって治療薬が選択されます。治療薬にも副作用があることを理解し、患者の排泄状況やバイタルサイン、主訴などを観察していく必要があります。自分で表出が難しい患者にはとくに注意して観察する必要があります。

## 排尿日誌

　排尿状況を把握する際、排尿日誌をつけ読み解くことで重要な情報となり得ます。排尿日誌は、最低でも 24 時間連続し、できれば 3 日間以上つけることが正確に情報を読み解くうえでは望ましいです。尿意の訴えが曖昧な場合は、誘導時間も記録します。排尿日誌の情報から、排尿回数、最大排尿量、最小排尿量、尿漏れ回数、尿量、水分摂取量などの排尿状態を把握し、正常と比較します。そこから排尿障害のタイプや薬剤との関係を推測できます。また、尿失禁の状況に応じたケアの方法を考えることもできます。排尿障害のある患者に対し、多職種で協力して排尿日誌をつけ、排泄カンファレンスを行いケアの方法を統一していくことが効果的です。

　また、泌尿器科を受診する際はこの排尿日誌を参考にしながら詳しい検査や治療が行われるため、正確な記録ができるようにすることが大切です。排尿量を測定する際、

脳卒中で運動障害のある患者ではコップによる計測が難しい場合があります。その場合は便座に簡単に設置できる安心ユーリンパンを使用すると便利です。また、残尿量（排尿後にも膀胱の中に残っている尿の量）を測定する場合、カテーテルを用いた導尿は、感染のリスクや疼痛，羞恥心をともないます。そのため、エコー（超音波）を用いた残尿測定器で計測すると、患者の苦痛を軽減することができます。

## 2) 排泄の自立に向けて

　脳卒中患者の多くは、運動障害や高次脳機能障害などにより、排泄にかかわる一連動作に時間を要する場合や、困難になる場合があります。排泄の自立は退院後の在宅生活に大きな影響を及ぼす要因の1つでもあります。介護者の生活パターンを把握し介護負担を最小限にしたケアの方法を確立していく必要があります。排泄の一連動作に必要な生活環境を写真や図面・訪問などにより把握し、移乗や移動が困難な場合は福祉用具を使用した環境調整を行います。また、退院後の排泄方法が決まれば病院で習得できるよう練習を行います。時にはオムツの使用も必要な場合があるため、オムツの種類や着用方法も検討し、介護者に指導していきます。

　排泄障害は直接生命にかかわる問題となることは少ないですが、オムツを使用しての生活やトイレ以外の場所で排泄すること、排泄物を他者へ処理してもらうことは障害受容にも大きく影響すると考えます。本来、排泄は個室環境で自分1人が行う行動が基本であることを理解し、つねに患者の尊厳を意識しながら羞恥心への配慮も十分に行い、排泄自立へ向けた援助をしていく必要があります。

**引用・参考文献**

1）福井準之助．"尿失禁が続くときはどうするか—尿・便失禁とその対策"．脳卒中最前線—急性期の診断からリハビリテーションまで．第4版．福井圀彦ほか編．東京，医歯薬出版，2009，423-7．
2）渡利茉里．"排尿障害に対するくすり"．脳神経領域で必須のくすり　ナース版トリセツ．橋本洋一郎監．ブレインナーシング夏季増刊．大阪，メディカ出版，2016，179．
3）穴澤貞夫ほか編．排泄リハビリテーション：理論と臨床．東京，中山書店，2009，114．
4）鈴木康之．退院・退所時・一時帰宅の排泄ケア指導雑誌：つながる手．東京，ユニ・チャーム．
5）浜田きよ子．看護＆介護職が行うプロの排泄ケア入門：オムツマスター．愛知，日総研出版，2012，35．
6）西村かおる．新排泄ケアワークブック．東京，中央法規出版，2013，340p．
7）赤座英之監．標準泌尿器科学．第9版．東京，医学書院，2014，157．
8）一般社団法人日本泌尿器科学会．尿が近い，尿の回数が多い〜頻尿〜．https://www.urol.or.jp/public/symptom/02.html，（2017年10月閲覧）．
9）高橋悟．頻尿．Modern Physician．36（4），2016，377．

# 10 視野障害

愛知県厚生農業協同組合連合会豊田厚生病院 HCU 係長 /
脳卒中リハビリテーション看護認定看護師 **三田洋希**

愛知県看護協会脳卒中リハビリテーション看護認定看護師教育課程主任教員 **齊藤　泉**

| 新人ナースに伝えたいこと | ・視覚路を理解しましょう。<br>・視野欠損の種類を理解しましょう。<br>・視野障害が患者の生活にどのように影響しているのかを考えましょう。 |
| --- | --- |

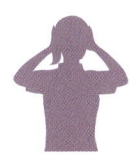

**質問126** 視野障害とはなにが原因で起こるのですか?

**アンサー126** 網膜から一次視覚野までの視覚路が障害されることで起こります。障害の原因としては、脳出血、脳梗塞、脳腫瘍、外傷などが挙げられます。

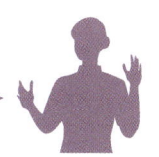

## 1) 視野障害の原因

　眼球から入った視覚情報は、網膜→視神経→視交叉→視索→外側膝状体→視放線を経て、後頭葉内側にある一次視覚野（第17野）に伝わります。視覚路を横から見た図、水平に上から見た図を**図1、2**に示します。この経路が、脳出血、脳梗塞、脳腫瘍、外傷などによって障害されると、障害部位によってそれぞれ特徴的な症状が現れます。

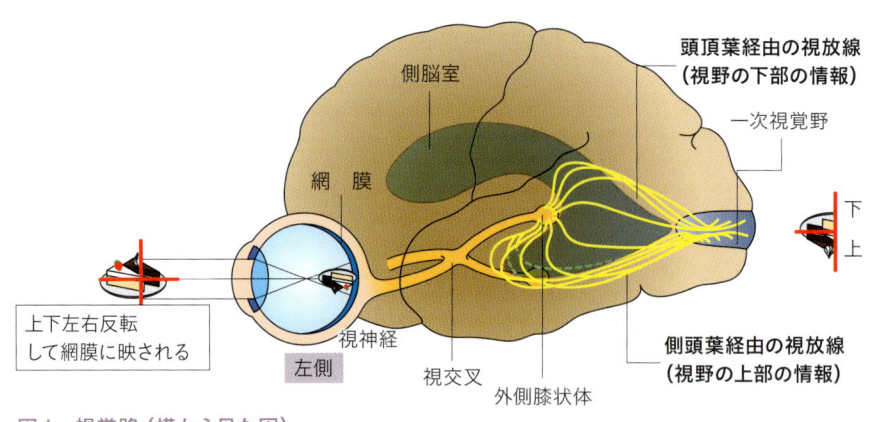

**図1　視覚路（横から見た図）**

- 側脳室
- 頭頂葉経由の視放線（視野の下部の情報）
- 一次視覚野
- 網膜
- 下
- 上
- 上下左右反転して網膜に映される
- 左側
- 視神経
- 視交叉
- 外側膝状体
- 側頭葉経由の視放線（視野の上部の情報）

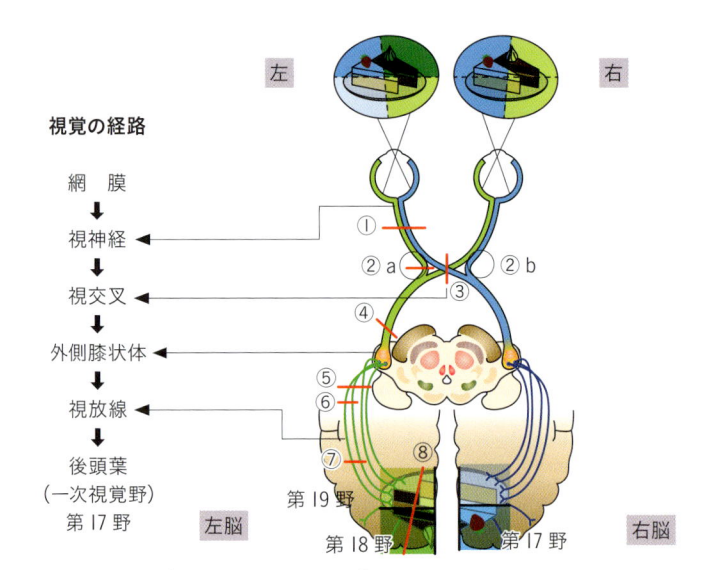

左　右

**視覚の経路**

網　膜
↓
視神経 ←
② a　② b
視交叉 ←
③
④
外側膝状体 ←
⑤
⑥
視放線 ←
⑦　⑧
後頭葉（一次視覚野）第17野

左脳　右脳

第19野
第18野　第17野

**図2　視覚野（水平に上から見た図）**

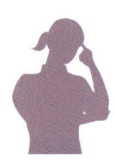

**質問127** なぜ視野障害を観察しないといけないのですか？

**アンサー127** 視野障害を観察することは頭蓋内病変のアセスメントに役立ちます。

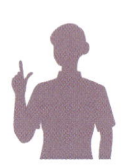

## I) 視野障害観察の目的

　視野障害は障害部位によってそれぞれ特徴的な症状が現れるため、病巣部位の推測に有力な情報となります。また、視野障害を認めなかった患者に症状が出現した場合、視覚路と病巣が隣接しているのであれば、出血・梗塞の拡大や脳腫瘍の進行にともなう視覚路へ圧排が推測され病巣の悪化を考えます。視覚路と病巣が隣接しておらず、通常では視野障害の出現は考えにくい場合では、あらたな頭蓋内病変が視覚路に影響を及ぼしていると考えます。例として、くも膜下出血を発症し、神経症状を認めずに経過していた患者が発症10日目に視野障害が出現した場合、まずは脳血管攣縮（れんしゅく）にともなう脳虚血が視覚路に及んだと推測できます。視野障害は、運動障害や言語障害などと比較すると他者からはわかりづらい症状であり、患者自身が「物の見えにくさ」を訴えて来院し、頭蓋内病変が発見されることもあります。意識障害のある患者では視野障害の評価は困難であることも多いですが、脳神経疾患患者をアセスメントするために重要な観察項目の1つといえます。看護師が大きな視野障害の有無を見つけることを目的とする場合には、機械を使用せずベッドサイドで行える対座法で検査します。

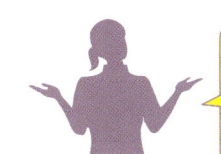

**質問128** 視野障害にはどのような症状がありますか？

**アンサー128** 視覚路が障害される場所によって症状は異なります。視覚路の障害部位と視野障害の関係を**表1**に示します。**図1、2**と合わせて確認してください。

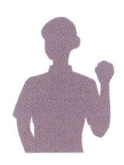

## I) 障害部位と視野障害の関係

　眼球の構造により、網膜で上下左右が反転した視覚情報が視神経を通って脳に入ることが確認できます（**図1**）。視野は、まず左右それぞれの眼に対して、視野を左右2分割にして考えると理解しやすいと思います（**図2**）。両眼の右視野（緑系配色）は、左右それぞれの左側の網膜に情報が入り、視覚路を経て左後頭葉（一次視覚野）に伝わります。同様に両眼の左視野（青系配色）は、左右それぞれの右側の網膜に情報が

表1　視覚路の障害部位と視野障害

| 障害部位 | 視　野 | | 名　称 | 灌流血管または、圧迫の原因 |
|---|---|---|---|---|
| | 左　眼 | 右　眼 | | |
| 視神経（左） | ① | | （左）側眼の失明（同側単眼盲） | 網膜中心動脈、眼動脈、内頚動脈 |
| 視交叉（両外側） | ② a | ② b | 両鼻側半盲 | 両側または一側の内頚動脈瘤 |
| 視交叉（中央） | ③ | | 両耳側半盲 | 下垂体腫瘍、前交通動脈瘤 |
| 視索（左半球） | ④ | | （右）非共同性同名性半盲[*1] | 前脈絡叢動脈ほか |
| 視放線（左半球） | ⑤ | | （右）同名性半盲 | 中大脳動脈、後大脳動脈 |
| 視放線（左頭頂葉経由） | ⑥ | | （右）同名性下四分盲 | 中大脳動脈（主として頭頂動脈、角回動脈） |
| 視放線（左側頭葉経由） | ⑦ | | （右）同名性上四分盲 | 後大脳動脈（主として後側頭動脈） |
| 後頭葉（左視覚皮質） | ⑧ | | （右）同名性半盲（黄斑回避をともなう）[*2] | 後大脳動脈およびその分枝（鳥距動脈） |

＊1　外側膝状体に近いほど、同名性半盲の形（左右の眼の視野障害の形）や範囲が一致（非共同性）しない。
＊2　黄斑回避とは視野の中心（黄斑）部分が保たれる現象。障害部位が後頭葉に近いほど回避されることが多く、黄斑部由来の視神経が後頭葉の広い範囲にわたって投射されていると考えられる。

　入り、右後頭葉に伝わります。厳密には、左右だけでなく上下も反転しているため、右視野の上部（濃い緑色）は、左右それぞれの左下部の網膜に情報が伝わることから、視野を4分割して考えることができます。

　右同名性上四分盲を例に挙げると、右視野の上部の情報は左視索、外側膝状体から左側頭葉由来の視放線を経て一次視覚野に伝わります。この左側頭葉由来の視放線が障害（**図2⑦**）されると、視野の右上1/4が見えなくなります（**表1⑦**）。

　4分割された視野情報が、一次視覚野に伝わるまでの経路を理解することで、①〜⑧の障害部位とそれぞれの視野障害の特徴的な症状が理解できます。

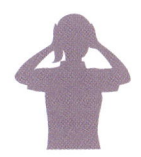

アンサー129 視野障害によって日常生活に生じる問題への対応方法を習得できるよう援助します。患者さんによって援助する内容は異なります。

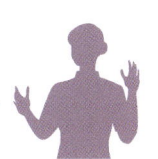

## I) 視野障害患者への援助方法

　一般的な対応としては、視野障害をきたしている部分には物を置かない、文字を大きく書くなど、患者の正常視野に情報が入るような工夫が挙げられます。しかし、患者自身が視野障害を認識して対応できるように援助していくことも重要です。そのためには、患者が見ている景色、例えばベッドから見た病室、トイレに行く廊下の風景などの写真を使って、どこが見えていないかを患者とともに確認することで確実に障害部位がわかります。視野障害を意識できるように、その方向に顔を向けたり、視線を動かすように伝えます。必要物品を障害側に置く、食事の皿を分散させる、障害側から声をかけるなどして意識を高めていきます。そして、移乗・移動・食事・整容・更衣・排泄・入浴など、日常生活のどの場面で問題が生じているのかを患者と共有し、問題の対応方法を患者と一緒に検討して、習得できることを目標にチーム全体で援助していきます。

　また、脳神経疾患患者は運動障害や感覚障害を併発していることが多いため、転倒には注意して、見えない視野に配慮して環境を整える援助も必要です。外出での付き添いでは正常視野側に付き添ったほうが患者は安心感をもてます。

　患者に視野障害があることを「把握している」のと「把握していない」のとでは、患者の生活を観察するうえで着眼点が変わってきます。そういった意味でも、視野障害を観察することは頭蓋内病変のアセスメントに役立つだけではなく、脳神経疾患患者の看護をするうえで大切な観察項目といえます。

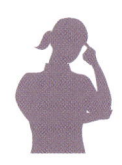

**質問130** 視野障害と半側空間無視の違いはなん
ですか?

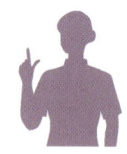

**アンサー130** 患者さんにとってもっとも大きな違い
は、障害を認識できるか、できないか、になり
ます。

## 1) 視野障害と半側空間無視の違い

　視野障害と半側空間無視の違いを**表2**に示します。

　質問 129 でも述べたように、視野障害では患者自身が障害を意識して対応できるように援助を行います。

　半側空間無視では、より周囲の協力のもと空間無視を配慮した環境調整が必要です。半側空間無視でも無視側に注意が向けられるよう繰り返しはたらきかけを行い、症状の改善を目指します。

表2　視野障害と半側空間の無視の違い

|  | 視野障害 | 半側空間無視 |
|---|---|---|
| **損傷部位** | 視覚路のどこか | 多くは右大脳半球<br>(とくに右側頭 - 頭頂 - 後頭葉接合部付近) |
| **出現する症状** | **表1**参照 | 多くは左側に出現 (左側を無視する) |
| **症状の認識** | 認識できる | 認識できない |

# 11 コミュニケーション障害

筑波大学医学医療系教授 **日高紀久江**

| 新人ナースに伝えたいこと | ・脳神経疾患では、脳損傷の範囲や程度によってさまざまなコミュニケーション障害が生じます。<br>・コミュニケーション障害の出現する症状や特徴は個人によって異なるので、対応には個人差が生じます。<br>・コミュニケーションがむずかしい場合には、最初は yes/no のサインからでも患者の意思表出が可能な方法を発見し、コミュニケーション障害による患者の心理的ストレスの軽減を図ります。 |

**質問131** 脳神経疾患にみられるコミュニケーション障害とはなんですか？

**アンサー131** コミュニケーションとは、意思や感情、思考などを伝達し合うことです。意識障害、見当識障害、記憶障害、失語症、構音障害、高次脳機能障害などがあるとコミュニケーションをとるのが困難になります。

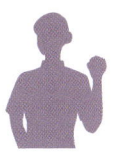

## Ⅰ) 脳とコミュニケーション

　人間がコミュニケーションをとるときは、感じたことや考えたことを、ことばという高次な機能を用いて相手に伝えます。しかし、脳神経疾患があると、コミュニケーションの主幹であることばを話すことや、ことばを理解することが困難になります。また、ことばだけでなく、意識が覚醒していること、見当識が保たれていること、記憶ができることなどがコミュニケーションを図るには必要です。これらの機能のほとんどが脳に深く関係しており、脳が損傷されるとコミュニケーションに影響します。

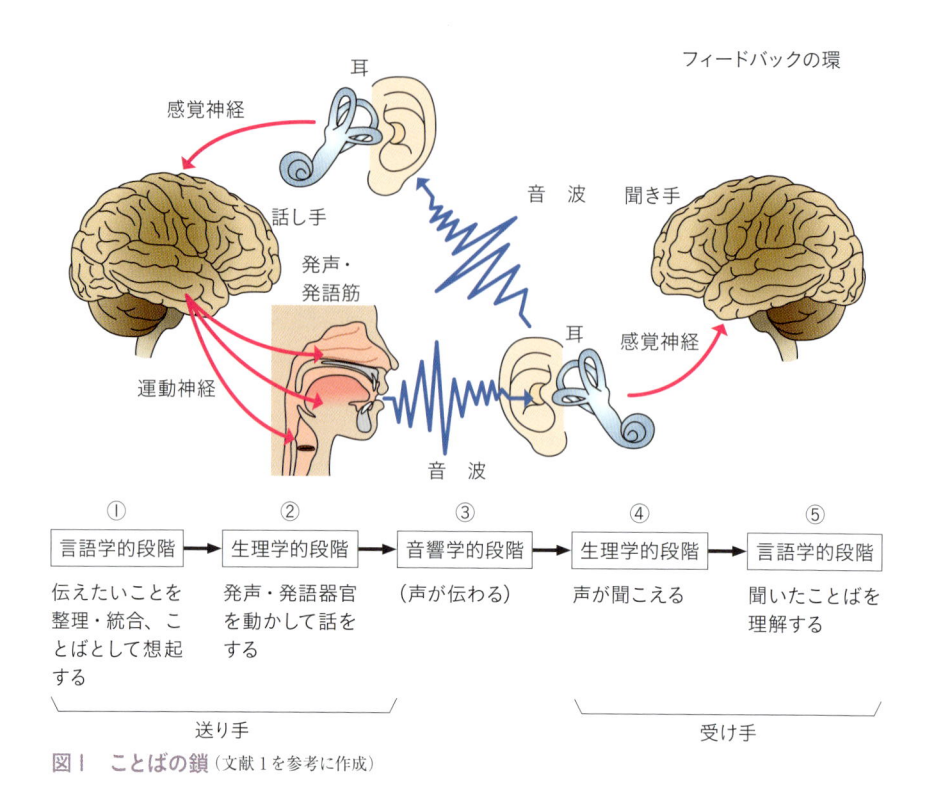

図1 ことばの鎖（文献1を参考に作成）

フィードバックの環

音波　聞き手

耳

感覚神経

話し手

発声・
発語筋

運動神経

音波

| ① | ② | ③ | ④ | ⑤ |
|---|---|---|---|---|
| 言語学的段階 | 生理学的段階 | 音響学的段階 | 生理学的段階 | 言語学的段階 |
| 伝えたいことを整理・統合、ことばとして想起する | 発声・発語器官を動かして話をする | （声が伝わる） | 声が聞こえる | 聞いたことばを理解する |

送り手　　　　　　　　　受け手

## 2）脳神経疾患とコミュニケーション障害

　コミュケーションは、情報の送り手と受け手がいてはじめて成り立ちます。**図1**[1] の「ことばの鎖」[2] のプロセスを見てください。図の①〜⑤のどこかが途切れると、送り手から受け手に情報が伝達されません。情報の送り手は、①で伝えたいことを頭のなかで考え、整理・統合し、②で発声・発語器官を動かして情報を発信します。受け手は、③で音として声が伝わることで、④で声ということばを聞き、⑤で聞いたことばの内容を理解します。脳神経疾患があると、これらの①〜⑤のどこかに障害が起こります。送り手が意識障害や見当識、記憶障害、失語症があると、①のことばの想起が困難になります。②では構音障害があるとスムーズに伝えられません。受け手側となると、④声は聞こえても、⑤のことばの理解は意識障害、記憶障害、失語症、そのほか高次脳機能障害があると問題が生じます。また、①〜⑤まで一見問題がないようにみえても、⑤から①に戻る、つまり伝達された情報に対して返答するときに、受けた情報とは文脈の異なる返事をすることがあります。

　脳神経疾患では、コミュニケーションのどこに問題があるか、患者の状態に応じて理解する必要があります。

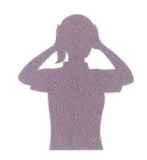

**アンサー132** 意識障害者とのコミュニケーションは、外界からの刺激を認識しているか、刺激に対する反応を起こせているか、表情や eye sign などの非言語的な表現方法をいろいろ試しながら意思の疎通の可能性を探ります。

## 1) 意識障害とは

　意識は、大脳と上行性網様体賦活系により維持されています[3]。上行性網様体賦活系とは、脳幹部の中心にある神経細胞と連絡線維が混在している部位[4] です。脳幹網様体から視床を含め、大脳皮質に至る経路を上行性網様体賦活系といい、末梢からの感覚刺激を受けることにより大脳皮質は覚醒された状態になるのです。そのため、脳幹、視床、大脳皮質のどこかが障害されると意識障害が起こります。

　脳幹網様体が脳幹部にあることから、脳幹部の損傷では意識の覚醒度が低下し、外界からの刺激に対する反応や自発的な活動が低下します。また、大脳皮質が広範囲に障害されると、外界の刺激に対する反応のなかでも認知的な問題となる意識内容に変化が生じます。

## 2) 意識障害とコミュニケーション

　意識障害のある人とのコミュニケーションは、意識の覚醒度の低下と意識内容について考える必要があります。意識の覚醒度については、よびかけにより開眼する、声のするほうを向くなど、患者の反応により評価します。意識内容の変化では、外界の認知や指示したことに対しての反応が的確かどうか観察します。しかし、意識障害のある患者がなにをどのように感じ、思っているのか、看護師がすべて把握できないこともあります。意識障害から回復した女性が、ICU で医師から受けた病状説明を覚えていました。ICU のベッド周囲で、医師から母親に「娘さんの意識は戻らないかもしれない」と言われたことがすごく悔しかったと、退院後に言っていました。このような例はときどきみられます。意識障害のある人をみたときに、意識がないと決め

つけないで、外界からの刺激を認識しているのかどうか、よびかけながら意思表出を促して確認してください。また、脳神経疾患があると慢性期でも意識の覚醒度には日内変動があるので、入浴後や座位姿勢時など、覚醒状態がよいときにコミュニケーションを図ることでよい反応が得られます。

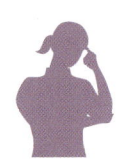

**質問133** **失語症とはなんですか？**

**アンサー133** 失語症とは、大脳半球の言語野を含む領域の器質的損傷により、言語の理解と表出が障害された状態です。言語障害の内容や程度は個人によって異なりますが、言語でのコミュニケーションには障害が生じます。

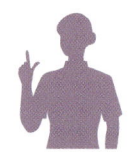

## 1) 失語症とは

失語症とは、大脳半球の言語野を含む領域の器質的損傷によって起こります。言語中枢は右利き者の 95% が、左利きは 70〜80% が左半球にあり、失語症はおもに左半球の損傷によって起こります。「聞く」「話す」（音声にかかわる機能）、「読む」「書く」（文字にかかわる機能）のすべてのモダリティーが障害されます。

## 2) 失語症とコミュニケーション（図2）

失語症の人とコミュニケーションをとるには言語症状の理解が必要であり、言語症状は脳の損傷部位に関連します。

大脳皮質領域の前頭葉の損傷では、ブローカ失語（左下前頭回後部を中心とする広範囲）、発語失行（中心前回・中心後回後部）が起こります。発語失行は発話の障害で、発音時に音のゆがみがあります。側頭葉はウェルニッケ失語、漢字の失読・失書（左側頭葉の後下部）が出ます。頭頂葉は伝導失語（左頭頂葉の角回に近い縁上回を中心とした病巣）で、音韻性錯語（おんいんせいさくご）がありますが、自分で修正できることもあります。また、視床周囲の損傷では、急性期に失語様症状が出ることがありますが、出血の吸収にともない比較的改善するといわれています。被殻（ひかく）では皮質下性失語といい、急性期に注意障害をともなう錯語や喚語困難（かんごこんなん）が出ます [5]。

以下に具体的な症状を示します。

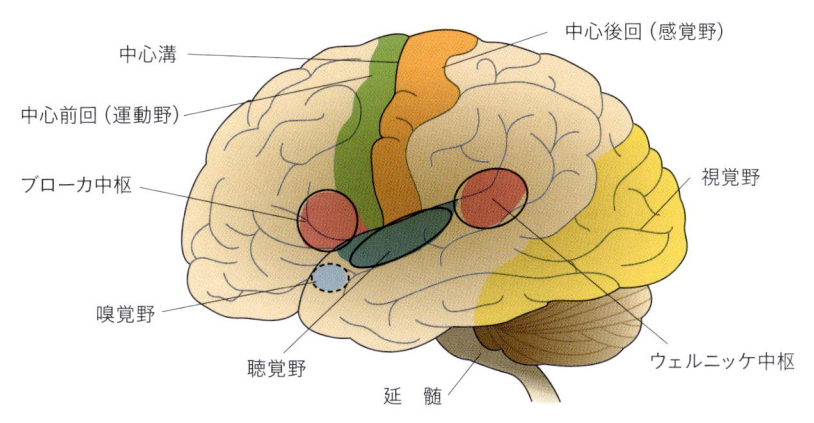

中心溝

中心前回（運動野）

ブローカ中枢

嗅覚野

聴覚野

中心後回（感覚野）

視覚野

ウェルニッケ中枢

延　髄

図2　ブローカ中枢とウェルニッケ中枢

- **喚語困難**：なにか言おうとしたときにことばが思い出せない状態で、失語症にもっとも多い症状です。少し待つと正しいことばが出る（遅延反応）、誤ったことばを自分で言い直す（自己修正）、ことばが出てこないので別の言い方で説明する（迂言）ことです。
- **錯語**：ことばを言い間違えることです。音韻性錯語は、言いたいことばが推定できる程度に音を誤ることです（例：みかん→にかん、いかん、みんかなど）。語性錯語は、言いたいことばが推定できる程度で語を誤ることです（例：みかん→りんご）。
- **新造語**：言いたいことばが推測できないくらいの音を誤ることです（例：みかん→さんが）。
- **ジャーゴン**：意味のとれない発語が連続します。
- **保続**：同じことばが何度も繰り返されます（例：お名前は？→佐藤です、ご住所は？→佐藤です）。
- **再帰性発話（残語）**：「全失語」などの重度の失語症で、話そうとすると同じ音や語が繰り返し出てきます（例：お名前は？→もしもし、いま何月ですか？→もしもし）。
- **統語の障害**：ことばの想起ができてもことばをつなげて文を構成できなかったり、助詞が抜けます（例：「今日　行く　病院」や「病院　行く　今日」など）。
- **聴覚的理解**：聴覚には問題ないが、ことばを聴いて理解することがむずかしいです。
- **読むことの障害**：読んでも理解できない、あるいは意味が理解できても音読できません。
- **書字の障害**：文字を書けない、あるいは文字を書き移すことができません。

　失語症の人は、言いたいことが言えない、自分のことをわかってもらえないことや、ジェスチャーで表現しようとしても運動麻痺があるなど、コミュニケーションがうまくできないことに対してストレスを抱えています。また、失語症の人は、物品の名前を言えなくても、その物品の使用方法は理解しています。見当識も保たれているので、

コミュニケーションをとるときには、失語症の人を傷つけるような対応にならないよう注意しましょう。

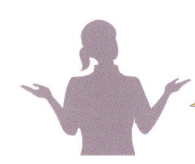

**質問134** 構音障害とはなんですか？

**アンサー134** ことばを発する運動器官（下顎、舌、口唇や軟口蓋など）の障害により、呂律（ろれつ）が回らない、イントネーションがおかしい、音が濁る、声の大きさや高さが単調になるなど、ことばを話すことに関する障害をいいます。

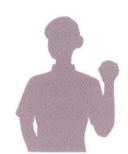

## I) 構音障害とは（図3）

構音とは、声・発音・韻律（いんりつ）（プロソディー）をつくることであり、呼吸器・喉頭・咽頭から口腔に至る諸器官の運動と定義されています[6]。脳血管障害、脳腫瘍、神経変性疾患、脱髄疾患、筋疾患などで生じる構音障害は後天性であり、運動障害性構音障害といいます。運動障害性構音障害には、錐体路系の障害（運動麻痺）、錐体外路系の障害（不随意運動や筋硬直など）、小脳の障害（協調運動の障害）などの症状が出現します。錐体路系の障害では、①大脳皮質の運動中枢から延髄の脳神経核まで、②脳神経核と脳神経核から各筋までの脳神経の、つまり皮質延髄路のどこかが損傷すると構音障害をきたします。①は上位運動ニューロン、②は下位運動ニューロンとよばれ、①の障害では仮性球麻痺といい、舌咽・迷走・舌下神経が障害されます。②では運動核以降、末梢神経に両側性に障害されると球麻痺になります。偽（仮）性球麻痺、球麻痺はどちらにも構音障害が起こりますが、偽（仮）性球麻痺のほうが構音障害が比較的重度になり、球麻痺では構音障害より嚥下障害や嗄（さ）声の重症度が高くなります[7]。

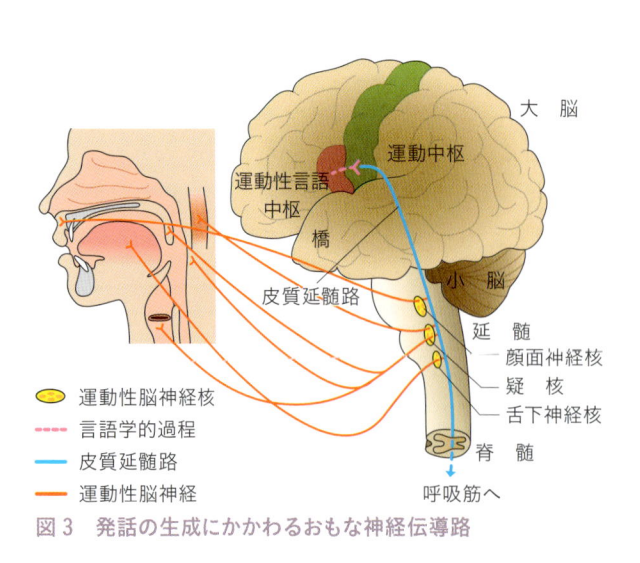

図3　発話の生成にかかわるおもな神経伝導路

## 2) 構音障害とコミュニケーション

　運動障害性構音障害のなかで、偽（仮）性球麻痺にともなう発話の障害を痙性構音障害といいます。皮質延髄路の両側が損傷されると、顔面と舌の運動範囲の制限や筋力低下が起こり、発話は短く途切れ、舌と顔面の運動麻痺により構音のゆがみ（母音がわかりにくい、引きずるような発話）があり、発話速度が遅く、声の高さや大きさが単調になります。皮質延髄路の一側性の障害では、損傷した皮質延髄路の反対側の舌と顔面下部に運動麻痺が出ます。麻痺側では口角からの流涎がみられますが、構音障害としては両側性障害より軽度です。一方、弛緩性構音障害は球麻痺にともない、脳幹部の脳血管障害や重症筋無力症、多発性筋炎などで発症します。下位運動ニューロンでは損傷された神経部位に応じて症状が異なります。声帯の運動麻痺（反回神経麻痺）が起こりやすく、スースーと息の漏れるような気息性嗄声や発話の短い途切れ、軟口蓋の閉鎖が十分でないことから声が鼻に抜けるような開鼻声になります。

　失語症と構音障害の違いは、失語症は大脳の障害であり、構音障害は運動神経の障害ということです。構音障害では、言語の理解に問題はなく見当識も保たれていますが、運動障害によりスムーズに会話できない状態です。当然のことながら、コミュニケーションにはもどかしさがあり、失語症と同様につねにストレスフルな状態です。脳血管障害では、身体の運動麻痺などもともない、ADL も障害されることからさらにストレスを感じやすいので、コミュニケーションには配慮する必要があります。

　また、構音障害の場合は、ことばはすべてわかっているので、コミュニケーションをサポートするときには 50 音の文字盤でも有効ですが、言語の障害である失語症の人には漢字や絵を用いたコミュニケーションボードなどを使用しましょう。

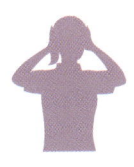

**質問135** 非失語性のコミュニケーション障害とはなんですか？

**アンサー135** 頭部外傷後や右半球症候群、認知症などでは、失語症とは異なり言語の使い方である pragmatic（語用論的）な側面に障害をもつことがあり、認知・コミュニケーション障害といいます。

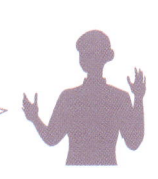

# I) 非失語性のコミュニケーションとは

　頭部外傷による広汎な脳損傷や前頭葉の機能低下によって生じる失語性のコミュニケーション障害は、認知・コミュニケーション障害、または語用論的障害といわれています[8]。頭部外傷患者のコミュニケーション障害は、談話レベルの問題であり、文脈を踏まえた適切な話が困難になります。失語症はなく文法にも問題はなく、「荷物が重いなあ」と言われれば、「少し持ちましょうか？」と言うなど、ことばの背景にある相手の意図を読み取ることがむずかしくなります。場にふさわしい話題を選ぶ、話し手と聞き手が交互に話す、場面に応じてことば遣いを変えることなどができないという問題が生じることがあります。

　頭部外傷以外でも、右半球に損傷があるとコミュニケーションに障害をきたします。運動や感覚の機能は左右の大脳半球が等しく分担していますが、高次脳機能は左右のどちらかの大脳半球が主要な役割を果たします[9]。コミュニケーションに関しては、左半球の損傷では失語症などの言語性コミュニケーション障害が起こり、右半球ではコミュニケーション内容の理解に問題が生じます。右半球の損傷では、話し手の気持ちや意図を推測できないことや、比喩や冗談などの理解が困難であり、場にふさわしくない行動や言動になる、自己中心的な行動や発言がある、そしてそれらの症状を自分で自覚することがむずかしいといわれています。

　脳には機能局在以外に、いろいろな部位が複雑な制御を行いながら全体として円滑に機能を遂行しているので、言語障害以外でもコミュニケーション障害が起こるのです。

### 引用・参考文献

1) 竹内愛子ほか編著．"コミュニケーションの特性とその障害"．脳卒中後のコミュニケーション障害—成人コミュニケーション障害者の理解と援助：失語症を中心に．東京，協同医書出版社，1995, 5.
2) ピーター・B. デニシュほか．神山五郎ほか訳．話しことばの科学—その物理学と生物学．東京，東京大学出版会，1966, 194p.
3) 医療情報科学研究所．病気がみえる vol.7：脳・神経．東京，メディックメディア，2011, 457.
4) 前掲書 3), 40.
5) 酒井保治郎監．よくわかる脳の障害とケア—解剖・病態・画像と症状がつながる．東京，南江堂，2013, 208p.
6) 西尾正輝．ディサースリア　臨床標準テキスト．東京，医歯薬出版，2007, 232p.
7) NTT 東日本伊豆病院看護部．脳卒中（Brain Attack）の治療とケア—急性期の治療・看護と回復期のリハビリテーション看護．内山真一郎監．東京，医学芸術社，2003, 120.
8) 長谷川賢一編．高次脳機能障害．東京，建帛社，2011, 192p.
9) 石合純夫．高次脳機能障害学．第 2 版．東京，医歯薬出版，2012, 6.

# 3章

# 術前・術後看護の質問

Chapter 3

# 1 開頭術

山口大学医学部附属病院脳卒中リハビリテーション看護認定看護師 **北原香織**
愛知県看護協会脳卒中リハビリテーション看護認定看護師教育課程主任教員 **齊藤 泉**

**新人ナースに伝えたいこと**

・患者が安心して周術期が過ごせるよう安楽に配慮し、安全な看護を提供しましょう。
・開頭術について理解し、予測性をもった看護が提供できるようにしましょう。
・合併症の予防は、術後だけでなく術前から行いましょう。

**質問136** 開頭術とはどのような手術ですか?

**アンサー136** 皮膚、筋膜、頭蓋骨、硬膜、くも膜、軟膜を開けて、脳を露出させて行う手術のことです。脳実質（のうじっしつ）、脳血管、脳神経などを直接手術します。

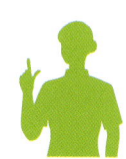

## 1) 開頭術とは

　開頭する部位は病変によってある程度決まっています（**表1**）。開頭範囲を確認することで、どの部位の病変か、どのような症状や合併症が起こるのか予測することができます。

　手術方法は、まず頭部が動かないように金属ピンを用いて、専用の固定器に固定します。皮膚切開後、止血のため頭皮クリップで皮膚をはさみます。筋膜や腱膜を剥離し、頭蓋骨を露出します。頭蓋骨は、専用ドリルで穴をいくつか開け、穴をつなぐ形で切り、取り外します。頭蓋骨を外すと硬膜が露出されるため、ハサミで切り、くも膜で覆われた脳表面を露出させます。脳表面を軽く圧迫しながら、病変へアプローチし治療します。

表1　開頭部位と適応疾患

| 開頭部位 | 手術経路 | 適応疾患 | 部　位 | 皮膚切開部位（ - - - ）と 開頭部位（ ■ ）例 |
|---|---|---|---|---|
| 前頭側頭 | 外側溝（シルビウス裂）経由 | ・動脈瘤<br>　中大脳動脈瘤<br>　前交通動脈瘤<br>　内頚動脈後交通動脈分岐部動脈瘤など<br>・腫瘍<br>　前床突起部髄膜腫など | 前頭葉<br>側頭葉<br>（頭頂葉） | |
| 両側前頭 | 前頭蓋底あるいは大脳間裂経由 | ・動脈瘤<br>　前交通動脈瘤<br>　前大脳動脈遠位部動脈瘤など<br>・腫瘍<br>　前頭蓋底髄膜腫<br>　頭蓋咽頭腫など | 前頭葉 | |
| 頭　頂 | 円蓋部病変あるいは前頭頭頂葉経由 | ・動脈瘤<br>　前大脳動脈遠位部動脈瘤など<br>・腫瘍<br>　円蓋部髄膜腫や脳室内腫瘍など | 頭頂葉 | |
| 側　頭 | 側頭葉病変あるいは側頭窩経由 | ・動脈瘤<br>　脳底動脈先端部動脈瘤など<br>・浅側頭動脈−中大脳動脈吻合術<br>・腫瘍<br>　中頭蓋窩髄膜腫<br>　上部脳幹部腫瘍など | 側頭葉 | |
| 正中後頭下 | 後頭蓋窩外側病変あるいは後頭蓋窩錐体骨面経由 | ・動脈瘤<br>　後下小脳動脈遠位部動脈瘤など<br>・腫瘍<br>　第四脳室内腫瘍<br>　後頭蓋窩正中部血管芽腫など<br>・奇形<br>　キアリ奇形など | 小脳<br>後頭葉 | |
| 外側後頭下 | 後頭蓋窩外側病変あるいは後頭蓋窩錐体骨面経由 | ・動脈瘤<br>　椎骨動脈後下小脳動脈部動脈瘤など<br>・腫瘍<br>　聴神経腫瘍、錐体骨面髄膜腫など<br>・機能外科<br>　三叉神経痛<br>　片側顔面けいれん | | |

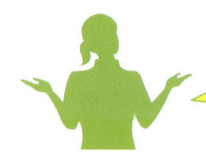

**質問137** どのような疾患に対して行われますか？

**アンサー137** 脳動脈瘤、脳出血、脳腫瘍、頭部外傷（急性硬膜外血腫、急性硬膜下血腫）、脳血管狭窄または閉塞、脳動静脈奇形、顔面けいれん、三叉神経痛、脳ヘルニアの予防などがあります。

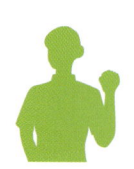

## 1) 適応疾患

　開頭術の適応疾患はさまざまです。手術方法により術後の注意点が異なります。どのような疾患に対して、どのような手術が実施されたか確認します（表2）。

表2　疾患と術式と脳ドレーン

| 疾　患 | 術　式 | 手術内容 | 留置される可能性があるドレーン |
|---|---|---|---|
| 未破裂脳動脈瘤 | 脳動脈瘤頸部クリッピング術 | 血管を露出させ、病変部に血流がいかないようにクリップで遮断する | 皮下ドレーン |
| くも膜下出血 | 脳動脈瘤被包術 | 脳動脈瘤壁を補強する | 脳槽ドレーン 脳室ドレーン スパイナルドレーン |
|  | 脳動脈瘤トラッピング術 | 脳動脈瘤の前後2カ所で遮断する |  |
| 脳出血 | 血腫除去術 | 脳内の血腫を取り除く | 脳室ドレーン 硬膜外ドレーン 皮下ドレーン |
| 脳腫瘍 | 腫瘍摘出術 | 腫瘍を摘出 | 皮下ドレーン 腫瘍内ドレーン |
| 頭部外傷（急性硬膜外血腫、急性硬膜下血腫 | 血腫除去術 | 硬膜外、硬膜下にある血腫を除去する | 硬膜外ドレーン 皮下ドレーン |
| 脳血管狭窄、閉塞 | 脳血管吻合術 | 脳血管を吻合し、血流を補う（浅側頭動脈−中大脳動脈吻合、後頭動脈−後下小脳動脈吻合） |  |
| 脳動静脈奇形 | ナイダス（nidus）摘出術 | 奇形部位が形成する異常な血管の塊（ナイダス）を摘出する | 硬膜外ドレーン 皮下ドレーン |
| 三叉神経痛 | 微小血管神経減圧術 | 圧迫されている血管や神経に対して、テフロン綿などを用いて責任血管を固定し圧迫解除する | 硬膜外ドレーン |
| 顔面けいれん |  |  |  |
| 脳浮腫 | 外減圧術 | 頭蓋骨、硬膜を除去し脳の逃げ道をつくり、脳ヘルニアを予防する |  |
|  | 内減圧術 | 神経症状が出現しにくい脳実質を切除し、頭蓋内圧の逃げ道をつくり、脳ヘルニアを予防する |  |

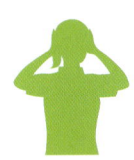

**質問138** 術前にすることはなにがありますか？

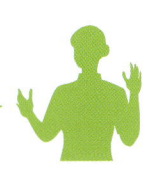

**アンサー138** ①患者状態の把握、②手術が安全に行われるための準備、③患者さんの不安軽減を行います。

## 患者状態の把握

　術前の患者状態は、術後の状態観察時の指標になります。既往歴や内服薬を把握することで、術後の呼吸・循環動態の変動や感染、深部静脈血栓症（deep vein thrombosis：DVT）、褥瘡などの合併症が予測でき、術前から対策を立て予防します。

## 手術が安全に行われための準備

　術前の準備として、検査やインフォームド・コンセント、指示を確認します（**表3**）。抗凝固薬や抗血小板薬を内服している場合は、術前中止基準があり確認が必要です（**表4**）。ラテックスやリドカインなどのアレルギーの有無を確認し、医師や手術担当看護師と情報を共有します。術前の感染予防策として、口腔内清潔保持のための口腔ケアを行い、頭皮や毛髪の清浄化のために洗髪します。ネイルは血中酸素飽和度の測定が正確にできず、術中の呼吸状態の評価が困難になるため除去します。指輪や金属類は熱傷の危険があるため外します。DVTのリスクがある場合は、下肢の運動を術前から実践することが大切です。

## 患者の不安軽減

　手術を受ける患者は漠然とした不安を抱えており、少しでも軽減した状態で手術に臨めるよう支援を行います。

　インフォームド・コンセントは、手術方法だけでなく合併症の説明もするため緊張感が高まり、不安が容易に増強します。同席し、患者や家族が緊張せずに質問しやすい雰囲気をつくります。理解度を

表3　術前確認事項

| 検査 | □血液検査<br>（血液型、感染症、末梢血、血液凝固、生化学）<br>□胸部単純X線写真<br>□心電図<br>□肺機能検査（必要時） | 患者情報 | □既往歴<br>□アレルギー<br>□義歯<br>□コンタクトレンズ<br>□外れない指輪<br>□マニュキュア |
|---|---|---|---|
| 確認薬剤 | □抗凝固薬<br>□抗血小板薬 | 確認事項 | □食事中止時間<br>□飲水禁止時間<br>□術前内服薬指示<br>□術前輸液指示<br>□手術室入室時間<br>□手術室持参物品 |
| 同意書 | □手術同意書<br>□麻酔同意書<br>□輸血同意書<br>□身体行動制限同意書<br>□深部静脈血栓症予防同意書 | | |

**表4　術前中止薬代表例**

| 分　類 | 一般名 | 代表的な商品名 | 休止期間の目安 |
|---|---|---|---|
| 抗血小板薬 | アスピリン | バイアスピリン® | 7〜14 日 |
| | チクロピジン塩酸塩 | パナルジン® | 7〜14 日 |
| | クロピドグレル硫酸塩 | プラビックス® | 7〜14 日 |
| | シロスタゾール | プレタール® | 3 日 |
| 抗凝固薬 | イコサペント酸エチル（EPA） | エパデール | 7〜10 日 |
| | ダビガトランエテキシラートメタンスルホン酸塩 | プラザキサ® | 24 時間〜4 日 |
| | リバーロキサバン | イグザレルト® | 24 時間以上 |
| | アピキサバン | エリキュース® | 24 時間以上（出血リスクが低）<br>48 時間（出血リスクが中から高） |
| | ワルファリンカリウム | ワーファリン | 3〜5 日 |
| 脳循環・代謝改善薬 | イブジラスト | ケタス® | 3 日 |

　確認し、必要に応じて医師の説明をわかりやすく伝え、不安軽減に努めます。

　術後が想像できるように、帰室時の状態（質問 141 参照）を説明します。疼痛や悪心など予測される症状の緩和方法や、離床の目安についての説明も有効です。手術担当看護師と連携し、手術室入室から麻酔導入までの流れの説明や室温調整などの希望を確認することで、恐怖心や緊張感が増強しないように支援します。説明されると不安が増強する場合があるため、患者のニーズや反応を見ながら説明します。

　緊急手術の場合は、生命危機的状況に陥っている場合が多いです。状態変化がないか注意深く観察し、刺激などでバイタルサインに変動をきたさないよう、処置やケア、移乗時、搬送時はとくに気を付けます。

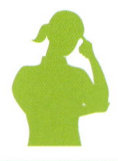

**質問139　合併症にはなにがありますか？**

**アンサー139**　出血、脳虚血、脳浮腫、神経損傷、けいれん、感染症、縫合不全、DVT などがあります。

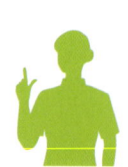

# I) 開頭術の合併症

　合併症を理解することで、術後に観察すべきポイントが明らかになります。合併症予防は、術後だけでなく術前から継続して行うことが重要であり、術後の患者状態を左右するといっても過言ではありません。どのような合併症があるか理解し、術前から予防策を行います。

　もっとも注意する必要があるのは、出血と脳浮腫です。出血や脳浮腫では頭蓋内圧が亢進し、生命危機的状況に陥る可能性があります。頭蓋内圧を上昇させないケア、症状を見逃さない観察力が重要です。

　出血は、一般的に術直後から48時間以内に起こるといわれており、手術部位の頭蓋内出血や開頭による硬膜下血腫・硬膜外血腫があります。出血を予防するためには、血圧の管理が重要です。血圧が高くなると、手術操作により脆弱になっている血管や脳組織に圧がかかり、出血します。しかし、出血に気をとられ血圧を下げすぎると、脳血流が低下し脳虚血を起こしてしまいます。高すぎない、低くなりすぎないよう至適な血圧に保持します。

　手術操作によって微小血管壁が損傷されると、血液脳関門の破綻が起こり、血管浸透圧が上昇し、脳細胞内に水分が貯留し脳浮腫が起こります（血管性脳浮腫）。通常2〜3日をピークに軽減します。頭部の挙上や頸部の過度な屈曲を避けるポジショニングを行い、脳からの静脈還流を促し予防します。

　神経を損傷すると、麻痺や感覚障害などの症状が出現します。医師より術中の情報を得て、予測した観察を行います。

　大脳表面を損傷すると、けいれんが起こることがあります。また、手術操作だけでなく、術後出血によってけいれんが起こることもあります。なぜけいれんが起こったのか、原因を考えることが大切です。けいれん時の観察や対応を念頭に置き、すぐに対応できるよう準備しておきます（「2章4けいれん」参照）。

　開頭術でみられる手術部位感染は、髄膜炎や脳膿瘍、創部感染などです。髄膜炎が疑われるときは、項部硬直、ケルニッヒ徴候やブルジンスキー徴候など特有な症状を観察します。脳は感染に弱く、感染すると治癒に時間を要すうえに、意識障害など後遺症を残すことがあります。術前の感染予防ケアや術後の創部・ドレーン管理、栄養状態の改善など、いかに予防するかが重要です。そのほか、遠隔部位感染として、気管挿管や嘔吐による呼吸器感染症、尿道カテーテルによる尿路感染症などがあります。

　創部の血流障害や感染によって創部が離開することがあります。一度離開すると、治癒が遅延してしまいます。さらに悪化すると、皮弁を形成するなど整容や生活に支障をきたすことがあります。創部を良好な状態で維持できるように支援します（質問143参照）。

　開頭術は長時間の手術や術後の安静、下肢麻痺などにより、『DVTガイドライン』で中リスク以上に該当します[1]（**表5**）。術後、確実に歩行できるまでは、DVT予防

表5　深部静脈血栓症リスクレベル：脳神経外科手術（文献1より転載）

| リスクレベル | 脳神経外科手術 | 予防法 |
| --- | --- | --- |
| 低リスク | 開頭術以外の脳神経外科手術 | 早期離床および積極的な運動 |
| 中リスク | 脳腫瘍以外の開頭術 | 弾性ストッキング<br>あるいは<br>間欠的空気圧迫法 |
| 高リスク | 脳腫瘍の開頭術 | 間欠的空気圧迫法<br>あるいは<br>低用量未分画ヘパリン |
| 最高リスク | （静脈血栓塞栓症の既往や血栓性素因のある）脳腫瘍の開頭術 | （低用量未分画ヘパリンと間欠的空気圧迫法の併用）<br>あるいは<br>（低用量未分画ヘパリンと弾性ストッキングの併用） |

（低用量未分画ヘパリンと間欠的空気圧迫法の併用）や（低用量未分画ヘパリンと弾性ストッキングの併用）の代わりに、用量調節未分画ヘパリンや用量調節ワルファリンを選択してもよい。
血栓性素因：先天性素因としてアンチトロンビン欠損症、プロテインC欠損症、プロテインS欠損症など、後天性素因として、抗リン脂質抗体症候群など。

対策を行います。

**質問140** 術中の情報収集はなにをしたらよいですか？

**アンサー140** 手術部位、術式、手術時間、術中トラブルの有無、水分出納（輸液や輸血量、出血量や尿量）、ドレーンの有無、位置や種類を確認します。

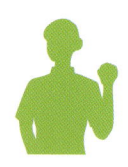

## I) 術中の観察項目

　手術部位や術式、経過を確認することで、障害出現を予測した観察ができます。術中の予期しない出血や神経損傷などの情報は必ず確認し、損傷部位から予測できる症状を重点的に観察し、異常の早期発見へつなげる必要があります。

　水分出納は、脳浮腫予防のため重要な観察項目です。出血量は、貧血による酸素運搬能力や循環血液量の低下により、虚血症状を引き起こす危険性があります。全身麻酔や手術侵襲による循環維持や脱水予防のため、術中は輸液を多くしプラスバランスに維持されています。しかし、手術侵襲により浸透圧が亢進し、サードスペースに水

分が移行するため、血管内は脱水状態になっていることがあります。水分出納のみでなく、尿の性状や全身浮腫の有無など、さまざまな情報からの判断が必要です。

　術式によって、ドレーンが留置される場合があります（**表2**）。ドレーンの種類によって管理方法が異なるため、必ず確認します。

**質問141** ▶ 術後はどのような状態で戻ってきますか？

**アンサー141** ▶ 酸素投与、輸液投与（末梢・中心静脈）、尿道カテーテルが挿入された状態で、ストレッチャーで帰室します。脳ドレーンや胃管が留置されていることもあります。

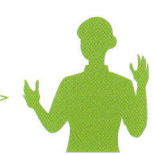

## 1) 術後の状態

　術後にどのような状態で戻るかを知ることで、予測性をもった対応ができます。術後の状態に対応できる準備（**表6**）をすることで、慌てることなく落ち着いた対応ができます。

　全身麻酔の影響によって、必ずストレッチャーで帰室します。呼吸抑制による低酸素血症予防のため、一定期間は酸素投与を行います。手術経過によっては、鎮静を継続し、気管挿管の状態で帰室することもあります。どのような状態で帰室するのか、手術終了時に確認が必要です。循環維持や術後の脱水予防のため、輸液が継続されます。水分出納、尿量観察のため、尿道カテーテルが挿入されています。

　手術方法によっては、脳ドレーンが留置されることがあります（**表2**）。どのような脳ドレーンが留置されるか予測したうえで、ドレナージスタンドなどの準備を行います。

　胃管が留置されていれば、嘔吐予防のためにドレナージの準備をします。

**表6　術後の準備物品**

| | |
|---|---|
| **呼吸管理** | 酸素吸入器または人工呼吸器<br>パルスオキシメーター<br>聴診器<br>吸引器、吸引チューブ |
| **循環管理** | 心電図モニター（必要時）<br>血圧計<br>点滴スタンド、輸液ポンプ |
| **体温管理** | 体温計<br>電気毛布（必要時） |
| **そのほか** | ドレナージスタンド（必要時）<br>胃管ドレナージチューブ、バッグ<br>ガーグルベイスン |

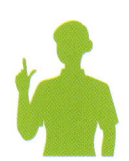

アンサー142 経時的な観察、出血予防、脳浮腫予防、感染予防、疼痛コントロール、危険防止、ドレーン管理、褥瘡予防です。

## 1) 術後看護のポイント

　術後はバイタルサインや意識状態、麻痺や瞳孔など、神経症状の確認が必須です。術直後はもちろん、変化がないか経時的に観察することが重要です。

　出血予防のため、血圧を上昇させないケアが重要です。血圧の上限や下限値の指示を医師に確認したうえで、降圧薬を使用し至適な血圧を維持します。吸引などの処置や疼痛、ストレスは血圧を上昇させる要因です。降圧薬の使用だけでなく、疼痛の軽減や精神的安定を図ることも大切です。処置をする際は声をかけ、素早く行います。疼痛の程度を critical-care pain observation tool（CPOT）や numerical rating scale（NRS）などで客観的に評価し、鎮痛薬の使用やクーリングなど、快への介入で疼痛緩和を図ります。鎮痛薬を使用したときは鎮痛効果を確認し、効果がなければ鎮痛薬を変更するなど、あらたな方法を検討します。鎮痛薬を使用すると、血管拡張作用などで血圧が低下することがあるため、脳虚血に陥らないよう注意が必要です。ICU滞在や点滴、尿道カテーテル留置などの慣れない環境や安静によって、ストレスは増強します。室温や音、照明など、患者の好む環境になるよう配慮します。そばに付き添い、声かけや行ってよいことを説明すると安心感が得られます。尿道カテーテルの違和感が我慢できない場合は、固定を確実に行うことで軽減できることがあります。

　脳浮腫予防のため、頭部挙上や水分過多にならないような水分出納管理を行います。また、発熱は脳温の上昇や脳代謝を亢進させ脳浮腫を引き起こす可能性があります。発熱が持続した場合は、解熱薬の使用やクーリングを行い体温が上昇しないようにします。術後の免疫機能の反応として発熱することがありますが、この場合は高熱になることは少なく、時間経過とともに解熱します。注意すべきは、感染による発熱です。術後の急激な発熱や数日経過後の発熱は、感染の可能性が考えられます。安易に解熱薬を使用するのではなく、感染の可能性を考え創部の感染徴候や遠隔部位感染がないか観察し、医師へ報告する必要があります。鎮痛薬やステロイド薬を使用しているときは、発熱を見逃してしまうことがあります。血液検査で炎症所見がないか確認が必要です。

術直後は麻酔薬の影響が残存して、意識状態が悪いのか、麻酔から覚醒していないのか判断に困ることがあります。JCSやGCSで短時間に繰り返し評価を行い、判断します。覚醒していないにもかかわらず、正しく返答することがあります。返答が得られたからと安心していると、点滴ルートやドレーン類の自己抜去、安静保持ができず血圧が上昇するなど、重大な事故につながる可能性があります。必要なことは繰り返し観察、説明することが大切です。とくに点滴やドレーン類についての説明は繰り返し行います。安易に抑制するのではなく、行動を見守るなど工夫をし、安全確保をします。

　ドレーン管理は、開頭術には大切なケアです（「3章6脳室ドレナージ」参照）。排液量や性状、管理方法、指示を必ず確認します。性状や量の変化は異常の可能性があるため、早急に医師へ報告します。

　手術体位によって褥瘡形成している場合があります。全身の皮膚の観察を怠ると、褥瘡を悪化させる危険性があります。術後は皮膚の観察とともに、除圧を行い悪化を防止します。

> **質問143** 創部はどのように管理したらよいですか？

> **アンサー143** ほとんどの場合、剃毛（ていもう）は必要ありません。術後48時間まではフィルムドレッシング材で保護し、その後保護は不要で洗髪も行います。

## I) 創部管理

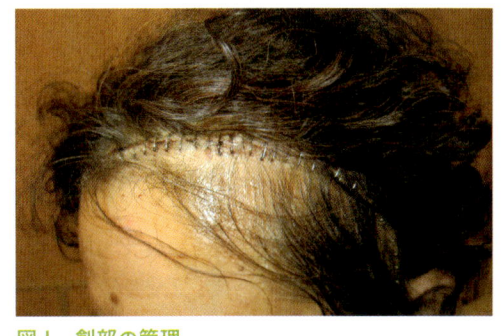

**図I　創部の管理**
解放している創部。

　予定手術の場合は、無剃毛で手術することが多いです。緊急手術の際に剃毛をする場合があり、直前に電気クリッパーを用いて行います。

　創部は術直後に血液などを洗い流し、フィルムドレッシング材で保護します（**図I**）。ドレッシング材で閉鎖することで湿潤環境をつくり、創部治癒環境を保ちます。創部の状

態はドレッシング材の上から観察します。創部からの出血や感染徴候（腫脹、発赤など）がなければ、消毒や交換は行いません。出血や浸出液がある場合はガーゼで保護します。感染徴候があれば、ドレッシング材での閉鎖はせず、医師に報告し適切な処置を行います。

48〜72時間経過すれば上皮化するといわれおり、この時期を過ぎれば保護は不要で、洗髪も可能です。しかし、患者が無意識に触ることで創部が離開する場合があります。創部を触らないよう説明し、協力を得ることが重要です。協力が得られない場合は、帽子やドレッシング材を使用し、保護します。創部を引っ掻いて傷つけないよう、つめを短くしておくことも大切です。

血流障害による色調変化は、創離開や壊死を起こす危険性があります。創部の圧迫による血流障害を予防するために、同一体位で過ごさないようにします。とくに後頭部は臥床による圧迫時間が長く、注意が必要です。

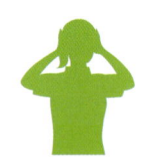

**質問144** ▶ 離床時はなにに注意するとよいですか?

**アンサー144** ▶ 発熱がなく、疼痛が軽減している時間を選択し、離床可能か判断したうえで、起立性低血圧、肺塞栓症、不整脈などの合併症に注意しながらルート類の事故抜去や転倒がないよう安全に行います。

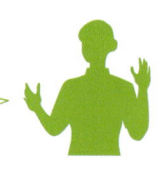

## I) 離床時の注意点

術後早期の離床は、臥床による合併症予防や体力回復につながります。しかし、むやみに離床すると合併症を引き起こす危険性があり、離床可能か見極めることが重要です。とくに初回の離床は、合併症出現の危険性が高いため注意が必要です。

離床可能か判断するポイントは、発熱や血圧、意識状態の変動がない、脱水状態ではないなど、全身状態が安定していることです。疼痛が軽減していることも大切なポイントです。

離床による合併症は、起立性低血圧、肺塞栓症、不整脈、ルート類の事故抜去などです。離床する際は、モニタリングを行いながら症状の出現がないか観察し、ルート類を整理するなど、環境を整え危険防止に努めます。

術後の起立性血圧低下は直接脳血流に影響を与え、意識障害や麻痺など神経症状を

引き起こす危険性があります。予防のポイントは、離床前からベッド上で動くことです。全身状態が落ち着き次第、体位変換や関節可動域訓練などを行います。関節可動域訓練は動かすだけでなく、力を入れる動作を加えるようにします。

脱水状態は循環血液量が低下し、離床することで心拍数の上昇や血圧の低下をきたします。利尿が促進され低カリウム血症であれば、心室性期外収縮を起こしやすく、心負荷がかかり致死的不整脈を引き起こす危険性があります。離床前に、水分出納や血液検査などで脱水状態がないことを確認します。

下肢静脈血栓により、肺塞栓症を発症しショック状態になる危険性があります。離床前に、下肢の腫脹や色調変化、ホーマンズ徴候、ローエンベルグ徴候、血液検査でD-ダイマーの上昇がないか観察します。症状があればすみやかに医師へ報告し、静脈血栓の有無を確認します。

離床時のルート類の事故抜去や筋力低下のために、転倒する場面にはよく遭遇します。離床時にはルート類を整理し、すべらない靴の使用やすぐに支えられる位置で介助するなど、安全に配慮したケアを行います。

疼痛があると、動きたくないという心理や動くことで疼痛が増強するのではないかという恐怖感により、離床が進まないことがあります。動いた結果、疼痛が増強すれば恐怖感は増強し、さらに離床が進まず悪循環に陥ります。疼痛の程度をスケールなどで客観的に評価し、疼痛が軽減している状態で離床を行います。疼痛の程度は個人差が大きいため、患者と鎮痛目標を決定することが大切です。

---

**グッと解説** 🖋 **ホーマンズ徴候とローエンベルグ徴候**

・ホーマンズ（Homans）徴候：膝を軽くおさえ、足関節を背屈すると下腿三頭筋（腓腹部）の疼痛がみられる。
・ローエンベルグ（Lowenberg）徴候：腓腹部をマンシェットで加圧すると100〜150 mmHg で疼痛がみられる。

---

 **質問145** 退院時の患者指導で大切なことはなんですか？

**アンサー145** パンフレットなどを用いて、創部の観察、日常生活の注意点、内服薬や異常時の対応を説明します。禁止事項だけでなく、行ってよいことも説明します。

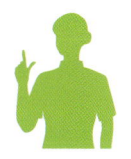

# I) 退院時の患者指導

　鏡を使用し、創部の発赤や腫脹、浸出液の有無を観察するよう指導します。創部を他人に見られることを苦痛に感じる場合は、帽子などで保護することを勧めます。

　生活で注意することはとくにありませんが、想像以上の体力低下があります。無理のない範囲で徐々に動くように説明します。生活習慣病の予防のためにも、適度な運動をするよう説明します。場合によっては、血圧管理、禁煙や食事指導も行います。内服方法、退院後の受診日や異常時の対応や連絡先を伝えることで、安心感につながります。

　状況によってはリハビリテーション病院へ転院することもあります。継続看護のため、個別的なケアがわかるような情報提供書を作成します。

　飛行機の搭乗や髪のカラーリングについて質問を受けることがありますが、通常はとくに制限はありません。

### 引用・参考文献

1) 肺血栓塞栓症／深部静脈血栓症（静脈血栓塞栓症）予防ガイドライン作成委員会. 肺血栓塞栓症／深部静脈血栓症（静脈血栓塞栓症）予防ガイドラインダイジェスト版. https://www.medicalfront.biz/html/06_books/01_guideline/,（2017年10月閲覧）.
2) 永田和哉ほか. 脳神経外科の基本手技：糸結びからクリッピングまで. 東京, 中外医学社, 2003, 294p.
3) 医療情報科学研究所. "頭蓋内圧亢進". 病気がみえる vol.7：脳・神経. 東京, メディックメディア, 2011, 128-32.
4) 近藤靖子. "外科手術の看護". カラービジュアルで見てわかる！はじめての脳神経外科看護. 近藤靖子編. 大阪, メディカ出版, 2014, 50-81.
5) 上野泰. "開頭する"ということは？. ブレインナーシング. 31 (8), 2015, 728-31.
6) 福田健治. 開頭術後のケア黄金の掟①創部・ドレーン管理. ブレインナーシング. 31 (8), 2015, 755-9.
7) 菊池隆幸. 開頭術後のケア黄金の掟③出血性・虚血性合併症へのケア. 前掲書6), 765-9.

# 2 血管内治療

広島市立病院機構広島市立広島市民病院西5階病棟／
脳卒中リハビリテーション看護認定看護師　**田丸千恵**

日本赤十字広島看護大学老年看護学教授　**百田武司**

| 新人ナースに伝えたいこと | ・血管内治療は、脳神経疾患に欠かせない治療の1つであり、現在も発展し続けています。<br>・患者に安心して治療を受けてもらうためには、治療の目的や特徴を理解しておく必要があります。<br>・開頭手術とは異なる血管内治療に特有な治療前後の看護について理解しましょう。 |
| --- | --- |

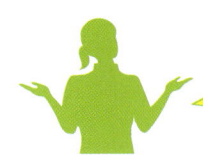

**質問146** 血管内治療とはどのような治療ですか？

**アンサー146** 頭を切らない低侵襲（ていしんしゅう）な治療で、大腿動脈などからカテーテルを入れて、血管の中から病変を治療する方法です。

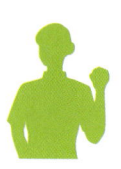

## 1) 血管内治療とは

　血管内治療とは、皮膚を切ったり頭蓋骨を割ったりすることなく、大腿動脈あるいは上腕動脈から血管の中にカテーテルを入れて、頭頚部の血管へ到達して治療する方法です。

　この治療は局所麻酔でも施行可能であり、低侵襲な治療のため、患者への負担が少なく全身状態の悪い症例や高齢者も治療可能、治療が短時間で治療後の入院期間も短く、さらには開頭術での治療が難しい脳の深部にある病変も治療可能という利点があります。しかしその一方で、血管内から病変へアプローチするため、心臓から遠いほど治療が難しく、血管の損傷・閉塞・破裂などが生じた場合、直視下で行う開頭術と比べ症状が重篤になる危険性があることや、長時間の治療では被曝による脱毛などの合併症が起こるといった欠点もあります。

## 治療の流れ

　大腿動脈あるいは上腕動脈に局所麻酔を行い、イントロデューサーシース（以下、シース）を穿刺して挿入した後、ヘパリンナトリウムを経静脈投与し、全身ヘパリン化を行います。血管内に異物を挿入して行う治療であり血栓を形成しやすいため、術前より抗血小板薬を服用し、術中はヘパリン化、術後も抗血小板薬の服用を継続します。シースからガイディングカテーテルを頚部の血管まで誘導し、その中にマイクロカテーテルを通して脳の病変部に到達させ、コイルなどを挿入して病変部を閉塞させます。血管を拡張させる場合は、拡張用のバルーン（風船）の付いたカテーテルやステントといわれる金属製の筒を病変部に通して血管を広げます。治療が終了すれば、シースを除去し止血をします。止血には、用手圧迫と止血デバイスによる2つの方法があります。

> **グッと解説** ✎　**右大腿動脈を穿刺する理由**
>
> 血管撮影で使用するシースは4Frですが、血管内治療では6〜9Frの太いシースを使用します。大腿動脈は太い血管であり、穿刺しやすいだけでなく、カテーテル操作が比較的容易です。また、右大腿動脈は、解剖学的に病変部に至るまでの血管の走行が直線的であり、病変部まで到達しやすいためです。

**質問147** ▶ 血管内治療はどのような疾患に行われますか？

**アンサー147** ▶ 脳動脈瘤（りゅう）、脳動静脈奇形、硬膜動静脈瘻（ろう）、動脈狭窄症（内頚動脈、椎骨動脈、鎖骨下動脈）、急性期脳梗塞などに行われます。

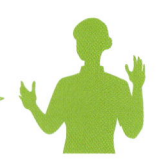

　血管内治療は、病的な血管を詰める塞栓術（そくせんじゅつ）と、狭窄または閉塞した血管を拡張・再開通する血管形成術の2つに大きく分類されます。

# 1) 塞栓術

## 脳動脈瘤コイル塞栓術

脳動脈瘤コイル塞栓術は、動脈瘤（破裂、未破裂）の中に金属コイルを詰めて閉塞し、破裂を予防する治療です。詳しくは、「1章3くも膜下出血」を参照してください。

## 血管塞栓術

血管塞栓術は、脳動静脈奇形の開頭摘出術や放射線治療などの前に、栄養動脈を閉塞物質で閉塞し、摘出時の大量出血の予防、脳動静脈奇形のサイズを縮小させるために行われる治療です。詳しくは、「1章4脳動静脈奇形」を参照してください。

## TVE、TAE

硬膜動静脈瘻は、硬膜上で動脈と静脈がつながっている（シャント）状態です。この瘻孔を塞ぐために、コイルや液体、あるいは粒子塞栓物質を使用して動静脈短絡を消失させます。

### TVE

経静脈的塞栓術（transvenous embolization：TVE）とは、静脈からカテーテルを入れて、静脈洞そのものを閉塞する方法です。静脈を閉塞すると、瘻孔を介して動脈血が流入できなくなり、根治が望めます。

### TAE

経動脈的塞栓術（transarterial embolization：TAE）とは、動脈からカテーテルを入れて、静脈洞に入っている動脈を閉塞する方法です。何本もの動脈が関与していることが多く、すべての動脈を塞栓する必要があり困難なため、一般的に TAE で根治させることは難しいとされ、補助的な治療として行われます。

## 脳腫瘍栄養血管塞栓術

脳腫瘍は栄養血管が豊富であり、開頭腫瘍摘出術時に大量に出血してしまう可能性があります。術中の出血量を減少させるため、腫瘍への栄養血管に塞栓物質を注入し、栄養血管を閉塞させる治療です。

# 2) 血管形成術

## CAS

頚動脈ステント留置術（carotid artery stenting：CAS）は頚動脈狭窄症に行われる治療であり、心疾患や重篤な呼吸器疾患など頚動脈内膜剥離術（carotid endarterectomy：

CEA）の危険因子をもつ患者など（**表1**）に適応されます。

　大腿動脈（または上腕動脈）からカテーテルを頚動脈まで誘導し、血管の中から狭窄部を広げる治療です。まず、治療中に狭窄部に付着しているプラーク（動脈硬化によって血管内膜にできる限局性の肥厚）の破片が脳血管へ流れて脳梗塞を起こすのを防ぐため、狭窄部より奥にプロテクションデバイスというフィルターを留置します。フィルター留置後にバルーンで狭窄部を拡張させ（**図1a**）、ステントを留置します（**図1b**）。ステントを留置した場所を再度バルーンで拡張させることにより、内腔をさらに広げます（**図1c**）。治療が終了すればフィルターを回収します（**図1d**）。プロテクションデバイスにはバルーンタイプのものもあります。

## 脳梗塞急性期再開通療法

　脳梗塞超急性期の血管再開通療法は、内科治療と血管内治療に大別されます。発症後4.5時間以内であれば、内科治療である血栓溶解療法（rt-PA静注療法）が優先されますが、rt-PAの禁忌例や無効例に対して、血管内治療による再開通療法が適応されます。治療法の選択は、閉塞血管の部位や画像診断、発症から治療までの時間などにより判断されます。血管内治療の有効性が確認され、2017年9月に発表された『脳卒中治療ガイドライン2015［追補2017］』では、発症6時間以内の脳梗塞に対する血管内治療（機械的血栓回収療法）が強く勧められる（グレードA）ようになりました。また、発症から8時間以内でも血管内治療を行うことを考慮してもよい（グレードC）とされています。ただし、発症後4.5時間以内に薬剤投与が可能な患者に対しては、rt-PA静注療法が第一選択となっています[3]。

**表1　CEAが困難な患者（少なくとも1つ以上が該当）**（文献1を参考に作成）

- 心臓疾患（うっ血性心不全、冠動脈疾患、開胸手前など）
- 重篤な呼吸器疾患
- 対側頚動脈閉塞
- 対側喉頭神経麻痺
- 頚部手術や頚部放射線治療の既往
- CEA再狭窄例
- 80歳以上

### 機械的血栓回収療法

　脳血栓回収用機器を用いて、脳動脈を閉塞させている血栓を回収する治療法です。日本では、血栓を絡めとって回収するMerci®リトリーバー、血栓を吸引して回収するPenumbra System®、ステント型脳血栓回収機器（ステントリトリーバー）Solitaire™、Trevo®、Reviveが保険で承認されています。

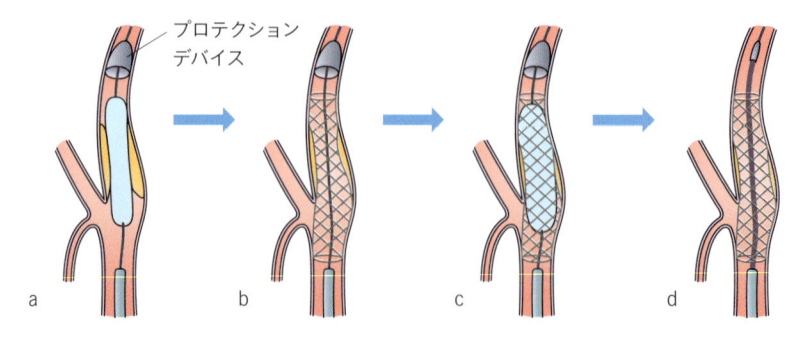

a　　　　b　　　　c　　　　d

プロテクションデバイス

**図1　頚動脈ステント留置術の手順**（文献2を参考に作成）

発症6時間以内の前方循環系の主幹脳動脈（内頚動脈または中大脳動脈M1部）閉塞に対し、rt-PA静注療法に追加して、ステントリトリーバーを用いた機械的血栓療法を行うことが強く勧められています。また、発症8時間以内で、rt-PAの禁忌例や無効例の主幹動脈閉塞に対して、機械的血栓回収療法が検討されます[3]。

### 局所線溶療法

マイクロカテーテルを脳動脈閉塞部位まで選択的に誘導し、経動脈的に閉塞部位へ直接血栓溶解薬（ウロキナーゼ）を注入する治療法です。発症6時間以内の中大脳動脈閉塞（神経脱落症候が中等症以下、CT上軽微な梗塞）に対して推奨されていますが、発症4.5時間以内でrt-PA可能な場合にはrt-PAが第一選択となります[3]。

### PTA

経皮経管血管形成術（percutaneous transluminal angioplasty：PTA）とは、バルーンカテーテルを脳動脈閉塞部位に誘導し、バルーン拡張によって閉塞部位の再開通もしくは高度狭窄部位の拡張を図る治療法です。rt-PA静注や局所線溶療法では溶解しきれない多量の血栓を破砕したり、動脈硬化性狭窄病変を拡張したりするのに適しています。また、rt-PA禁忌患者にも施行できる可能性があります。

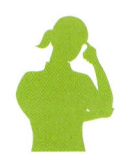

**質問148** 術前に気を付けておくことはなんですか？

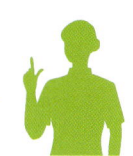

**アンサー148** バイタルサインや神経症状の把握だけでなく、既往歴やアレルギーの有無、内服薬管理状況の確認が必要です。

## 循環動態・神経症状、皮膚の観察

術前のバイタルサインや神経症状は、術後の状態変化の確認にとても重要です。意識レベル、瞳孔不同・対光反射、麻痺、感覚障害、失語、構音障害などの有無を観察します。術後にアレルギーによる発赤や発疹などが出現することもあるため、皮膚の状況も観察しておきます。

## 既往歴の確認

### 腎疾患、腎機能

造影剤は腎臓を通り尿から排泄されますが、腎機能障害を悪化させることがあるため、腎機能を確認しておきます。eGFR値（推算系球体濾過量）が60以下や高齢者では、とくに注意する必要があります[4]。腎機能が低下している患者では、造影剤使

用前後に生理食塩水（0.9%）の輸液を負荷することもあります。

### 緑内障、前立腺肥大、麻痺性イレウス

　動脈穿刺時やCAS時に徐脈や低血圧となることがあり、硫酸アトロピンを投与する場合があります。硫酸アトロピンの抗コリン作用により、眼圧の上昇や排尿困難の悪化、消化管運動の抑制を引き起こすおそれがあるため、緑内障や前立腺肥大、麻痺性イレウスを有する場合、硫酸アトロピン投与は禁忌となります。

### 糖尿病

　ビグアナイド系糖尿病治療薬は、ヨード系造影剤と併用すると腎機能が低下し、乳酸アシドーシスを起こす可能性があるため、休薬が必要です。術前に絶食となる際には、糖尿病治療薬の内服やインスリン注射を中止する場合もあるため、医師に確認しておきます。

## アレルギーの確認

　造影剤アレルギーだけでなく、動脈穿刺前に使用するリドカイン塩酸塩などの局所麻酔薬のアレルギーの有無も確認しておきます。薬剤や食物にアレルギーがあると造影剤アレルギーを起こしやすいといわれています。喘息や花粉症などのアレルギー歴がある患者には、予防的に治療前に副腎皮質ステロイドの点滴を施行することもあります。

　血管内治療に使用するステントはニッケルチタン合金製、コイルはプラチナ製であるため、金属アレルギーの患者には使用が制限される可能性があります。術前にパッチテストを実施し、アレルギー反応の有無を確認する場合もあります。

## 内服薬管理状況の確認

　治療による血栓塞栓合併症を予防するため、予定の血管内治療では、治療の約1週間前から抗血小板薬（CASでは通常2剤）を内服しておく必要があります。指示どおり内服できているか、持参した抗血小板薬の残数を確認し、日々の服薬状況（薬剤名、服用方法など）を聴取します。降圧薬を内服している場合、CAS施行中に低血圧となる可能性があるため、術当日は中止する場合があります。

> **グッと解説**　抗血小板薬が2剤も必要な理由
>
> 術中に全身ヘパリン化を行っていますが、術前後の抗血小板薬内服により術中・術後の血栓性合併症のリスクが低下するといわれています。ステントを留置する治療では、抗血小板薬単剤の内服では十分な抗血小板効果が得られないとされ、術前からアスピリンとクロピドグレル（またはシロスタゾール）の2剤（〜3剤）を併用（dual antiplatelet therapy：DAPT）し、血管内皮化が完成されるまで術後1〜3カ月程度は2剤を継続、その後1剤に減量するとされています。投与量や期間については各施設によって異なっているのが現状です。

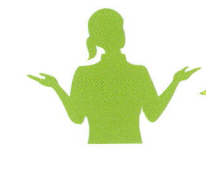

質問149 術前オリエンテーションや準備ではなにをしたらよいですか？

アンサー149 治療中・後の安静の説明、シース穿刺部の剃毛（ていもう）、足背動脈のマーキング、静脈ライン確保、尿管カテーテル留置などです。患者さんや家族の不安に対する援助も行います。

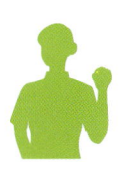

## I) 術前の看護

　患者が安心して治療に臨めるよう、また安全に行われるよう、説明と準備を行います。患者や家族は、治療や合併症に対して不安を抱えています。医師から治療について説明されていますが、治療に対する受け止め状況を把握しながら、看護師からも説明を加え、不安を和らげられるようサポートしていきます。

### 術前オリエンテーション

　治療が安全に進むように治療中は動いてはいけないこと、治療後もシース穿刺部の安静保持のため活動が制限されることを説明します。脊椎疾患や腰痛のある患者などに対しては、除圧マットへの変更を検討します。

　造影剤を注入すると頭部に灼熱感を訴える患者が多くいます。一時的であり心配はないことをあらかじめ説明しておくと安心されます。局所麻酔であれば、患者は覚醒した状態で治療を受けているため、同一体位による苦痛や不安を感じます。治療室にも看護師がいること、なにかあれば我慢せず言ってもよいことを伝えておきます。

### シース穿刺部の剃毛

　視野の確保や治療の行いやすさ、固定テープを除去するときの安楽性のため、鼠径部を中心に広範囲に剃毛します。剃毛時には、皮膚を損傷しないよう注意し、羞恥心にも配慮します。剃毛範囲を伝え、患者に実施してもらう場合もありますが、剃毛後きちんと剃（そ）れているかを確認します。

### 足背動脈のマーキング

　治療中や治療後にシース穿刺側の動脈に血栓や血腫ができると血流不全が起こり、動脈の触知が微弱となることがあります。大腿動脈アプローチの場合には足背動脈

（上腕動脈は橈骨動脈）の左右差の有無を確認し、マーキングを行います。

### 静脈ラインの確保

大腿動脈からのアプローチが困難な場合、右上腕動脈を治療の経路として使用することもあるため、血管確保は左上肢に行います。

### 尿管カテーテルの留置

抗血栓薬を使用しており、易出血状態となっています。尿道損傷を引き起こさないよう細心の注意を払います。高齢男性では、前立腺肥大により尿道カテーテルの挿入が困難な場合もあります。無理に入れようとせず、医師へ相談することも必要です。

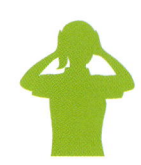

> **質問150** 血管内治療にともなう合併症にはなにがありますか？

**アンサー150** 頭蓋内出血、脳梗塞、コレステロール塞栓症、穿刺部出血・血腫、下肢虚血、DVT、造影剤アレルギー、腎機能障害、放射線副作用などがあります。

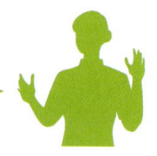

## I) 血管内治療の合併症

血管内治療は、穿刺部位以外に目立った創ができないために「開頭手術より安全」というイメージがありますが、出血性・虚血性合併症（**表2**）、シース穿刺にともなう合併症（**表3**）、さらに造影剤使用、照射による合併症（造影剤アレルギー、腎機能障害、放射線副作用）など、血管内治療に特有の合併症が起こることがあります。

---

**グッと解説** ✎ **抗血栓療法中なのに深部静脈血栓症（deep vein thrombosis：DVT）は発生するのか**

血管内治療の術後には、抗凝固療法は比較的短い時間しか行われません。その後は、抗血小板薬の内服のみになってしまいます。DVTは、抗凝固薬を用いてはじめて予防や治療ができること、つまり抗血小板薬では予防ができないことになります。そのため、DVTの早期発見が重要です。また予防策として、刺入部を十分注意したうえで足首や足指の運動などを勧めます。

## 表2　出血性・虚血性合併症

| | 種　類 | 原　因 | 看護のポイント |
|---|---|---|---|
| 出血性合併症 | **頭蓋内出血** | カテーテルなどでの血管の損傷や破綻、血圧上昇による再出血、再開通による出血性梗塞など。抗血小板薬の内服、術中に全身へパリン化を行っている場合には重篤となる場合がある | 血圧変動、意識状態、瞳孔所見、運動麻痺、失語症の有無などを観察する。とくに急性期再開通療法後には厳重な血圧管理が必要 |
| 虚血性合併症 | **脳梗塞** | カテーテルやコイル・ステント部に形成された血栓や狭窄部のプラーク片が遊離して、脳血管が閉塞される | 閉塞する血管によってさまざまな神経症状が出現するため、意識状態、運動麻痺、失語症、視力障害、眼球運動障害などを観察する |
| | **コレステロール結晶塞栓症** | 大動脈のプラークがカテーテルの刺激によって剥離され、末梢小血管が閉塞。腎臓・腸管・下肢などの動脈を閉塞して、多臓器不全を起こすこともある | 下肢痛に加え、足趾末端が青くなる（"blue toe"とよばれる）といった色調変化、急に腎機能が低下してきた場合には疑う必要がある |

## 表3　シース穿刺にともなう合併症

| 種　類 | 原　因 | 看護のポイント |
|---|---|---|
| **穿刺部出血・血腫** | 穿刺部は用手圧迫もしくは止血デバイスを用いて止血されるが、抗血栓療法を強力に行っており、止血が不十分の場合に起こる | 穿刺部の出血や腫脹、皮下出血、末梢動脈触知の左右差などを確認。穿刺部からの出血時、医師が不在の場合には看護師がただちに用手圧迫を行い、医師へ報告。血腫ができた場合には、マジックなどでその範囲をマーキングして、拡大がないか経時的に観察する |
| **仮性動脈瘤** | 皮下血腫と同様、止血が不十分の場合に起こる。皮下血腫ができた後、穿刺部から血腫内に血液の流入が続いている場合に形成される | 穿刺部の硬さや圧痛、腫脹部分の拍動、スリル（振動）、血管雑音などを観察する |
| **後腹膜出血** | 穿刺部が鼠径靭帯より頭側であった場合、不十分な止血で形成される。皮膚側でなく後腹膜へ出血する。出血量が多くなりショック状態となることもある | 外見からは明らかな症状はなく、術後数時間経過し、腹痛など出現することがある。バイタルサイン（血圧低下、頻脈など）を観察する |
| **穿刺部末梢の循環障害** | シース抜去後、強く圧迫しすぎている場合、止血デバイスでの血管狭窄、穿刺部での血管解離などで下肢の血流障害が起こる | 穿刺部末梢の動脈触知や冷感、色調などを観察。しびれや痛みなどを確認する。穿刺部圧迫が強すぎて末梢の虚血症状が疑われる場合には医師の指示により、圧迫をゆるめる |
| **深部静脈血栓症（DVT）** | 穿刺部を長時間圧迫した場合、長時間安静の場合などに起こる。放置すれば肺血栓塞栓症など重篤な合併症につながることがある | DVTの初期症状として、ふくらはぎ部分の圧痛や足関節を背屈させた際の痛み、それに下腿全体の腫脹や下腿の発赤、熱感などがみられる |

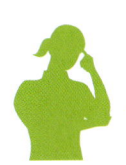

**質問151** CAS後でとくに気を付けることはなんですか？

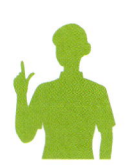

**アンサー151** 徐脈・低血圧、過灌流症候群、虚血性心疾患が起こっていないか観察し、徴候を見逃さないことです。

# I) CAS後の観察項目

## 徐脈・低血圧

　頚部内頚動脈狭窄は、頚動脈分岐部に好発します。ここには頚動脈洞とよばれる圧受容器（血圧をモニタリングするところ）が存在しており、ステントやバルーンの拡張による刺激で副交感神経を介して反射的に血圧が低下し、徐脈になることがあります。硫酸アトロピンで対応しますが、低血圧が持続するときには昇圧薬を持続投与することもあります。石灰化が強い場合や糖尿病患者に起こりやすく、1週間程度遷延する傾向にありますが、遅発性に起こる場合もあり注意が必要です。CAS後に血圧低下を認めた患者が、治療前まで降圧薬を内服している場合があります。降圧薬がある場合には、医師へ内服継続の有無を確認します。

## 過灌流症候群

　狭窄部位へのステント留置によって血管が拡張され、急に脳血流量が増えることによって発症します。CAS後の過灌流症候群は術後12時間以内が起こりやすく（CEAは術後3〜5日）、数日間続くといわれています。軽度の場合は無症状ですが、血圧の上昇によって頭痛、せん妄、けいれんなどが出現します。抗凝固薬や抗血小板薬を服用していることもあり、脳出血に至り、致命的な状態に陥る危険性があるため、術後は厳重な血圧管理が重要となります。過灌流を起こす危険が高ければ、鎮静をかけて眠らせるなどの対応で予防します。術後も局所酸素飽和度モニターを装着し、脳血流量の状態をモニタリングすることもあります。

## 虚血性心疾患

　頚動脈狭窄症の患者は冠動脈狭窄を合併していることがよくみられます。術後の徐脈・低血圧が誘因となり、狭心症や心筋梗塞を発症することがあるため、胸部症状、心電図波形の変化、不整脈の出現に注意が必要です。

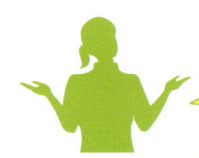

質問152 ▶ 血管内再開通療法後の観察でとくに気を付けることはなんですか？

アンサー152 ▶ 脳出血、脳梗塞拡大・再発、脳浮腫・脳ヘルニアの徴候を見逃さないことです。

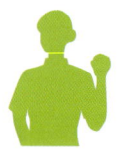

# I) 血管内再開通療法後の観察項目

　血管内再開通療法後は、rt-PA 静注療法後に再開通していない場合にも実施されるので、脳出血のリスクがより高いといえます。すでに脳梗塞になっている場合、閉塞した部位が開通して血液が流れ込むと、大出血を起こす（出血性梗塞）ことがあります。また、脳梗塞拡大や再発の可能性もあります。それらにともない脳浮腫・脳ヘルニアが起こる可能性があるため、これらの合併症を早期に発見し、適切に対応することが、患者の転帰を改善するうえできわめて重要です。

質問153 ▶ 安静中になにか工夫できることはありますか？

アンサー153 ▶ 腰痛予防として、体位変換の介助やマッサージなどの援助をします。また、食事しやすいメニューに調整し、安静にともなうストレスを増強させないための環境調整も行います。

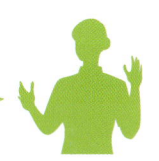

## I) 安静時の看護

　治療後は、シース穿刺部の出血や血腫を予防するため、穿刺部を曲げないようにしてもらいます。無意識に穿刺部を曲げないよう、シーネを使用する場合もあります。大腿動脈穿刺の場合、翌朝医師からの指示が出されるまでは、床上で過ごすことになり、座位にもなれません。血圧管理や呼吸管理目的でギャッチアップする場合があります（施設によってギャッチアップの有無や程度は異なる）が、ギャッチアップ時には、股関節が過度に屈曲しないよう注意し、穿刺部から出血などしていないか確認します。

　安静にともなう腰痛予防に対しては、除圧マットへの変更に加え、穿刺部の安静を保ちながら、体位変換やマッサージなどの援助をしましょう。看護師が寝返りの手伝いをするので、1人で無理に動かないように説明します。柔らかいクッションやタオルなどを腰部に挿入したり、腕を少し挙上したり（上腕動脈穿刺の場合）すると楽になるといわれることもあります。"安静"といわれると、身体をまったく動かしてはいけないと理解される患者もいます。「穿刺していないほうの足は動かしてよいですよ。膝を立てたり、腰を浮かしたりしてもよいですよ」など、動かしてよいところは

どこかを説明し、不必要な安静は避けましょう。また、テレビやラジオの視聴や読書など、安静中でもできることを伝え、安静によるストレスが軽減できるよう援助します。

　食事も穿刺部を安静に保つ必要があり、穿刺部位により側臥位や仰臥位、非利き手で摂取することになります。むすび食（当院ではベッド食）など、フォークで刺して食べられるものを提供し、飲みやすいようにストローを準備しておきます。臥床での摂取時には、誤嚥しないよう体位調整などを行います。必要時、家族の協力も得ながら食事介助も行いましょう。

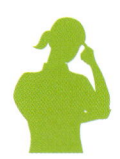

**質問154** 離床時にはなにに注意しなければいけませんか？

**アンサー154** シース穿刺部からの出血や腫脹がないか、呼吸困難や胸痛の訴えがないかなどです。

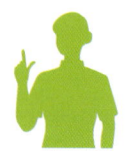

## l) 離床時の看護

　治療後も血栓予防のためにヘパリン（またはアルガトロバン水和物）が持続投与されている場合があります。ヘパリン終了後、どれくらい時間が経過しているのかを把握しておくことも必要です。床上安静中には、穿刺部の異常がなく経過できていても、離床時に穿刺部からの出血や腫脹が発生することもあります。動けるようになってからも、腹圧をかけないこと、穿刺側の足を曲げすぎたり体重をかけたりしないことなどを説明しておきます。

　安静解除後の歩行で呼吸困難や胸痛を訴えた場合には、DVT による肺血栓塞栓症（pulmonary thromboembolism：PTE）を疑います。徐脈・低血圧があると、立位歩行時に失神・転倒のリスクがあります。また、離床してはじめて気付くような軽微な神経症状にも注意が必要です。異常に早期に気付けるように、初回歩行時には看護師が付き添いましょう。

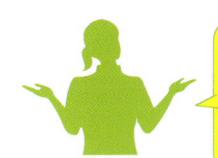

退院前にはどのようなことを指導しますか？

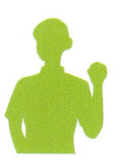

アンサー155 内服継続の必要性と副作用、血圧の管理、穿刺部の合併症予防、ステント留置後の患者さんへは頸部の過伸展・過屈曲の禁止、照射部位の脱毛などについて指導します。

# I) 退院前指導

　血管内治療を受ける患者は、高血圧症や糖尿病、脂質異常症や肥満などを合併していることが多いです。食事や運動、禁煙などの生活習慣の重要性に加え、血管内治療にともなう生活の注意点を説明します。

## 内服継続の必要性と副作用

　ステント留置後やCAS後は、血栓予防のために退院後も抗血小板薬の内服を続けます。種類や量、期間は治療内容や患者の条件によってさまざまで、止めずに内服を継続する場合もあります。治療が無事に終わり無症状で退院される場合には、「もう内服しなくてもよいのではないか」と思ってしまいがちです。とくに自己中断によるステント閉塞の危険性については、十分理解を得なければなりません。

　抗血小板薬の効果が強すぎる場合には、出血性合併症が起こることがあります。軽微な傷でも出血が続く可能性があること、軽微な外傷・打ち身でも簡単に皮下出血（あざ）ができ得ること、とくに転倒には注意が必要であることを説明します。消化管出血が起こる可能性もあるため、便が黒い、便に血が混ざるなどの異常があれば、ただちに病院に連絡するよう指導します。

## 血圧の管理

　血管内治療を受けたと同時に高血圧症が軽快するわけではなく、入院前と同様に十分な血圧管理が必要です。とくに複数の抗血小板薬を内服している場合には、頭蓋内出血のリスクが高くなります。『脳卒中治療ガイドライン2015』では、抗血栓薬内服中の目標血圧は130/80 mmHg 未満[5]とされています。また、CAS後に低血圧となりいったん降圧薬を中止している場合、退院後に徐々に血圧が高くなる場合があります。

　起床後1時間以内（排尿後、朝食前、服薬前）と就寝前に血圧を測り、血圧手帳な

どにメモして、外来時に持参してもらいます。

## シース穿刺部の合併症予防

　退院後1週間程度は、重いものを持ったり、あぐらや正座をしたりしないこと、入浴の際には長湯を避けることなどを指導します。シース穿刺部に止血デバイスを使用している場合、足を動かすことでずれてしまうことがあります。術後、しこりが触れることがあり、3カ月程度で吸収されてなくなります。穿刺部の腫脹や疼痛がみられた場合には、ただちに病院に連絡するよう指導します。

## ステント留置後の患者へは頚部の過伸展・過屈曲の禁止

　ステントの脱落や血管損傷を予防するために頚部の過伸展や過屈曲を避けるよう説明します。

## 照射部位の脱毛

　被曝線量が多かった場合には、退院以降に頭皮のかゆみや痛み、脱毛などが起こることがあります。皮膚の状態を観察してもらい、入浴時に頭皮を強くこすらないよう説明します。患者にとって脱毛はとても気になります。脱毛は一時的なもので、約3カ月したら毛髪は生えてくることを説明しておきます。

## 治療後の MRI 検査

　血管内治療で使用されるコイルやステントは医療用金属であり、磁場の影響を受ける可能性は低いため、MRI 検査を受けることができます。しかし、ステント移動の可能性を最小限に抑えるために、ステントが完全に内皮化するまで治療後8週間はMRI 検査を禁止している施設もあります。

**引用・参考文献**
1）日本脳卒中学会脳卒中ガイドライン委員会. 脳卒中治療ガイドライン 2015. 東京, 協和企画, 2015, 131.
2）津本智幸. 頚動脈ステント留置術. ブレインナーシング. 29（5）, 2013, 56.
3）日本脳卒中学会脳卒中ガイドライン委員会編. 脳卒中治療ガイドライン 2015［追補2017］. 東京, 協和企画, 2017, 25.
4）常俊顕三. "術前・術後管理". ナースのための脳神経外科. 改訂第3版. 橋本信夫編. 大阪, メディカ出版, 2010, 358-60, 381-2.
5）前掲書1）, 88.
6）石井暁. "脳神経血管内治療とは". 脳神経血管内治療と看護のすべて－これからのニューロナース必携バイブル. 坂井信幸監. 大阪, メディカ出版, 2011. 8-19.
7）鶴田和太郎. "頚動脈狭窄症". 前掲書1）, 104-6.
8）篠田美香. "脳血管内治療の看護". カラービジュアルで見てわかるはじめての脳神経外科看護. 近藤靖子編. 大阪, メディカ出版, 2014, 84, 86.
9）松本博之. "脳血管内治療の術前・術後管理". パーフェクトマスター脳血管内治療－必須知識のアップデート. 改訂第2版. 滝和郎監. 東京, メジカルビュー社, 2014, 108-9.
10）近藤竜史. "急性脳動脈閉塞". 前掲書6）. 116-20.
11）杉生憲志. "脳動脈瘤". 前掲書6）. 60-1, 65-8.

# 3 頚動脈内膜剥離術（CEA）

秋田県立病院機構秋田県立脳血管研究センターSCU/ 脳卒中リハビリテーション看護認定看護師　**新田一也**
同看護部長　**成田尚子**

**新人ナースに伝えたいこと**

・CEA には適応と非適応があります。
・CEA は脳血流、脳循環を改善するための治療です。
・術後の合併症を理解することで、早期に異常を発見することができます。

**質問156** CEA とはどのような手術ですか？

**アンサー156** 頚動脈を切開し、プラークを取り除く手術です。

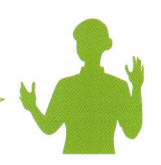

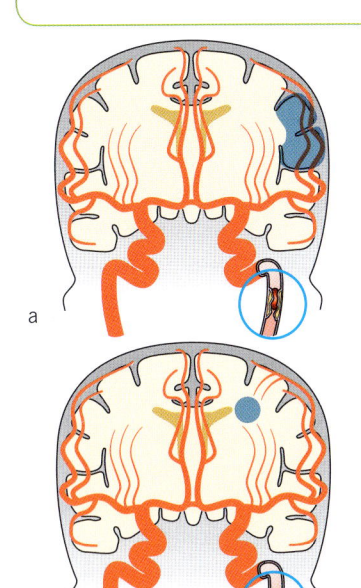

**図Ⅰ　首の血管が狭い（頚動脈内膜狭窄症）**

a. 動脈原性脳塞栓（血栓の塊の一部が剥がれて動脈を狭くする）。
b. 血行力学的機序（動脈硬化などの影響で徐々に動脈が狭くなっていく）。

　ドラマや映画などで「頚動脈が触れません！」ということばを聞いたことはありませんか？　この触れないと称される血管がなんらかの原因で狭くなっているのが頚動脈狭窄症です。狭くなっているということは、動脈触知を行っても拍動が弱いということです。一般的に「頚動脈が触れない＝収縮期血圧 60 mmHg 以下」とされているため、重篤な患者の場合、頚動脈の触知の有無や程度を観察します。しかし頚動脈が触れない、または弱い場合はすべての人が重篤かというと、そうではありません。**図Ⅰ**のように左の頚動脈が狭くても、右の頚動脈で脳の血流を補うことができます。ただし、なんらかの原因で補えなくなった場合は非常事態となります。そのような非常事態を防ぐために、①内服薬による治療、②外科手術による頚動脈内膜剥離術（carotid end arterectomy：CEA、全身麻酔で行う）、③血管内治療による頚動脈ステント留置術（carotid angioplasty stenting：CAS、局所麻酔または全身麻酔で行う）の3つの方法のなかから治療法を選択します。CEA は頚部を約 10 cm 切開し、狭くなった頚動脈を露出し、血管をメスで切開し、肥厚した内膜であるプラー

ク（いわゆるコレステロールの塊）を取り除く手術です。

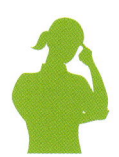

**質問157** ▶ CEA は、頚動脈が狭いすべての患者さんに行いますか?

**アンサー157** ▶ CEA を行う場合、適応と非適応があります。

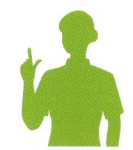

CEA は、症候性（なんらかの神経症状が出現している状態）の場合と、無症候性（明らかな神経症状がない状態）場合で、手術を行うタイミングが異なってきます。

症候性の場合は、頚動脈の狭窄率（30〜49％を軽度、50〜69％を中等度、70％以上を高度と分類するものが一般的）が 70％以上で内科治療に加え CEA が強く勧められます。また無症候性の場合は、頚動脈の狭窄率 70％以上で内服薬の治療の効果を評価したうえで CEA が検討されます。症候性であり頚動脈の狭窄率が 50〜69％（中等度）では、内服薬の治療に加えて CEA が勧められます[1]（**図2**）。

## CEA より CAS が優先されるもの

### 全身麻酔が不適応

CEA は全身麻酔で行います。身体が非常に弱っていて全身麻酔に耐えられない場合や挿管が困難な症例などは、基本的に局所麻酔による CAS が優先されます。

### 対側頚動脈閉塞

対側の頚動脈が狭い場合は、血管遮断を行うことにより、術中に脳虚血のリスクがあります。また術後過灌流（「質問159」参照）のリスクがある場合も CAS が優先されます。

### 対側喉頭神経麻痺

CEA は喉頭神経に注意しなければならない手術です。術前に対側の喉頭神経が障害されている場合は、CEA を行うことにより嚥下障害、嗄声、呼吸困難が生じる可能性があります。

狭窄率の測定方法には、さまざまな種類がある。

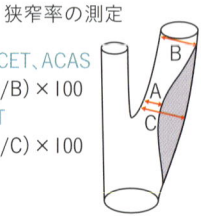

狭窄率の測定

NASCET、ACAS
(I−A/B) × 100
ECST
(I−A/C) × 100

**図2　外科治療 or 内科治療?**
①症候性か無症候性か、②頚動脈の狭窄率がどの程度か。

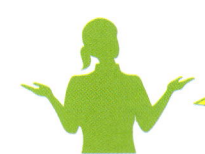

**質問158** 手術によってどのように変化しますか？

**アンサー158** 手術の前後で脳血流や脳循環が改善します。

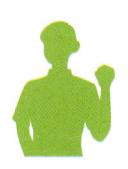

　CEA は脳血流、脳循環を改善させる治療です。これは SPECT（脳の断面の血流状態がわかり、血液が流れていない虚血領域が確認することができる）という脳の血流を調べる検査の画像です（**図3**）。術前は、脳の右側に青色〜緑色の分布が多いのがわかります。一方、術後では脳の右側は黄色〜赤色に変化しています。つまり、術前後で青色から赤色に変化していることがわかります。これは術前より脳の血液が増えていることを現わしています。

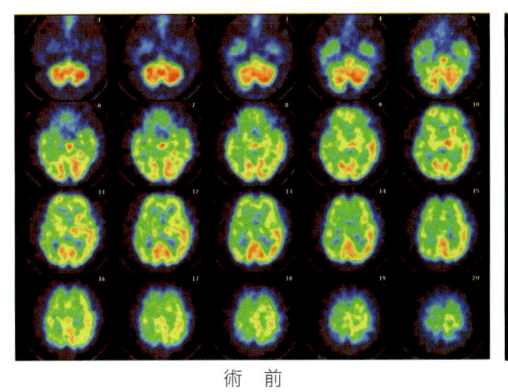

術　前　　　　　　　　　　　　術　後

**図3　術前後の血流の変化**
青：血流が少ない、赤：血流が多い。

**質問159** 「術後の過灌流に気を付けて」と先輩にアドバイスをもらいました。過灌流とはなんですか？　また具体的に気を付けることはなんですか？

**アンサー159** 術後に必要以上の血液が脳に流れることで、さまざまな症状が生じる可能性があります。それらを理解しましょう。

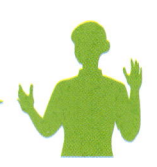

**表1　過灌流症候群**
（文献2を参考に作成）

| 意識障害、混迷 | 37% |
|---|---|
| 頭　痛 | 31% |
| けいれん | 26% |
| 悪　心 | 5% |
| 脳内出血 | 5% |
| 精神障害 | 3% |

今まで少なかった血流が一気に流れ込んで脳が対応できない状態。

　CEAの術後、過灌流（必要以上に脳に血液が流れすぎる）という状態が10％程度の割合で生じます。今まで流れていなかった部分に一気に血液が流れるからです。このなかで、過灌流症候群（脳に血液が流れすぎて症状が出現する）という状態が2％の割合で生じます。また、過灌流のピークは術後4～5日目といわれています（CASは術後翌日）。術後1週間は過灌流や過灌流症候群が生じる可能性があることを念頭に置いてください。**表1**は、過灌流症候群の症状の割合を示したものです。大事なことは、過灌流症候群の症状である意識障害、頭痛、けいれん、悪心などの症状が出現した場合に、脳出血の前駆症状（前もって起こる症状）としてとらえることができるかどうかです。

　脳内出血を併発した場合、運動麻痺や失語、感覚障害など症状が後遺する可能性があります。これらの症状が出現した際には、すぐに医師や先輩看護師に相談します。治療としては、降圧や鎮静が挙げられます。また過灌流症候群の危険因子として、長期の高血圧、糖尿病、高齢、内頚動脈高度狭窄で側副血行路（長期間かけてゆっくりと血流が減少する場合に、周囲の別の血管から少しずつ新生血管が伸びてきて血流が供給されること）が不良、対側頚動脈閉塞、3カ月以内の対側CEA施行が挙げられており、術前に情報収集しておくことも大事です。

**質問160　過灌流のほかに術後に気を付けることはなんですか？**

**アンサー160　頚部神経損傷や創部からの出血、脳塞栓症などがあります。**

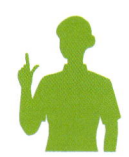

　**図4**に示したように、頚部には舌下神経（第XII脳神経）、迷走神経（第X脳神経）の2つの重要な神経があります。舌下神経を損傷すると、舌が自由に動かせなくなります。また、迷走神経は上および下喉頭神経を分岐するもので、喉頭の感覚を支配している上喉頭神経が損傷されると咳反射が消失し嚥下障害が生じます。また嗄声（かすれ声）が出ることもあります。一方で、声帯より下の喉頭粘膜の感覚を支配している下喉頭神経が損傷されると声帯が正中で固定され、両側障害では呼吸困難をきたします。頚部の神経損傷の有無を確認しましょう。

　創部からの出血については、術中にヘパリンナトリウム（血液をサラサラにする薬）を使用している場合があります。拮抗薬としてプロタミン硫酸塩を使用するかどうかは術者の判断となります。また、術前から抗血小板薬を複数内服していることがあり

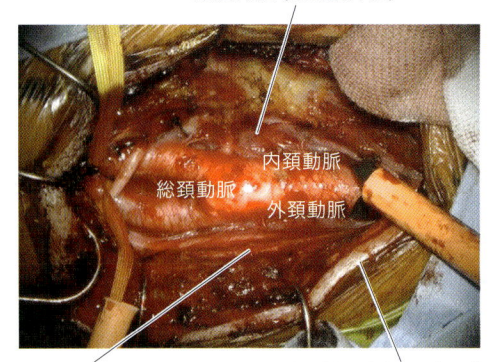

迷走神経（第Ⅹ脳神経）

内頚動脈

総頚動脈

外頚動脈

上甲状腺動脈　　　　舌下神経（第Ⅻ脳神経）

**図4　頚部解剖**

ます。内容を確認するとともに、抗血小板薬中止後も3〜7日は効果が持続することを理解しておきましょう。場合によっては点滴で投与されていることもあります。頚部の血腫形成が気道閉塞による致命的な合併症となるため、創部からの出血には十分に注意し、より慎重な観察をしてください。ガーゼ保護により、創部の観察が困難であれば医師に相談しましょう。

　CEA はプラークを除去する手術です。除去中に、この塊のかけら（血栓）が頚動脈の末梢側に流れていく場合があります。流れた血栓によって血管が閉塞すると脳梗塞となります。ここではおもに閉塞しやすい血管とその症状を挙げます。

①眼動脈：視野障害が生じます。病側の視力および視野を確認しておきましょう。

②内頚動脈系（前大脳動脈、中大脳動脈）：運動麻痺や失語症状などが生じます。術後、症状の観察を行いましょう。

　合併症予防のため、術後、頭部 MRI や SPECT などの検査を行い、早期に異常を発見できるようにします。

**引用・参考文献**

1）　日本脳卒中学会脳卒中ガイドライン委員会編．"頚動脈内膜剥離術"．脳卒中治療ガイドライン 2015．東京，協和企画，2015，127-30．
2）　van Mook, WN. et al. Cerebral hyperperfusion syndrome. Lancet Neurol. 4（12），2005，877-88.
3）　豊田一則編．脳梗塞診療読本．第2版．東京，中外医学社，2016，199-211．

# 4 定位脳手術

徳島大学病院安全管理部看護師長 / 脳卒中リハビリテーション看護認定看護師 **原田路可**

徳島大学大学院医歯薬学研究部保健科学部門療養回復ケア看護学教授 **田村綾子**

| 新人ナースに伝えたいこと | ・定位脳手術は、パーキンソン病やジストニアに対して薬物療法を行っても十分な効果が得られない場合に考慮されます。<br>・定位脳手術は、大脳基底核に電極を、胸部や腹部の皮下にパルス発生装置を埋め込み、リード線を皮下に通し、電極とパルス発生装置を接続する手術です。<br>・大脳基底核に持続的に電気刺激を与えることで、運動障害の改善を目指す治療です。患者のADL、QOLの向上には、術後の合併症に対してケアすることが重要です。 |
| --- | --- |

**質問161** 定位脳手術はどのような患者さんに対して行われる手術ですか?

**アンサー161** パーキンソン病やジストニアなどの運動調節がスムーズにできない患者さんを対象に行われる手術です。

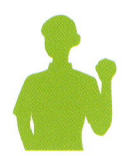

## I) パーキンソン病とは

　パーキンソン病の患者数は、人口10万人あたり100〜150人といわれており、神経変性疾患のなかではもっとも多い病気です。男女比は女性が男性の1.5〜2倍多く、発症年齢は加齢とともに増加します。原因は不明ですが、若年性パーキンソン病は家族性の場合も多いといわれています。パーキンソン病の四大症状として、以下が挙げられます。

　①じっとしているときに手足がふるえ、動作とともに消失する（安静時振戦）。

②動作がゆっくりになる、動作開始に時間がかかる（無動）。

③身体の位置の変化に対応して姿勢を立て直す機能が障害され、首を前に突き出し、上半身が前かがみとなり、膝を軽く曲げた前傾姿勢をとる（姿勢反射障害）。

④関節を受動的に動かすと、最後まで一様に抵抗があったり（鉛管現象）、抵抗が断続的にあったり（歯車現象）する（固縮）。

動作緩慢は日常生活を阻害する最大の要因となります。そのほかに、歩こうとすると足がすくむ（すくみ足）、小刻みで歩く（小刻み歩行）、歩き出すと前のめりになり止まらなくなる（加速歩行）などの歩行障害や便秘、起立性低血圧、排尿障害などの自律神経障害もあります。

パーキンソン病は、レビー小体が中脳黒質のドパミン細胞内に蓄積し、ドパミン合成が低下することで大脳基底核と大脳皮質の連絡がうまくいかなくなり、特有の運動障害が現れます。

## 手術適応

パーキンソン病を簡単にいうと、ドパミンの欠乏による運動機能の障害です。そのため基本的な治療は、ドパミンのはたらきを補うことであり、一般的に薬物治療となります。パーキンソン病の第一選択薬であるL-ドパは、ドパミン前駆物質で、脳内に入ると酵素のはたらきによりドパミンに変わり、減少しているドパミンを補い、パーキンソン病の運動症状の改善に効果を示します。しかし、薬物療法が十分に行われても日常生活に介助が必要な場合には、手術を考慮します。ただし、重篤な認知症や精神症状がある場合は適応となりません。また、パーキンソン病そのものを根治したり進行を遅らせたりする治療法ではないことを知っておくことも重要です。

# 2) ジストニアとは

大脳基底核の異常により、筋緊張が亢進し異常な姿勢をとる疾患です。身体の一部ないし全身に不随意の持続的な筋肉の収縮が起こる（筋緊張が亢進する）症候群です。頚部や体幹などの捻転や反復運動、姿勢異常などの症状があります。原因によって、本態性ジストニアと、脳炎などの疾患に続発する症候性ジストニアがあります。

## 手術適応

ジストニアに対する定位脳手術は、本態性ジストニアが手術適応となります。

アンサー162 定位脳手術とは、脳の大脳基底核という特定の部位をターゲットに電極を留置し、ペースメーカーとよく似た刺激バッテリーを胸部に埋め込み、持続的に脳を刺激することで神経活動を調整する治療を行うための手術です。

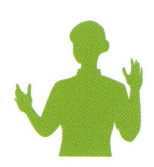

## 1) 手術方法

　定位脳手術の定位とは、脳の中の特定の部位に位置を決めるという意味で、この場合は大脳基底核に位置を決めて電極を埋め込み、その部分に電気刺激を与えることで運動調節の改善を目指す手術です。大脳基底核のどの部分をターゲット部位とするかは、改善したい症状により決定されます。手術は、4極をもった軟らかい電極リードを脳のターゲット部位に挿入、留置します。パルス発生装置は胸部または腹部の皮下に埋め込み、リード線を皮下に通し、電極とパルス発生装置を接続します（**図1**）。単極刺激や双極刺激、刺激電極の位置は自由に選択できます。また、刺激のパルス頻度、パルス幅、電圧などは体外から調節可能であり、術後に医師が患者の症状をみながら調節します。電源は、患者自身がスイッチを使って入れたり、切ったりできる仕組みとなっています。

## 2) 定位脳手術の特徴

　定位脳手術の特徴として、①薬剤との併用によって効果を最大化できる、②電極をターゲット部位に挿入するが脳を破壊する治療ではなく、抜去することにより元の状態に戻すことができる、③体外から侵襲なしで刺激の調整が可能であり、病状の進行や刺激の副作用に対応できる、などが挙げられます。

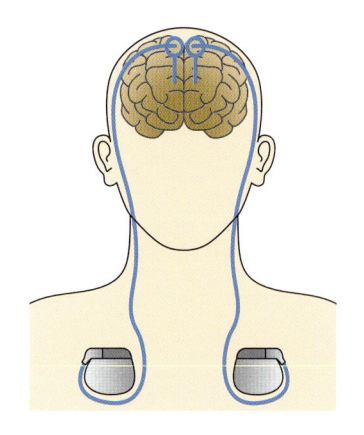

図1　定位脳手術

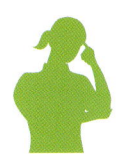

アンサー163 大脳基底核は間接的に運動機能に関係している部位です。大脳基底核を電気的に刺激することで、運動調節を改善する効果があるからです。

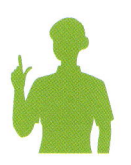

## 1) 大脳基底核の部位と機能

大脳基底核（**図2**）は、脳の深部にあり大脳の皮質と視床や脳幹を結びつける神経核という神経細胞が集まっているところです。間接的に運動機能、とくに姿勢の制御に関係し、パーキンソン病やジストニアなどは、大脳基底核の機能が障害されることにより運動調節ができなくなります。

## 2) 定位脳手術の効果

質問162でも説明しましたが、定位脳手術は大脳基底核に電極を埋め込み、電気刺激を大脳基底核に与える手術です。大脳基底核に高頻度の電気刺激を継続的に与えることにより、運動障害の改善が見込めるとされています。

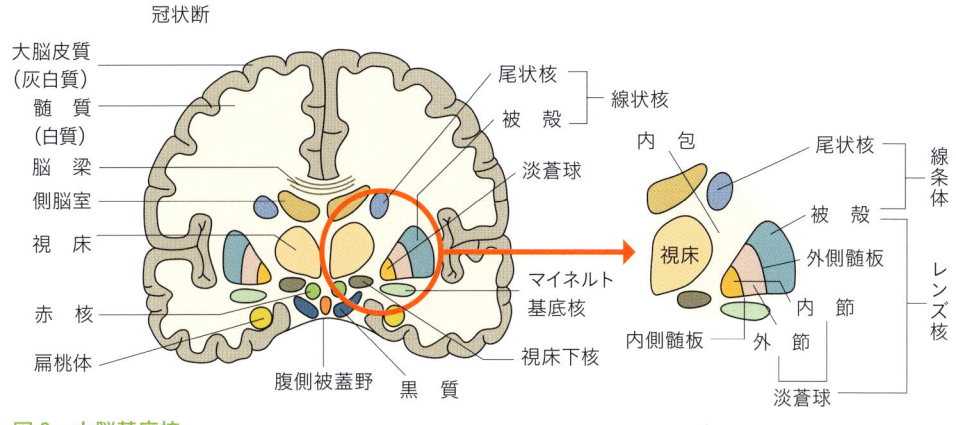

図2　大脳基底核

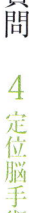

3章
術前・術後看護の質問　4　定位脳手術

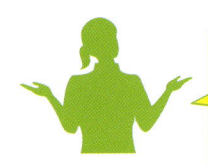

アンサー164 パーキンソン病やジストニアの術前症状の観察や、薬物療法の薬剤量や効果を把握しておくことが必要です。

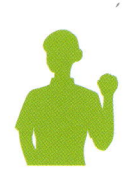

## 1) 術前症状の把握

パーキンソン症状は、患者により程度が異なります。パーキンソン病の重症度や薬物療法による症状調整がどの程度できているかを術前に把握しておきましょう。術前の状態を把握しておくことで、術後の症状改善度の目安となります。また、患者が生活するなかでこまっている症状がなにか、どのような方法で生活していたか（杖を使っていたなど）など、入院する前の状況も把握しておきましょう。入院時から退院を見据えて、入院前に使用していた自助具やサービスを把握し、退院時に地域のケアマネジャーなどにつなぎます。

## 2) Wearing offとは

とくにパーキンソン病の場合、L-ドパの長期内服にともなう副作用の1つであるwearing off の状態を把握しておくことが大切です。Wearing off とは、L-ドパを内服しても薬物有効が1〜2時間と短くなり、次の内服時間までに効果が切れてしまった状態です（**図3**）。そのため、一時的にパーキンソン症状が悪化し、L-ドパを内服すると改善します。パーキンソン病に対する定位脳手術により、この wearing off の症状が改善することができるため、術前の状態を知っていることで、術後の効果を判断することができます。

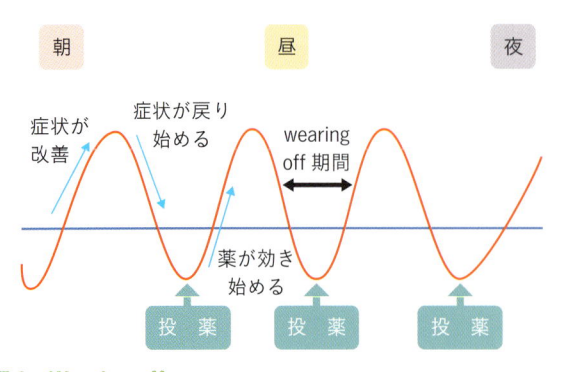

図3 Wearing off

**質問165** 定位脳手術の術後管理で大切なことはなんですか？

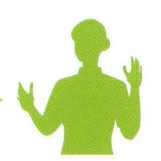

**アンサー165** 感染、疼痛コントロールなどに加えて、認知機能、精神機能の合併症の観察です。

# I) 術後管理での注意点

## 感　染

　術後回復期から退院期、退院後にわたって注意が必要なのは感染です。身体の中に異物が入っているため、つねに感染の危険が潜んでいます。とくに脳の電極から刺激装置をつなぐリードは皮下を通っているので、創部がかゆいと引っ掻いたり、転倒してリードの部分をぶつけたりすることで、皮膚が損傷し感染することがあります。皮下のリード部分や胸部の刺激装置植え込み部分の皮膚を観察しましょう。感染が疑われた場合は抗菌薬投与などもされますが、感染してしまった電極やリード、刺激装置を手術により除去することもあります。

## 精神症状・認知症状

　術直後から精神症状が現れる場合がありますが、回復期に現れる場合もあります。定位脳手術では、電極を挿入したことで電圧を入れなくても一時的に運動障害が改善します。この効果は1〜2週間続きます。その後、患者の症状の程度をみながら電圧を調整します。電圧調整は医師が行います。電圧や刺激する電極の部位により電圧調整後に精神症状や認知症状が現れることがあり、医師との情報共有することで症状出現を早期に発見することができます。術後回復期には、自分で売店に行くなど行動できるようになることも多く、必要としない物を頻繁に購入するなど金銭管理に問題が出現したり、性的な発言が頻発するなどの症状が出現したりすることがあります。患者の日常生活をよく観察し、金銭管理などは家族に協力してもらうなどの対策が必要です。また、うつ症状を示す患者もいるため、自殺のリスクを考えておく必要があります。

**引用・参考文献**
1) 医療情報科学研究所. 病気がみえる vol.7：脳・神経. 東京, メディックメディア, 2011, 501p.
2) 日本神経学会監.「パーキンソン病治療ガイドライン」作成委員会編. パーキンソン病治療ガイドライン 2011. 東京, 医学書院, 2011, 220p.

3章

術前・術後看護の質問　4 定位脳手術

# 5 神経内視鏡手術

徳島大学病院安全管理部看護師長 / 脳卒中リハビリテーション看護認定看護師　**原田路可**
徳島大学大学院医歯薬学研究部保健科学部門療養回復ケア看護学教授　**田村綾子**

| 新人ナースに<br>伝えたいこと | ・神経内視鏡手術は、開頭術よりも低侵襲な手術です。<br>・対象となるおもな疾患は、下垂体腺腫（かすいたいせんしゅ）や頭蓋咽頭腫（とうがいいんとうしゅ）、脳出血に対する血腫除去術です。<br>・術後管理は開頭術に準じて行います。疾患の病態生理によって観察項目に違いがあるため、疾患を十分に理解しましょう。 |
| --- | --- |

**質問166** ▶ 神経内視鏡手術とはどのような手術ですか?

**アンサー166** ▶ 神経内視鏡を挿入するために、小さな穴を頭蓋骨などに開けます。その部分から神経内視鏡や鉗子などを挿入して腫瘍や血腫などを除去する手術です。

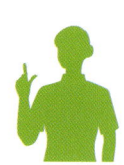

## 1) 神経内視鏡とは

　神経内視鏡とは、胃カメラなどと同様に、細い管の中にグラスファイバーやガラスレンズが入っていて、それを頭蓋内に挿入して深部を観察するものです。神経内視鏡には、筒の部分が金属の硬性鏡と、胃カメラのように軟らかい樹脂でできている軟性鏡の2種類があります。どちらのタイプを使用するかは、手術の部位や目的によって違います。

## 2) 神経内視鏡手術の特徴

　内視鏡で観察できるところは、腔の状態の部分です。脳内血腫腔や脳室内などの腔

内や、脳血管の裏側や脳の深部を観察することができます。神経内視鏡自体が細い管であり、内視鏡や鉗子などを挿入するための小さな穴を開けての手術となるため、開頭術と比べて身体的な侵襲が少ないのが特徴です。

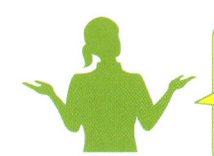

**質問167** 神経内視鏡手術はどのような疾患が対象となりますか?

**アンサー167** 神経内視鏡手術が単独で行われるものには、下垂体腺腫や頭蓋咽頭腫の摘出、頭蓋内出血に対する血腫除去術などがあります。また、脳動脈瘤クリッピング術のように顕微鏡と内視鏡を併用して手術を行うこともあります。

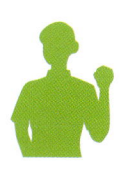

# 1) 神経内視鏡手術の適応疾患

## 下垂体腺腫

　下垂体からは成長ホルモンや副腎皮質刺激ホルモンなど、さまざまなホルモンが分泌されています。それぞれに対応した放出・抑制ホルモンが視床下部から下垂体に分泌され、下垂体からのホルモン分泌量がコントロールされています。下垂体腺腫は、下垂体細胞が腫瘍化して発生するもので、良性腫瘍のうち2番目に多い腫瘍です。ホルモンを過剰に産生する機能性下垂体腺腫と、ホルモンを産生しない非機能性下垂体腺腫があります。ホルモン産生腫瘍では、ホルモンの異常で発見されることがあります。非ホルモン産生腫瘍では、視野や視力の異常から発見されることがあります。これは、下垂体が視交叉の下方に位置するため、腫瘍が増大し、視神経や視交叉を圧迫することによって起こる症状となります（**図1**）。

## 頭蓋咽頭腫

　下垂体腺腫以外に視床下部から下垂体の近くに発生する腫瘍には、頭蓋咽頭腫があります。胎生期の

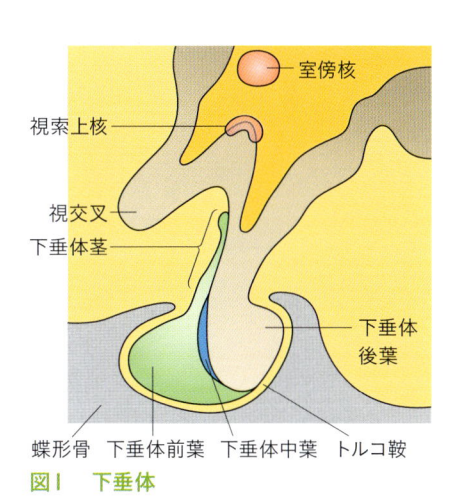

**図1　下垂体**

鼻粘膜のひだから発生する腫瘍で、周囲への癒着が多いとされています。

### 頭蓋内出血

『脳卒中治療ガイドライン 2015』[1] では、高血圧性脳出血の手術適応について記載されています。手術の適応とならないのは、部位に関係なく 10 mL 以下の小出血と脳幹出血です。

①被殻出血では、「神経学的所見が中等度で血腫量が 31 mL 以上かつ血腫による圧迫所見が高度な場合は手術を考慮してもよい。とくに JCS20〜30 程度の意識障害をともなう場合は、定位的脳内血腫除去術が勧められ、開頭血腫除去術を考慮してもよい」としています。

②視床出血では、血腫除去は勧められていませんが、「脳室内穿破をともなう場合、脳室拡大の大きいものには脳室ドレナージ術を考慮してもよい」となっています。

③皮質下出血では、「脳表から 1 cm 以下のものでは、とくに手術の適応を考慮してもよい」となっています。

④小脳出血では、「最大径が 3 cm 以上の小脳出血で神経学的症候が増悪している場合、または小脳出血が脳幹を圧迫し脳室閉塞による水頭症をきたしている場合は、手術を考慮する」としています。

**質問168** 下垂体腺腫に対する神経内視鏡手術の周術期看護で大切なことはなんですか？

**アンサー168** 下垂体腺腫に対する神経内視鏡手術は、経蝶形骨洞手術といいます。術前には鼻毛の処理と口呼吸の必要性を説明しましょう。術後は、ホルモンに関連する症状の観察と髄液鼻漏の有無、視力、視野欠損の改善を観察することが重要です。

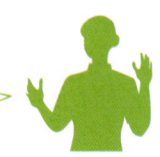

## 1) 経蝶形骨洞手術とは

下垂体腺腫の手術は、ホルモンの異常による症状がある場合と、視力・視野障害がある場合に実施されます。下垂体腺腫の摘出は、開頭術で行う場合と、経蝶形骨洞よ

り神経内視鏡を使って行う場合があります。下垂体は鼻の奥にあり、鼻の周辺の副鼻腔という空洞の一部である蝶形骨洞が、ちょうど下垂体の前に位置しています。この空洞を経由して行う手術なので経蝶形骨洞手術といいます。手術は下垂体腫瘍を底のほうから掻き出すような手術となり、脳実質を術中に触れることはありません。

上唇の裏側か鼻の中の粘膜に神経内視鏡などが挿入できるだけの小切開を加え、蝶形骨洞へ進みます。蝶形骨洞の奥には下垂体が入っているトルコ鞍底があり、その骨を削ると下垂体腺腫が見えてきます。腫瘍は軟らかく、掻き出したり吸引したりして摘出します（**図2**）。

## 2) 術前管理

術前の観察項目として、視力・視野欠損がどの程度なのかを把握しておくことで、術後の症状改善を観察することができます。当院では鼻の粘膜を切開して蝶形骨洞に達する手術方法を採用しているため、手術を進めるうえで鼻の粘膜が見やすいように鼻毛を処理しておく必要があります（**図3**）。また、術後は口呼吸となるため、患者にも術前から説明しておきましょう。

## 3) 術後管理

### ホルモン異常

下垂体腺腫は視床下部などの周囲組織との癒着が強いため、全摘出を目指すより意識障害やホルモン異常を起こさない程度の摘出となることがあります。術後管理としては、意識障害やホルモン異常の観察が重要になります。手術により正常下垂体もさわるので多少、一時的に下垂体ホルモンの分泌低下が生じます。もっとも顕著なのが

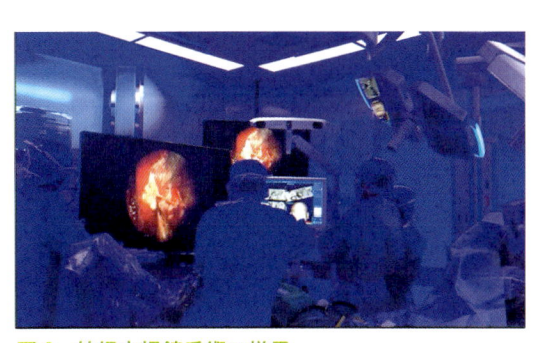

**図2　神経内視鏡手術の様子**

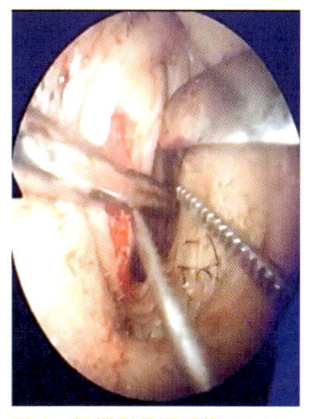

**図3　経蝶形骨洞手術における鼻の粘膜切開**

抗利尿ホルモン（尿量をコントロールするホルモン）分泌低下症で、尿崩症が出現することがあります。通常は1週間程度でおさまりますが、その間は水分出納の管理とホルモン補充を行います。そのほかの下垂体機能低下症では、二次的に甲状腺機能低下症（粘液水腫、発汗減少）、副腎皮質機能低下症（全身倦怠感、食欲低下、易感染性）、性腺機能低下症（無月経、性欲低下）などの症状がみられることがあります。これに対してホルモン補充療法が行われます。生命維持に必須の薬物となるため、服薬指導が必要です。

### 髄液鼻漏

手術による髄液漏が生じることがあります。術中に髄液漏が明らかな場合は、腰椎にスパイナルドレーンが留置され、帰室します。スパイナルドレーンの管理については、脳室ドレーンと同様に管理します。経蝶形骨洞の術後の髄液漏で重要なのは、髄液鼻漏です。さらさらした髄液が喉の奥を伝うように流れる感じがするような場合は、髄液鼻漏を疑い検査をします。髄液鼻漏を引き起こさないよう、排泄時に力まない、鼻をかまない、すすらないなどの指導が必要です。髄液漏は髄膜炎の要因となるため、とりわけ管理が必要です。

### 視力・視野の観察

下垂体腺腫が視神経や視交叉を圧迫している場合、術後徐々に視力が回復したり視野が広がったりすることが期待されます。術前の視野は両耳側半盲となっていますが、どの程度視野が広がったのかを観察します。そのほかに、視野が明るくなった、文字が読みやすくなったと表現する患者もいます。腫瘍による圧迫が長期間であった場合には回復が望めないこともありますが、遅れて回復することもあります。

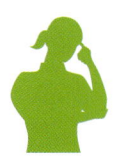

**質問169** 脳出血による神経内視鏡血腫除去術では、どのようなことに注意が必要ですか？

**アンサー169** 基本的には開頭血腫除去術と同様で、血圧管理が重要となります。

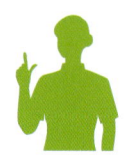

## l) 血圧管理

『脳卒中治療ガイドライン2015』では、脳出血急性期の血圧管理について「できるだけ早期に収縮期血圧140mmHg未満に降圧させ、7日間維持することを考慮して

もよい」としています。収縮期血圧を140 mmHg 以下に管理した群と180 mmHg 以下に管理した群との比較で、90日後の死亡と重大な機能障害に有意差はなく、機能転帰が140 mmHg 以下で管理した群のほうが有意に良好であったとしています。術後の血圧管理の根拠を理解して、観察することが大切です。

## 2) 術後出血

　術後出血は、手術の操作が要因となる場合や、患者側の要因となる場合もあります。抗血小板薬や抗凝固薬を内服していたり、慢性肝不全などの既往があるなど、易出血状態のこともあります。脳出血の外科治療は急性期に行われるため、入院時の病歴、薬歴について確認しておくことも大切です。

　手術では、脳室ドレーンなどのドレーンが留置されたまま帰室することもあり、ドレーンの性状や排液量を観察し、血性の排液に変化した場合には、すぐに医師へ報告しましょう。

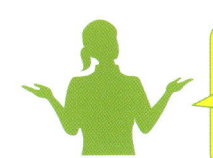

**質問170** 顕微鏡と併用して行われる神経内視鏡手術の術後管理ではなにが大切ですか?

**アンサー170** 顕微鏡と神経内視鏡を併用して手術を行う場合、神経内視鏡は顕微鏡だけでは得られない部分を確認するために支援的に使われます。術後管理は、脳動脈瘤クリッピング術の術後管理と同じです。

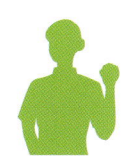

## 1) 内視鏡支援手術

　顕微鏡手術に神経内視鏡を併用して行う手術を内視鏡支援手術といいます。おもに、脳動脈瘤開頭クリッピング術で行われます。動脈瘤をクリップするとき、顕微鏡だけでは見えない穿通枝とよばれる細い血管が、動脈瘤の裏側などにないか確認する場合に神経内視鏡を使用します。こうすることで、動脈瘤だけを確実にクリップすることを目指します。

## 2) 術後管理

　術後管理は、脳動脈瘤クリッピング術と同じです。神経徴候やバイタルサインの観察、スパズム期には血管内のボリュームが保てるように水分出納や体重管理をします。神経徴候の悪化があれば、スパズムの症状かもしれません。すぐに医師へ報告しましょう。

**引用・参考文献**

1）　日本脳卒中学会脳卒中ガイドライン委員会編."高血圧性脳出血の急性期治療".脳卒中治療ガイドライン2015.東京,協和企画,2015,143,155-7.
2）　田村綾子編."経蝶形骨洞下垂体腫瘍摘出術".ナーシング・グラフィカ健康の回復と看護④脳神経・感覚機能障害.第2版.大阪,メディカ出版,2013,74-5.
3）　落合慈之監."脳腫瘍・各論".脳神経疾患ビジュアルブック.東京,学研メディカル秀潤社,2011,140.

# 6 脳脊髄液ドレナージ

JA 尾道総合病院脳神経外科病棟看護科長／脳卒中リハビリテーション看護認定看護師 **小林雄一**
日本赤十字広島看護大学老年看護学教授 **百田武司**

> **新人ナースに伝えたいこと**
> ・脳脊髄液ドレナージの原理・原則を理解しましょう。
> ・管理中に起こり得るケースを想定しましょう。
> ・トラブル時の対応に習熟しましょう。

**質問171** 脳神経外科領域のドレナージ（脳室ドレナージ、脳槽（のうそう）ドレナージ、腰椎ドレナージ）の目的はなんですか？

**アンサー171** 脳脊髄液の余分な排出を行い、頭蓋内圧をコントロールすることです。

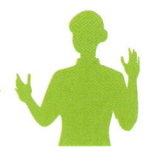

## 1) 脳神経外科で取り扱うドレーン

　ドレナージとは「体内に貯留した消化液、膿（うみ）、血液や浸出液などを体外に排出すること」をいい、ドレーンとは「体内に貯留した血液や体液、気体などを体外に排出するために使用するカテーテルのこと」をいいます。

　脳神経外科で取り扱うドレーンは、挿入する部位で役割が違います。各ドレナージの目的・特徴を理解することが必要です（**表1、図1**）[1]。脳神経外科で扱うドレーンで特徴的といえるのが、脳脊髄液を排出するものがあることです。これには脳室ドレナージ、脳槽ドレナージ、腰椎（スパイナル）ドレナージの3種類があります。いずれも脳脊髄液を排出しますが、主たる目的と挿入される部位が異なります。脳室ドレナージ、脳槽ドレナージ、腰椎ドレナージの基本的な管理方法は同じです。

　脳室ドレナージ、腰椎ドレナージは必要時に外科的手技によって挿入され、脳槽ドレナージは開頭術時にともなってのみ挿入できます。脳室ドレナージはおもに、余分な脳脊髄液の排出や頭蓋内圧のコントロールのために挿入されます。脳槽ドレナージはくも膜下出血後の脳血管攣縮（れんしゅく）の予防・重症化防止を目的とし、血性髄液の排出のた

## 表1　ドレーンの種類・目的・適応疾患

| 種　類 | おもな目的 | その他の目的 | おもな適応 |
|---|---|---|---|
| 脳室ドレナージ | 余分な脳脊髄液の排出　血性髄液の排出 | 頭蓋内圧のコントロール | くも膜下出血、脳室内出血、急性水頭症 |
| 脳槽ドレナージ | | 脳槽灌流の実施 | くも膜下出血 |
| 腰椎（スパイナル）ドレナージ | | 頭蓋内圧のコントロール | くも膜下出血、水頭症、髄液漏 |
| 硬膜下ドレナージ | 血液・浸出液の排出 | | 硬膜下血腫 |
| 硬膜外ドレナージ | | | 硬膜外出血、開頭術 |
| 皮下ドレナージ | | | 頭蓋形成術、開頭術 |

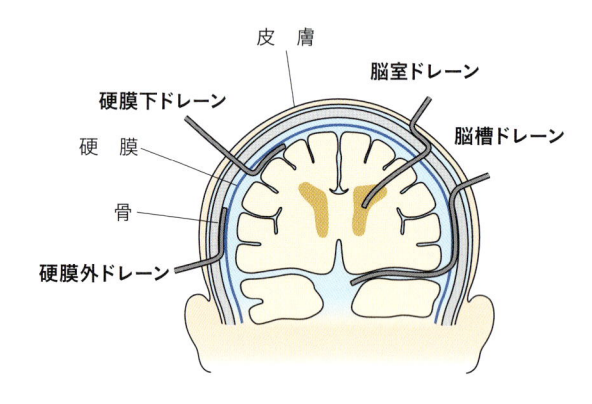

**図1 各ドレーンの挿入部位**（文献1を参考に作成）

め挿入されます。このほか、くも膜下出血の術後、くも膜下腔より血液を洗い流すために、脳室ドレーンから生理食塩水、血栓溶解剤などを注入し、くも膜下腔を灌流させ、脳槽ドレーンより髄液を流出することで、積極的に血液除去を図る脳槽灌流法（頭蓋内灌流法）が存在します。

　腰椎ドレナージは第3、4腰椎間または第5、6腰椎間から、腰椎穿刺手技で挿入されます。頭蓋内に直接アクセスしておらず、刺入部と脳室までの距離があるため、脳室ドレナージに比べ髄膜炎になりにくいと考えられます。一方、チューブが細いため屈曲・閉塞しやすいという特徴があります。また、適切に保護・固定されていない場合、汗や排泄物などで挿入部が汚染されやすいため、注意が必要です。挿入部が身体の背面であり、目視が簡単でないため、意図的に観察することが必要となります。

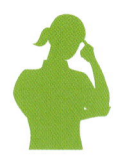

**質問172** 脳脊髄液ドレナージ回路が特殊で理解できません。どのような特徴がありますか？

**アンサー172** おもな目的は、頭蓋内圧亢進症にともなう頭蓋内圧のコントロールです。回路には圧調整式ドレナージ（開放式・半閉鎖式ドレナージ）を用いるという特徴があります。管理にはサイフォンの原理を理解することが必要です。

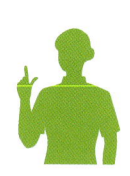

# I) 脳脊髄液のドレナージの目的と特徴

　脳脊髄液ドレナージは頭蓋内圧亢進時、頭蓋内圧のコントロールのため挿入されます。頭蓋内圧亢進が極度になると、脳ヘルニアとなり脳幹の圧迫から呼吸停止・心肺停止となります。これを防ぐため、髄液を体外に排出し、頭蓋内圧をコントロールします。

　脳脊髄液ドレナージの特殊さは、その見た目やクランプなどの多さなどの形状の複雑さもさることながら、開放式・半閉鎖式ドレナージ特有の圧管理方式にあります。扱いにはサイフォンの原理の理解は欠かせません。サイフォンの装置とは、「すき間のない管を利用して、液体をある地点から目的地まで、途中出発地点より高い地点を通って導く装置」のことであり、このメカニズムをサイフォンの原理といいます（**図2**）。このサイフォンの原理を防ぐためのドレーン回路を使用するのが、脳脊髄液ドレナージであり、回路が特殊である理由です。

　脳脊髄液ドレナージ回路の全体像と各部の名称を示します（**図3、4**）。多くの部品があり、ドレーン管理時には各部分を実際に観察し操作します。いつどの操作が必要かによって操作が異なります。取り違えないよう、確認が必要です。なお、下部排液バッグは定量計付きのものもあります（**図5**）。1 mL単位の計測ができるため厳密な観察が必要な際に有効ですが、クランプが2つと定量計が追加されます。

3章

術前・術後看護の質問

6 脳脊髄液ドレナージ

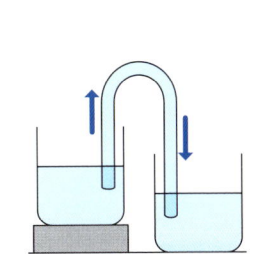

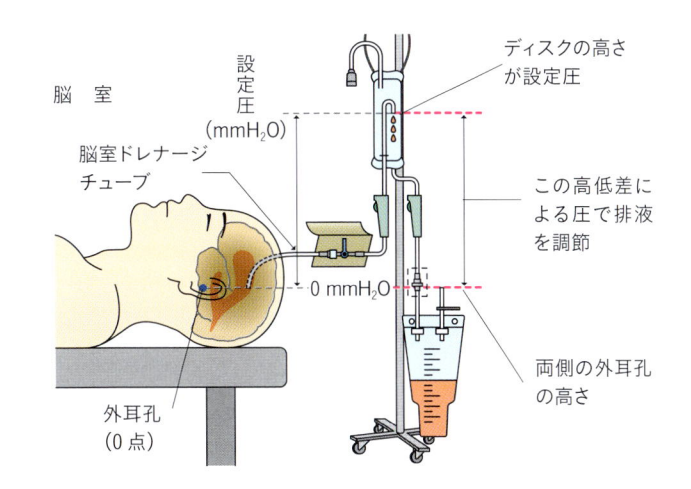

脳室

脳室ドレナージ
チューブ

設定圧
（mmH₂O）

外耳孔
（0点）

0 mmH₂O

ディスクの高さ
が設定圧

この高低差による圧で排液を調節

両側の外耳孔の高さ

**図2　サイフォンの原理**　　**図3　脳室ドレナージ回路**

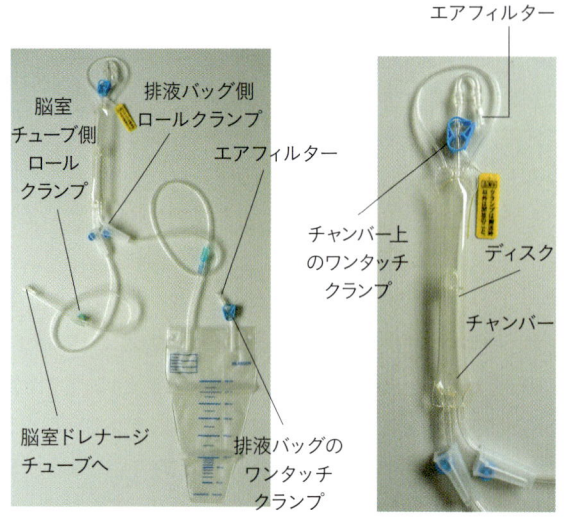

エアフィルター

排液バッグ側
ロールクランプ

脳室
チューブ側
ロール
クランプ

エアフィルター

チャンバー上
のワンタッチ
クランプ

ディスク

チャンバー

脳室ドレナージ
チューブへ

排液バッグの
ワンタッチ
クランプ

**図4 脳室ドレナージ回路（全体図）**

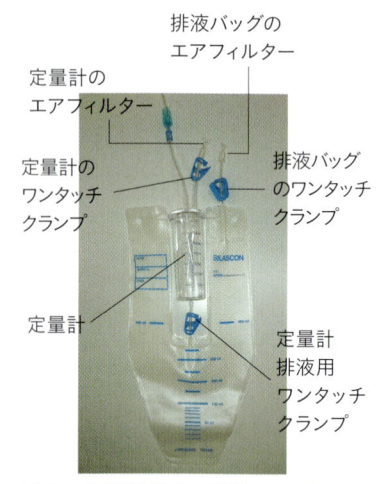

排液バッグの
エアフィルター

定量計の
エアフィルター

定量計の
ワンタッチ
クランプ

排液バッグ
のワンタッチ
クランプ

定量計

定量計
排液用
ワンタッチ
クランプ

**図5 定量計付きの排液バッグ**

**質問173** 脳室ドレナージ管理で重要なポイントを教えてください。

**アンサー173** とくに重要なポイントは、①０点・設定圧の確認、②排液の量・性状の確認、③ワンタッチクランプ・ロールクランプの確認です。

## I) 脳室ドレナージ管理で重要なポイント

　脳脊髄液ドレナージ管理上とくに重要で、看護師が繰り返し毎回観察・操作するポイントは3つあります。

### ０点・設定圧の確認

　脳室内のチューブ先端の位置を想定し、外耳孔を０点（基準点）とします（**図6**）。回路用ラック（**図7**）やスケールの０cmH$_2$Oと外耳孔が水平になるよう設定します。回路用ラック専用のレーザーポインターや水平器付き差し棒が使用されます。

　設定圧はチャンバー内のディスク（**図8**）、または施設によって脳脊髄液滴下部を基準とします。いずれでも構いませんがチーム内での統一が必要です。設定単位はcmH$_2$Oです。

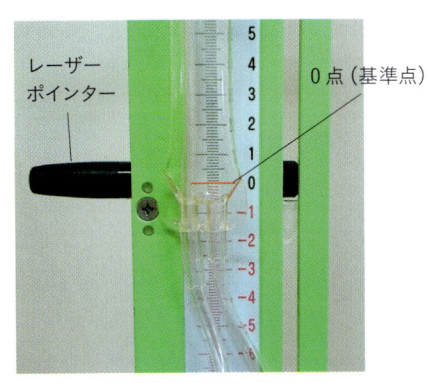

レーザーポインター

0点（基準点）

**図6　0点（基準点）**

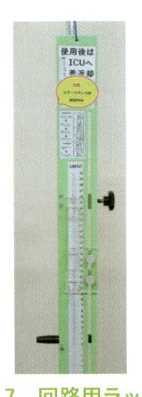

**図7　回路用ラック**

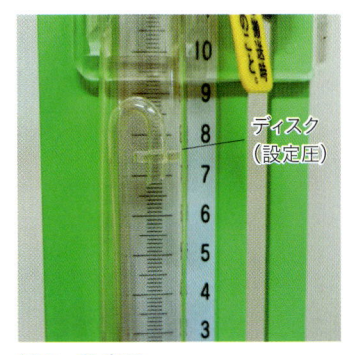

ディスク（設定圧）

**図8　設定圧**

血　性　　　　　　淡血性　　　　　　淡々血性　　　　　　淡黄色　　　　　　淡々黄色
　　　　　　　　　　　　　　　　　　　　　　　　　　　　　　　　　　　　　　（キサントクロミー）

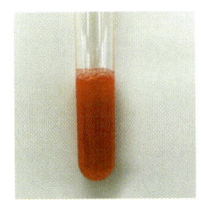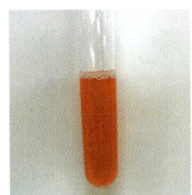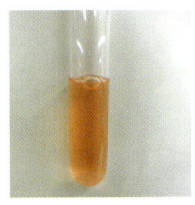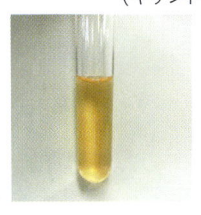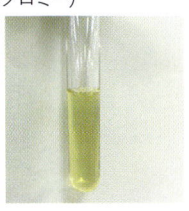

**図9　くも膜下出血時の正常な髄液色調変化**（文献1より転載）

　以上が、0点と設定圧の高低差による圧差で排液を調整するというメカニズムです。設定圧を頭蓋内圧が上回った分だけ、脳脊髄液があふれて排出されるイメージをもてると、理解が容易になると思います。

　なお、脳室ドレナージ中は患者の体位に注意が必要です。頭部の高さが変わると、設定の圧が容易に変化します。想定の圧で排液されないばかりか、過量排液の原因にもなります。また、急激な体位の変化は事故抜去のおそれもあります。患者・家族への丁寧な説明のほか、急激な体位の変化を防ぐための看護が求められます。

> **グッと解説 ✏　0点の設定部位**
>
> 腰椎ドレナージの場合の0点の設定部位は、脳室・脳槽ドレナージと同じ外耳孔のほか、腋窩中線があります。医師の指示を確認し、ケースに合わせてチーム内で管理を統一します。

## 排液の量・性状の確認

　患者の状況に応じて脳脊髄液の排液量・性状を確認します。何時間で何mL排液があったかを確認します。

　脳脊髄液の性状も同時に確認します。髄液の色調の例を**図9**に示します。正常な脳

脊髄液は無色透明です。くも膜下出血では、血性から徐々に血性が薄くなり、キサントクロミーに移行します。

### ワンタッチクランプ・ロールクランプの確認

クランプが複数ありますが、平常時（患者がベッド上の場合）操作するのは患者にいちばん近い部分のロールクランプのみです。体位変換や吸引などで頭蓋内圧が変化する可能性がある場合に、ロールクランプを閉めます（**図4**）。

なお、**図4**に示しているチャンバー上のワンタッチクランプは、平常時（患者がベッド上の場合）は常時開放を厳守してください。ドレナージ回路がこの部分で大気開放されていることでサイフォンの原理を防ぎ、設定圧でのドレナージを可能としています。質問174のオーバードレナージを防止します。

**質問174** オーバードレナージとはなんですか？なぜ起こるのですか？

**アンサー174** 脳室内の髄液排出が急激に起こることです。サイフォンの原理により起こります。

## I) オーバードレナージとは

オーバードレナージとは、前述のサイフォンの原理により脳室内の髄液排出が急激に起こることをいいます。脳脊髄液ドレナージ回路が適切に管理されていれば起こることはなく、観察や操作のミスで起こり得ます。原因は、指示された設定圧の間違いや、チャンバー上のワンタッチクランプの開放忘れ・エアフィルターの汚染、そしてドレナージ回路の落下です（質問176、179参照）。

成人の正常頭蓋内圧は 60～180 mmH$_2$O と幅がありますが、通常は 80～150 mmH$_2$O が目安です[2]。そのため、設定圧は 10～15 cmH$_2$O に設定されることが多いです。病態に応じて適宜変更されますが、間違っても－（マイナス）設定圧にはならないことを覚えておきましょう。

チャンバー上のワンタッチクランプの開放忘れ・エアフィルターの汚染はサイフォンの原理を引き起こし、オーバードレナージとなります。

脳脊髄液ドレナージ回路のチャンバー上のエアフィルターは、回路内を大気圧に保つ役割があります。大気圧に保たれることで設定圧でのドレナージが可能となり、サイフォンの原理が起こらない状態になります。エアフィルターが汚染されると、通気

がGできなGくなり、閉鎖状態になります。回路が大気圧に保たれなくなった結果、サイフォンの原理が起こり、オーバードレナージとなります。

また、ドレナージ回路の落下（チャンバー部分）では、設定圧が基準点（0点）以下になりますので、オーバードレナージとなります。

**グッと解説** ✏ **エアフィルターの汚染**

チャンバー上部のエアフィルターの汚染は、ワンタッチクランプ閉鎖と同じ状態になります。エアフィルターの構造は下向きで外部からは汚染しにくいのですが、CTなどで患者とともに脳室ドレナージ回路を移動させる際に、内側からの髄液で汚染されることが多いです。

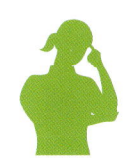

**質問175** オーバードレナージが起こるとなにが問題なのですか？

**アンサー175** オーバードレナージによる脳脊髄液の過剰排出が起こると、脳に強い陰圧がかかります。進行すると頭蓋内出血を引き起こし、頭蓋内圧亢進から死に至る場合もあります。

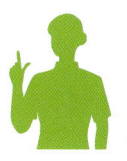

## 1) オーバードレナージによる影響

オーバードレナージによって脳に強い陰圧がかかると、脳室内出血、脳出血、硬膜下出血を起こす危険性があります。脳室が過度に縮小することで脳に異常な陰圧がかかり、脳実質が偏位し、極度になると硬膜下の架橋静脈（かきょう）を損傷し、硬膜下出血に進展する危険性があります。こうなると脳室内では陰圧、硬膜下側からは陽圧がかかることになります。極限的には脳ヘルニアとなり、死に至ります。オーバードレナージに気が付いた場合、すぐに患者にいちばん近い部分のロールクランプを閉めます。患者のバイタルサインをはじめ、意識状態、脳神経症状を観察し、医師に報告します。突然のけいれんの原因が、オーバードレナージだったという例もあります。

オーバードレナージによる影響をCTなどで調べ、対応することになります（**図10**）。

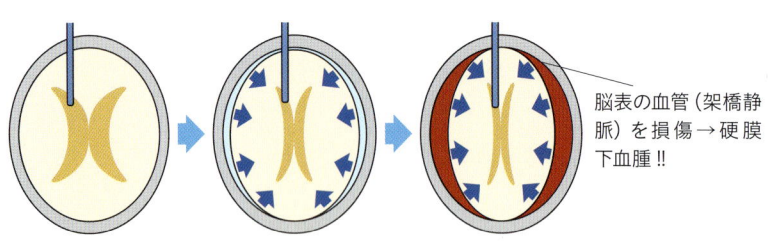

**図10　オーバードレナージによる硬膜下血腫**

脳表の血管（架橋静脈）を損傷→硬膜下血腫‼

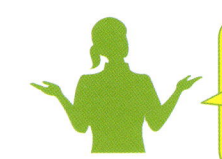

質問176　脳室ドレナージの観察項目を教えてください。

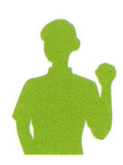

アンサー176　0点・設定圧、排液の量・性状、ワンタッチクランプ・ロールクランプ、髄液面の確認、髄液流出、チューブの閉塞・屈曲、エアフィルターの汚染の有無、チューブの固定状況などです。

## 1) 脳室ドレナージの観察項目

### 0点・設定圧の確認

質問173を参照してください。

### 排液の量・性状の確認

質問173を参照してください。

### ワンタッチクランプ・ロールクランプの確認

質問173、179を参照してください。

### 髄液面の確認・髄液流出の有無、チューブの閉塞・屈曲の有無

ドレナージ中は髄液が断続的に流出し、髄液面には心拍性の拍動および呼吸性の波動を認めます。髄液流出部の液面を目視し、液面が上下に振れていることを確認します。拍動・波動がない、髄液流出がまったくない場合はドレナージ回路の閉塞・屈曲を疑います。まず、患者にいちばん近いロールクランプが閉鎖されていないかを確認します。また、回路途中に三方活栓がある場合は、閉鎖されていないかを確認します。その後、チューブの屈曲がないか、血塊などがないか回路全体を確認します。以上の観察でも問題がない場合は、ドレナージチューブの閉塞が考えられます。医師に報告し、対応を依頼します。

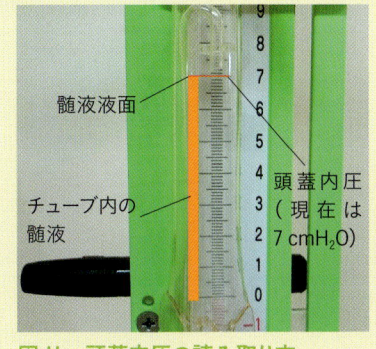

**グッと解説** 頭蓋内圧測定

脳室ドレナージ中には頭蓋内圧の測定ができ、頭蓋内圧コントロールの指標となります。髄液の液面の高さを回路用ラックのスケールで読み取ります。この高さが頭蓋内圧です（**図Ⅱ**）。

髄液液面

チューブ内の髄液

頭蓋内圧（現在は7 cmH₂O）

図Ⅱ　頭蓋内圧の読み取り方

### チューブの固定状況

チューブ挿入時に固定されている位置から、抜けがないかを確認します。医師によってマーキングをすることもあります（質問178参照）。

### エアフィルターの汚染の有無

脳室ドレナージ回路のエアフィルターは3個です（定量計がない場合は2個）。定量計付き排液バッグで説明します。エアフィルターはチャンバー上に1個、排液バッグ定量計上に1個、バッグ上部に1個です。それぞれにワンタッチクランプが付属します。エアフィルターに汚染がないかを目視で確認します。エアフィルターに汚染がない場合は透明感のある白色で、汚染するとくすんだ白色や黄色、薄い血性などになります（質問174参照）。

**質問177** 脳室ドレナージの合併症はなんですか？

**アンサー177** ドレナージ不良による頭蓋内圧亢進、髄膜炎、オーバードレナージです。

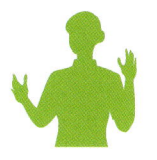

## I) 脳室ドレナージの合併症

### 頭蓋内圧亢進

なんらかの原因でドレナージ不良が続くと、頭蓋内圧亢進となります。脳室ドレナージ中ということは、基本的には頭蓋内圧が亢進している患者ですから、ドレナージ不良によって頭蓋内圧の変化が容易に起こります。

3章

術前・術後看護の質問　6　脳脊髄液ドレナージ

頭蓋内圧亢進の症状は、バイタルサインの変動（収縮期血圧上昇・拡張期血圧低下、徐脈、緩徐深呼吸など）、頭痛、悪心・嘔吐、瞳孔不同、意識レベル低下などがあります。詳細は他文献に譲ります。

> **グッと解説** ✏️ **ミルキング**
>
> 脳室ドレナージでは、細いシリコンチューブが挿入されます。これは屈曲しやすいうえに、事故抜去などで破損しやすいです。脳室内にドレーン先端があるため、ミルキングによって脳に傷をつけてしまう危険性もあります。このため、原則的にミルキングはしません。もし医師の指示がありミルキングを実施する場合、指の腹を使い1cm程度ずつごくゆっくり、愛護的に行います。

### 髄膜炎

脳組織は本来外界から隔離された閉鎖腔です。硬膜や血液脳関門（blood-brain barrier：BBB）に守られており、有害物質や感染から保護されています。しかし、脳室ドレナージ中は、無菌であるくも膜下腔と外界が交通しているので頭蓋内感染が非常に起こりやすい状態です。髄膜炎の症状は、熱発（高熱）、頭痛、悪心・嘔吐、意識障害、けいれん、項部硬直、髄膜刺激症状（ケルニッヒ徴候、ブルジンスキー徴候など）があります。ドレナージ回路内の髄液の混濁や浮遊物を認めることもあります。予防のためには外界との交通を最小限にします。三方活栓は、滅菌のドレッシング材で保護します。また、髄液がつねに一定方向に流れるようドレナージ管理をします。可能な限り早く抜去することが望ましいです。

### オーバードレナージ

質問174、175を参照してください。

**質問178** 脳室ドレナージの適切な固定方法を教えてください。

**アンサー178** ドレーン事故抜去の危険性を最小限にする固定方法をとります。また、合併症予防のための観察が容易であることも重要です。

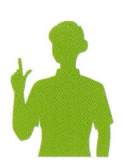

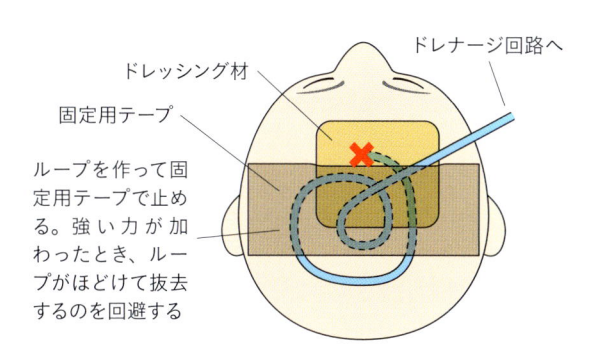

ドレッシング材

固定用テープ

ループを作って固定用テープで止める。強い力が加わったとき、ループがほどけて抜去するのを回避する

ドレナージ回路へ

**図12　脳室ドレナージチューブの固定（例）**（文献2を参考に作成）

ドレッシング材と固定用テープからドレーンチューブが出るように固定する。力が加わった部分に「ずれ、よじれ」が生じ、視覚的に抜去の危険が確認できる。

# I) 固定方法

　脳室ドレーンの挿入部は頭皮です。除毛するものの頭髪があること、加えて皮脂が多い部分であることなどから、ドレッシング材など粘着テープでの固定が不確実になりやすいです。また、ドレーンチューブは柔軟性のあるシリコンチューブです。抜去防止のため縫合糸でチューブを縛り、頭皮に縫合を固定してあります。しかし、その効果も限定的で、時間の経過とともにゆるんで抜けやすくなります。以上の理由より、脳室ドレナージは、事故抜去しやすいドレーンという認識が必要です。

　ドレーンの事故抜去を防ぐには、ドレッシング材の確実な貼付とドレーンチューブのループ作製がポイントです（**図12**）。固定した後や観察時には「引っ張られる力に抵抗できるように固定されているか」[2]、「過度の力が加わったとき、刺入部までにルートの余裕があるか」を確認します。挿入部周囲の観察は、半透明であるドレッシング材の上から行います。髄液の漏れ・浸出液・排膿・発赤・腫脹の有無などを確認します。

　ドレーン事故抜去後は、頭蓋内圧亢進が進行する危険性が高まります。頭蓋内圧コントロールできなくなるので、必要に応じて脳室ドレーンの再挿入、または状況に応じて代替の腰椎ドレーンの挿入が考えられます。頭蓋内圧亢進症状を観察し、対応することが必要です。脳神経疾患患者は意識障害や認知面の低下をきたした状態が多くなります。患者が自分自身では危険を回避することができず、事故抜去が起こりやすい状況です。看護師による適切な管理が必要です。

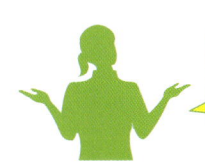

質問179　**クランプの適切な扱いを教えてください。**

アンサー179　**ワンタッチクランプ・ロールクランプの位置と役割を覚えましょう。管理上の重要性がそれぞれ異なります。ポイントを押さえれば、トラブルは容易に回避できます。**

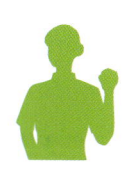

| 重要度ランク | 識別記号 | 操作 |
|---|---|---|
| 1 | 🟠 | 平常時開放<br>固定用ラックから離れる場合は閉鎖<br>※サイフォンの効果によるオーバードレナージの防止 |
| 2 | 🟡 | 平常時開放<br>吸痰・体位変換などで閉鎖<br>※脳圧変化による髄液の過剰流出防止 |
| 3 | 🔵 | 平常時開放<br>固定用ラックから離れる場合は閉鎖 |
| 4 | 🟢 | 平常時閉鎖<br>排液する場合開放 |

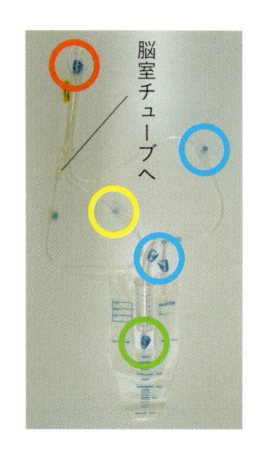

脳室チューブへ

**図 13　クランプの重要度ランクの目安と操作**

※重要度ランクは操作エラーの際、生命に及ぼす影響と緊急性を考察し筆者がランク付けした。いずれかのクランプ管理を軽視してよいわけではない。

## l) クランプの使用方法

　脳室ドレナージ回路には複数のクランプがあります。ロールクランプが2個、ワンタッチクランプが4個、合計6個のクランプを扱うことになります。いつもすべてのクランプを操作するわけではなく、実際にはケースによって操作する場所が異なります。頻回に操作するのは、患者にいちばん近い部分のロールクランプのみです。体位変換や吸引などで頭蓋内圧が変化する可能性がある場合に、ロールクランプを閉めます（**図4**）。

　チャンバー上のワンタッチクランプは、平常時（患者がベッド上の場合）は常時開放します（**図4**）。ワンタッチクランプのうち、ドレナージ回路が回路用ラックから離れるときに（検査などで患者がベッドから離れる場合）閉鎖するものが3つあります。上部にエアフィルターがついている部分です。エアフィルターの汚染防止が目的です。一方、定量計付き排液バッグの定量計下のワンタッチクランプは、つねに閉鎖しておきます。排液量を確認し、記録した際に開放し0 mLにリセットします。時間ごとの排液確認のためのクランプですから、閉め忘れると排液量が確認できなくなります。

　クランプ操作の順序は、オーバードレナージ防止の考え方から、基本的には閉鎖は患者に近い側から、開放はチャンバー上のワンタッチクランプからです。一方、クランプ操作は一連の操作で行う場合には、順序を厳密にする必要はあまりないと考えます。筆者は「閉鎖したら開放する」を徹底することがもっとも重要と考えています。脳室ドレーン管理において、「クランプ開放忘れ」がもっとも重大な事象を引き起こします。順序に固執するより、まずは「重要なクランプを確実に操作」をお願いしたいと思います（**図13**）。

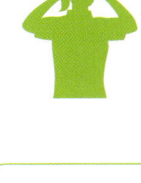

**質問180** ドレーンが抜けてしまった場合の対処法を教えてください。

**アンサー180** 頭蓋内圧亢進・髄膜炎発症の危険性があります。ドレーンの先端部と長さを確認し、頭蓋内遺残の有無を確認します。抜去部を消毒後清潔なガーゼで保護し、すぐドクターコールをしましょう。

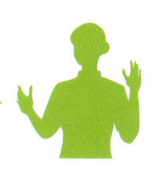

## 1) 事故抜去時の対応

　ドレーンが事故抜去された場合、ドレーン刺入部からの髄液漏出が考えられます。頭蓋内外が交通した状態ですから、髄膜炎発症の危険性が高まります。抜去を発見したら、刺入部周囲を広範囲に消毒し、清潔なガーゼを厚めに当てて保護します。

　抜去されたドレーン先端を目視し、ドレーンが途中でちぎれていないか確認します。ちぎれている場合は、刺入部に残っていないか、またベッド周囲に存在しないかを入念に確認します。

　同時にドクターコールを行い、状況報告と対応を依頼します。医師到着後は指示に従い対応しますが、抜去部を縫合し髄液漏出を止める可能性が高いです。ドレーンが頭蓋内残存している場合、外科的処置により除去されることも考え対応します（質問177参照）。

**引用・参考文献**
1）北原香織. "ドレーン管理". カラービジュアルで見てわかる！はじめての脳神経外科看護. 近藤靖子編. 大阪, メディカ出版, 2014, 100-20.
2）高橋ひとみ. ドレーン管理. 重症集中ケア. 9 (2), 2010, 72-9.
3）岩朝光利ほか. ドレナージ術. ブレインナーシング. 26 (3), 2010, 54-9.

**3章**

術前・術後看護の質問　6　脳脊髄液ドレナージ

# 7 シャント手術

福岡県済生会福岡総合病院救命救急センター／脳卒中リハビリテーション看護認定看護師 **野村美佳**

日本赤十字広島看護大学老年看護学教授 **百田武司**

| 新人ナースに伝えたいこと | ・シャント手術とは、水頭症などで頭蓋内腔に髄液が溜まることによる症状を治療するものです。<br>・おもな手術の方法は、髄液のバイパス経路別に① V–P シャント、② V–A シャント、③ L–P シャントがあります。<br>・水頭症をともなう症状は手術で改善することがほとんどですが、手術にともなう合併症もあるため、予測される症状を理解し観察しましょう。<br>・退院後もシャント圧の管理が必要で、患者・家族への指導も重要です。 |
| --- | --- |

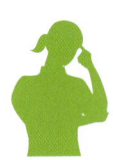

**質問181** シャント手術が必要な疾患にはどのようなものがありますか？

**アンサー181** くも膜下出血、頭部外傷、髄膜炎後などの続発性正常圧水頭症や、原因疾患が明らかではない iNPH などが挙げられます。

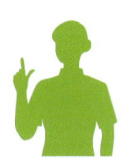

## 1) 適応疾患

　シャント手術は、脳室などの頭蓋内腔に脳脊髄液（以下、髄液）が過剰に溜まり、それによる頭痛、悪心・嘔吐、意識障害などの症状が生じた状態になった際などに実施されます。髄液を体内のほかの場所へ逃がす手術で、髄液の流れをあらたにつくるものです。

　水頭症の原因は複数あり、それぞれの原因に合った治療法を選択することが必要です。正常圧水頭症とは、頭蓋内の髄液が過剰に貯留し、おもに脳室が拡大しているが、

髄液圧は正常である病態のことです。正常圧水頭症は、原因が明らかな続発性正常圧水頭症と、原因が明らかではない特発性正常圧水頭症（idiopathic normal pressure hydrocephalus：iNPH）とに分けられます。続発性正常圧水頭症の原因としては、くも膜下出血、頭部外傷、開頭術後、髄膜炎後、脳腫瘍などが挙げられます。iNPH の患者では、最初にごく軽度のくも膜炎が起こり、それに続発するくも膜の癒着や肥厚、さらには線維化が髄液循環障害を起こし、水頭症が発生するものと考えられてきました。しかし、最近では髄液循環障害だけでなく脳実質にも異常がある可能性が指摘されています[1]。脳動脈硬化を基盤とした小さな脳梗塞などの病巣が存在すると、脳実質周囲組織の弾力性が低下し、わずかな髄液循環障害であっても脳室拡大が起こりやすくなり、水頭症の進行が起こるのではないかと考えられています[1]。

　くも膜下出血後、1/3 ほどの患者が水頭症を合併します。発症後すぐに急性期病院入院中に水頭症を合併する人もいますが、多くは回復期病院に転院後、徐々に脳室拡大をともなうケースです。そのため、回復期病院に転院後に水頭症を発症した場合には、シャント手術を目的に急性期病院に再入院し、術後 7 日程度でふたたび回復病院に転院し、リハビリテーションを継続することになります。なお、回復期病院によっては、くも膜下出血後にシャント手術を行っていないと入院を認めていないところもあるようです。

　一方、水頭症の治療法として、シャント手術のほかに、第三脳室開窓術という手術方法もあります。第三脳室に内視鏡を挿入し、穴を開けることによって流れ出た髄液をくも膜下腔にて吸収させる方法で、体内にチューブなどの異物を入れずに治療でき、髄液の流れのトラブルや感染症のリスクが少ないなどのメリットがあります。ただし、内視鏡の発達とともに最近普及してきた方法で、治療には経験が必要であるため、実施できるのは一部の施設に限られます。

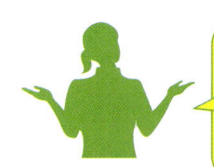

**質問182** シャント手術にはどのような種類がありますか？

**アンサー182** 髄液の流れ道を新たにつくるバイパスの経路別に、① V-P シャント、② L-P シャント、③ V-A シャントなどがあります **(図1)**。

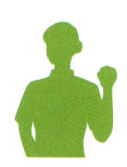

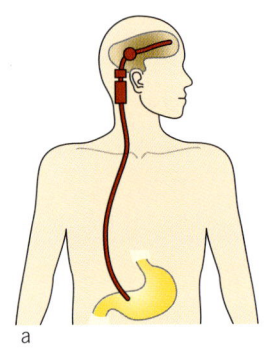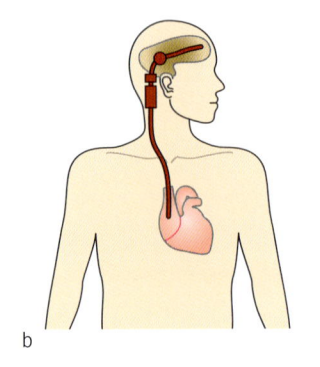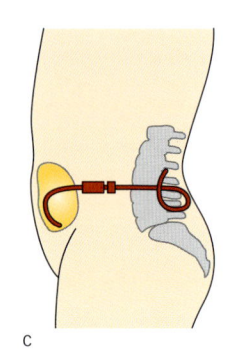

a             b             c

**図1　シャント手術の種類**
a：脳室 – 腹腔シャント（V-P シャント）
b：脳室 – 心房シャント（V-A シャント）
c：腰椎 – 腹腔シャント（L-P シャント）

## I) シャント手術の種類

　過去には脳室 - 心房シャント（ventriculo-atrial shunt：V-A シャント）が多く行われていましたが、感染すると重篤な合併症を起こすため、手術頻度は少なくなり、近年脳室 - 腹腔シャント（ventriculo-peritoneal shunt：V-P シャント）と腰椎 - 腹腔シャント（lumbo-peritoneal shunt：L-P シャント）が一般的になっています。手術法自体の効果の差は少ないと思われますが、心疾患のある患者では V-A シャントが、また、高齢者などで変形性脊椎症の変化が強い患者、腰部・仙骨部などに褥瘡をともなう場合などでは L-P シャントが好ましくないとされています[2]。

　過剰に溜まった髄液を流す管をシャントシステムといいます。例えば V-P シャントのシャントシステムでは、脳室側カテーテル、シャントバルブ、腹腔側カテーテルという 3 つの構造で、生体親和性の高いシリコンが使用されています。シャントシステムの種類は複数ありますが、シャントバルブ（髄液圧を調節し、髄液採取も可能な膨らみ部分）により、バルブ圧が固定されるか可変できるかによって次のように分類されます。

①固定式差圧バルブ：おもに中圧……55〜88 mmH$_2$O、低圧……20〜50 mmH$_2$O の組み合わせ[2]。

②体外可変式差圧バルブ：磁気などで圧設定しシャント機能不全を減少[2]、圧は 100 mmH$_2$O 前後で設定[3]。

③①と②を組み合わせた、抗サイフォン装置：臥位、座位、立位時の髄液過剰流出にともなう硬膜下水腫などの合併症を防止[2]。

アンサー183 シャント手術にともなうおもな合併症として、感染、シャント機能不全によるシャント閉塞・過剰流出、硬膜下水腫、血腫などがあり、注意が必要です。

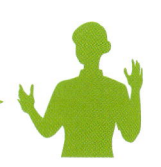

# I) シャント手術にともなう合併症

シャント手術では、体内に生体組織以外の異物を置いてくるため、一度感染が起こると治療がむずかしくなります。周術期に抗菌薬を使用することが感染予防には有効とされ、一般的に術直前1回と術後数日間程度続けます。術直後から挿入部位やシャント経路に沿った皮膚の発赤・腫脹がないか観察し、創部の汚染の有無、発熱や血液検査結果（WBC上昇、CRP上昇など）、髄液検査結果（細胞数上昇）に注意が必要となります。症状としては、意識レベルの変化やけいれん、腹部症状では下痢、悪心・嘔吐に注意して観察します。実際にシャント感染が起こった場合、シャントシステムの除去が必要となります。抗菌薬を投与し、一時的に脳室体外ドレナージを行ったり、腰椎穿刺での髄液排出を定期的に行ったりします。その後、採血データや髄液の性状を判断し、再度シャント手術を行います。

また、シャント機能不全として、なんらかの原因で管が詰まってしまうシャント閉塞と、逆に髄液が流れすぎる過剰流出（オーバードレナージ）があります。シャント閉塞の例としては、脳室端、または胸腔端カテーテルが生体組織などで詰まった場合などに髄液が流れにくくなってしまうことがあり、水頭症が悪化することがあります。この場合には、シャント再建術が必要となります。シャント閉塞の徴候として、水頭症再発による頭蓋内圧上昇にともなう傾眠や頭痛、悪心・嘔吐の出現などです。そのため、経時的な意識レベルの観察が必要となります。一方、過剰流出とは、シャント流量が増加し髄液が過剰流出になることで、シャント手術後のシャントの効きはじめに起こりやすいです。圧可変式バルブの特性より、座位や立位ではサイフォン効果により臥床時に比べて過剰流出に傾きやすい傾向にあります。初期圧は高圧から始め、症状をみつつ徐々に設定圧を下げていくことが一般的です。髄液が流れすぎると髄液が脳表に貯留し、脳を圧迫したり、立位で頭痛、悪心・嘔吐が生じたりすることがあります。CTでのフォローを行いながら、意識レベルや頭痛、悪心・嘔吐などの症状

の改善がない場合は、過少流出（アンダードレナージ）の可能性があるため、圧設定の変更を行うことが必要となります。

さらに、水頭症により拡大していた脳室がシャント手術で虚脱することで、硬膜と脳組織のあいだにすき間が広がり、その間の血管が伸ばされ切れることによって、硬膜下水腫や血腫などが起こることもあります。また、抗血小板薬や抗凝固薬を内服している患者では、創部からの出血や頭蓋内出血の可能性もあるため、神経症状に注意し、意識レベルの低下や頭痛、悪心・嘔吐などの頭蓋内圧亢進症状が出現した場合、すみやかな医師への報告が必要です。

シャント手術後には、水頭症が改善し、患者症状が良くなることが一般的ですが、このような合併症があるため、バイタルサインの悪化、症状の増悪に注意が必要です。

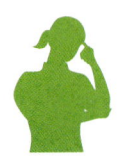

**質問184** シャント圧の調整はどのように行いますか？

**アンサー184** 圧設定用機器（磁石）により、身体の外からバルブの圧を設定し、最適な髄液排出量を設定します。

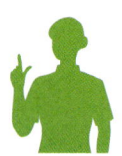

## I) シャント圧の調節

現在、日本で用いられているシャントバルブは、ほとんどが圧可変式バルブです。V-P シャントは、シャントチューブはおもに 3 つの部分からできています。**図2**にその構造を示します。脳室端カテーテルは頭皮下までの部分、胸腹端カテーテルは皮下を通り腹腔内へ入る部分です。シャントバルブシステムは、頭皮下に埋め込み、髄液の流れる量を調節します。いくつかの機種がメーカーごとに発売されていますが、手術のあとも身体の外から磁石の力によってバルブ圧を設定できるようになっています。圧は 100 mmH$_2$O 前後で設定されることが多く、高くすると髄液が流れにくくなり、逆に圧を低くすると髄液は流れやすくなります[3]。圧設定については、医師が画像を見て水頭症の程度や患者の症状に合わせて調整します。

トランスミッターを皮膚の上からシャントバルブに押し当てて、圧を調節することができ、プログラマーで圧を決定します。

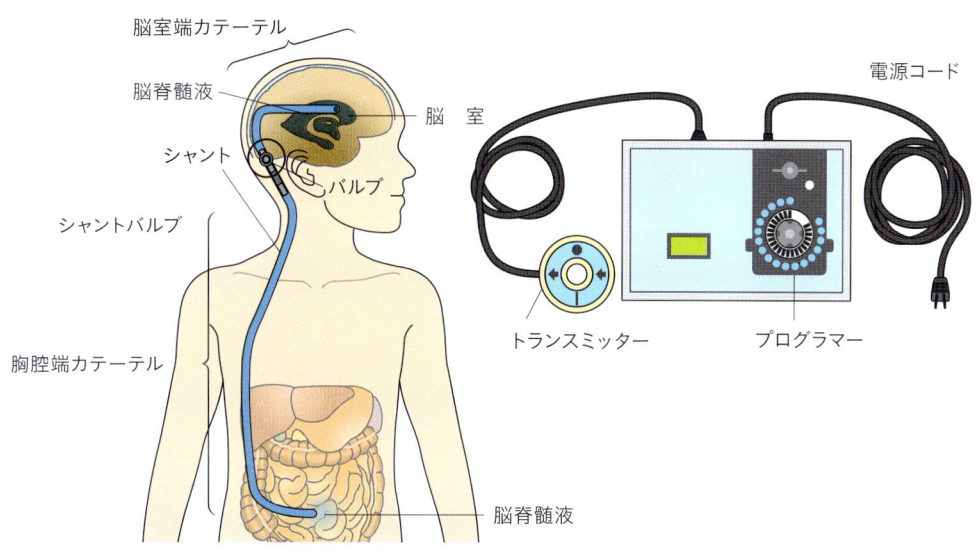

脳室端カテーテル
脳脊髄液
シャント
バルブ
脳　室
電源コード
シャントバルブ
胸腔端カテーテル
脳脊髄液
トランスミッター
プログラマー

**図2　シャントシステムと圧設定用機械**（文献4を参考に作成）

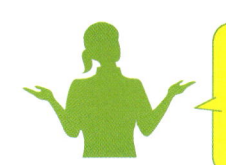

質問185 **シャント手術施行後、退院時にはどのようなことを説明しますか?**

アンサー185 腹腔内圧が上がるとシャント圧が変動するため、肥満や便秘に注意することを説明します。また、シャント機能不全の徴候と対応、さらに MRI 撮影時の注意点などを説明します。

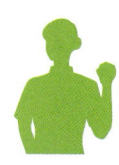

## 1) 患者への説明

　シャント圧の環境は患者の体格に大きく影響されます。術後に体重が大きく変動した場合は、腹腔内圧が上がってしまうため、設定変更が必要となることがあります。そのため、肥満防止が重要で、栄養指導や適度な運動などを勧めます。また、便秘も腹腔内圧を上昇させるため、排便コントロールも重要で、普段からの適度な運動や水分摂取などを勧め、必要なら下剤の内服を行い、便秘の予防が必要となります。

　患者の状態に応じたシャント圧の調整が必要ですが、圧可変式バルブではサイフォンの効果により、臥床時間と髄液流出量は反比例の関係にあるとされます。つまり、座位や立位では、臥床時よりもシャント流量が増加し、オーバードレナージになる傾

向にあり、逆に臥床時間が長いとアンダードレナージになる傾向があり、注意が必要です。そのため、術後、経過観察中になんらかの原因で長期臥床を余儀なくされる場合でも、できるだけ座位時間を長くするなど、髄液流出量低下の予防に努める必要があります[2]。

　シャント手術後は定期的に CT フォローを行っている病院が多いようです。患者の状況によって異なります。術後のシャント機能不全徴候として、周期的な頭痛や悪心・嘔吐、傾眠傾向や気力・精神機能低下などが挙げられます。シャント閉塞している可能性があるため、すぐに受診することが必要となります。状況によっては、閉塞原因の除去やシャント再建術が行われます。

　また、シャントの種類によっては、磁石によって圧設定バルブが用いられているため、MRI 検査時に発生する磁気の影響を受けることがあります。そのため、MRI 検査前後で圧設定が変更してしまう可能性があります。患者には、MRI 検査前に、医療者に対して必ずシャント手術を受けていることを伝え、検査終了後に圧の確認を行ってもらうように伝えることを指導しておく必要があります。加えて、患者や家族には退院時にどのような種類のバルブが用いられているのか、磁気枕や磁気ネックレス、磁気治療器（マットなど）などが使用不可であることを説明しておく必要があります。

　なお、退院時、注意点を記載したシャント手帳を渡して、つねに携帯してもらうよう患者や家族に説明し、理解してもらう取り組みをしている施設もあります。

### 引用・参考文献

1) 新井一. "特発性水頭症". 今日の神経疾患治療指針. 第 2 版. 水澤英洋ほか編. 東京, 医学書院, 2013, 297-300.
2) 大脇久敬ほか. "シャント術". 脳神経疾患できるナースの術後管理 Q & A. 藤巻高光監. ブレインナーシング夏季増刊. 大阪, メディカ出版, 2005, 10-1, 149-52.
3) 福元雄一郎ほか. 水頭症　脳室腹腔シャント術. ブレインナーシング. 26 (10), 2010, 1007-10.
4) HAKIM　プログラマー. http://www.info.pmda.go.jp/ygo/pack/340216/21400BZY00028000_A_08_02/21400BZY00028000_A_08_02?view=body, (2017 年 10 月閲覧).
5) 高齢者の水頭症　iNPH. jp. 髄液シャント術. http://www.inph.jp/chiryou_001.html, (2017 年 10 月閲覧).

# 8 経蝶形骨洞手術

徳島大学病院 SCU/ 脳卒中リハビリテーション看護認定看護師　**野﨑夏江**

徳島大学大学院医歯薬学研究部保健科学部門療養回復ケア看護学教授　**田村綾子**

**新人ナースに
伝えたいこと**

・経蝶形骨洞手術（けいちょうけいこつどう）は、下垂体腺腫（かすいたいせんしゅ）などに対して行われます。
・下垂体腺腫では、病型別による術前後の症状を観察することが重要です。
・経蝶形骨洞手術の術後は、視力・視野障害、中枢性尿崩症、髄液鼻漏（ずいえきびろう）、低ナトリウム血症、鼻出血などに注意する必要があります。

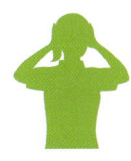

**質問186** 経蝶形骨洞手術はどのような病気に対して行われますか？

**アンサー186** 下垂体腺腫、ラトケ嚢胞、頭蓋咽頭腫や髄膜腫の一部の病気で行われます。

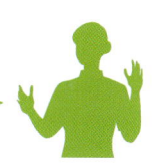

## I) 下垂体の解剖とはたらき

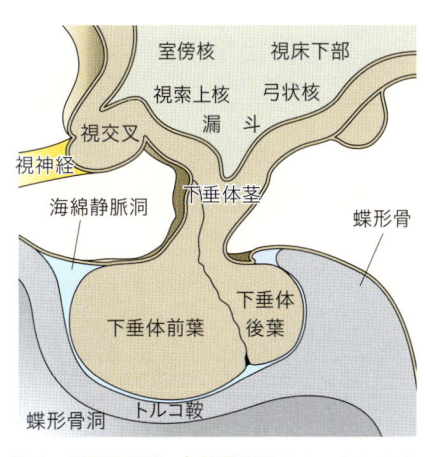

**図1　下垂体周囲の矢状断面図**（文献1を参考に作成）

経蝶形骨洞手術はおもに下垂体腺腫で行われることが多いです。下垂体腺腫は下垂体腫瘍の1つで、ほかにラトケ嚢胞、頭蓋咽頭腫などがあります。下垂体腫瘍は下垂体にできる腫瘍のことで、下垂体腺腫が大半を占めます。

下垂体は蝶形骨のトルコ鞍（あん）という頭蓋骨の凹みに収まっており、前葉と後葉という2つの部分からなります（**図1**）。下垂体のすぐ上には視交叉（しこうさ）が存在しています。トルコ鞍の側方には海綿静脈洞（かいめんじょうみゃくどう）が接しており、動眼神経、滑車神経、三叉神経、外転神経が走行しています（**図2**）。腺腫の海綿静脈洞への浸潤はしばしば認められますが、腺腫は軟らかく、緩徐に増大する

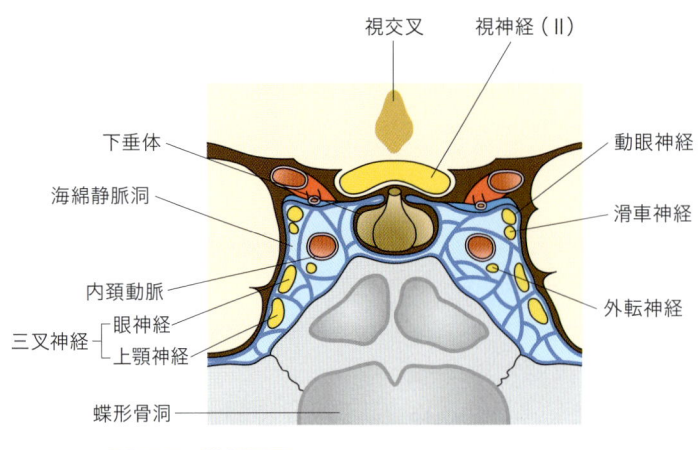

図2 下垂体周囲の横断面図（文献1を参考に作成）

図中ラベル：視交叉、視神経（Ⅱ）、下垂体、動眼神経、海綿静脈洞、滑車神経、内頚動脈、外転神経、三叉神経〔眼神経・上顎神経〕、蝶形骨洞

ために、脳神経麻痺は通常は出現しません。しかし、下垂体卒中により急激に腺腫の体積が増大すると、眼瞼下垂（がんけんかすい）、複視（ふくし）などが出現することがあります。

前下面は、比較的薄い骨の副鼻腔の1つである蝶形骨洞に接しています。蝶形骨洞のさらにその前方には鼻腔があります。

### 下垂体前葉と下垂体後葉のはたらき

下垂体前葉には、ホルモン産生細胞が存在します。成長ホルモン（GH）、プロラクチン（PRL）、甲状腺刺激ホルモン（TSH）、副腎皮質刺激ホルモン（ACTH）、性腺刺激ホルモン〔黄体化ホルモン（LH）、卵胞刺激ホルモン（FSH）〕です。下垂体後葉にはホルモン産生細胞は存在しません。バソプレシンとオキシトシンの2つのホルモンを貯蔵しています。これらのホルモンは、視床下部の視索上核（しさくじょうかく）と室傍核（しつぼうかく）の神経細胞で産生されます。

### 下垂体卒中

下垂体腺腫は、腫瘍内出血による急激な腫瘍の容積増大などにより、突然の頭痛、視力・視野障害、眼球運動異常などを起こすことがあります。経過が急激なため下垂体卒中とよばれています。

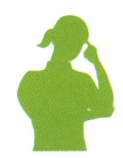

**質問187** ▶ 下垂体腺腫とはどのような病気ですか？

**アンサー187** ▶ 下垂体腺腫は代表的な下垂体腫瘍です。下垂体前葉から発生する腺腫でトルコ鞍内に原発します。

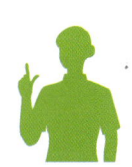

# I) 下垂体腺腫とは

下垂体腺腫は、原発性脳腫瘍のグリオーマ、髄膜腫に次いで3番目に多く、良性であることが多いです。成人に多く小児には少ないです。下垂体前葉ホルモンの過剰産生による内分泌症状を呈する機能性下垂体腺腫と、視力低下、視野欠損などの局所圧迫症状を主症状とする非機能性下垂体腺腫に分類されます。

## 機能性下垂体腺腫

機能性下垂体腺腫は、下垂体前葉ホルモン過剰産生による内分泌症状が出現するため、早期に発見されやすいです。頻度の多い順に PRL 産生腺腫、GH 産生腺腫、ACTH 産生腺腫、TSH 産生腺腫などが挙げられます。

### PRL 産生腺腫

・症状：高プロラクチン血症（女性：無月経、乳汁漏出、不妊の原因、男性：性欲低下、陰茎萎縮など）。
・治療：経蝶形骨洞手術、薬物療法。

### GH 産生腺腫

骨端線が閉鎖する前の思春期に発症すると巨人症、閉鎖後に発症すると末端肥大症になります。緩徐に進行します。
・症状：末端肥大症（末端肥大様顔貌、手足の増大、巨大舌、頭痛、発汗など）。
・内科的合併症：糖尿病、高血圧が多い。無治療で放置すると脳血管障害、虚血性心疾患を併発する。
・治療：経蝶形骨洞手術、薬物療法。

### ACTH 産生腺腫

・症状：クッシング病（満月様顔貌、中心性肥満、皮膚伸展線条など）。
・内科的合併症：高血圧、糖尿病、易感染性、骨粗鬆症など。
・治療：経蝶形骨洞手術。

### TSH 産生腺腫

・症状：甲状腺機能亢進症（頻脈、発汗過多、体重減少など）。
・治療：経蝶形骨洞手術、薬物療法（海綿静脈洞浸潤などのため、手術ができない例など）。

### ゴナドトロピン産生腺腫

ゴナドトロピンは、性腺刺激ホルモンともよばれます。LH、FSH があります。
・症状：内分泌症状に乏しい。男性では性機能低下をともなうことがある。
・治療：経蝶形骨洞手術。

## 非機能性下垂体腺腫

非機能性下垂体腺腫は、下垂体前葉ホルモン過剰による内分泌症状を呈さないため、

下垂体腺腫の増大による視力・視野障害、頭痛の局所圧迫症状が出現してから発見されることが多いです。

### 視力・視野障害

下垂体腺腫がトルコ鞍内から上方へ伸展すると、視交叉が圧排・挙上されることで視力・視野障害が生じます。はじめは耳側上方から視野が欠損（耳側上四分盲）し、進行すると両耳側半盲（両目の外側の視野障害）となります。視野欠損の現れ方は左右対称的ではありません。また、視野障害と同時に視力低下が進行します。

### 頭　痛

下垂体の上面は鞍隔膜とよばれる硬膜組織でくも膜下腔と境されます。トルコ鞍内に発生した腺腫が増大すると、鞍隔膜が上方へ伸展され、頭痛が生じます。末端肥大症では頻度の高い症状になります。

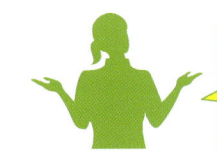

> **質問188** 経蝶形骨洞手術はどのような手術ですか？

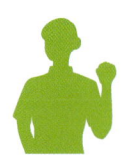

> **アンサー188** 鼻腔粘膜下を経由して蝶形骨洞内に入り、下垂体のあるトルコ鞍に達し、腫瘍を摘出する手術です。

下垂体腺腫は、大きな腫瘍でない限り経蝶形骨洞手術で治療します。開頭術に比べ侵襲が少なく、視交叉付近の腫瘍摘出が可能になります。視神経・視交叉は下垂体腺腫の上方に存在するため、直接触れることはなく、視力・視野障害が悪化する可能性は低いです。

経蝶形骨洞手術では、上口唇裏面の粘膜を切開する方法（ハーディー法）と、鼻腔を経由する経鼻的腫瘍摘出術が行われます（図3）。内視鏡手術が行われる場合が多いです。腫瘍が大きい場合は、摘出した部位から髄液鼻漏（髄液が鼻腔に漏れ出し、流れ込むこと）を生じる可能性があるため、大腿部からの筋膜や下腹部からの

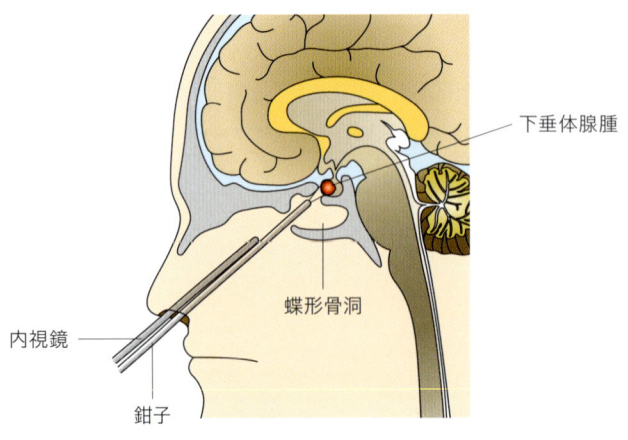

下垂体腺腫
蝶形骨洞
内視鏡
鉗子

**図3　経蝶形骨洞手術（経鼻的腫瘍摘出術）**（文献2を参考に作成）

脂肪を採取し、充填が行われることがあります。

**質問189** 経蝶形骨洞手術前に注意することはありますか?

**アンサー189** 下垂体腺腫によって引き起こされた症状を観察したうえで、術前から術後の状態について説明し、訓練を行います。

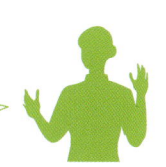

術前に下垂体腺腫によって生じた症状を観察します。機能性下垂体腺腫では無月経・乳汁漏出、末端肥大症、クッシング病などの内分泌症状、非機能性下垂体腺腫では視力・視野障害の両耳側半盲、頭痛などの症状を観察します。

術前にはMRIやCTなどの画像検査、内分泌系の検査のための採血、視力・視野検査、眼科・耳鼻科での診察を行います。そのため、そのつど、検査や診察の必要性などの説明を患者・家族に行い、スムーズに受けられるよう支援します。

経蝶形骨洞手術の場合、術後の数日間は両側の鼻腔にガーゼが詰められるので、鼻呼吸が抑制されます。そのため、術後は口呼吸となることを説明し、術前から鼻栓を行い口呼吸、飲食、含嗽、睡眠の練習を行います。術前日には、鼻毛カッターなどで、鼻毛をカットします。腫瘍が大きい場合は、大腿部からの筋膜や下腹部からの脂肪を採取し充填が行われるため、その部分の剃毛（ていもう）を行うこともあります。

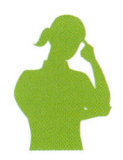

**質問190** 術後はなにに気を付けたらよいですか?

**アンサー190** 術後には、さまざまな合併症が出現する可能性があるので、それらの出現がないか注意します。

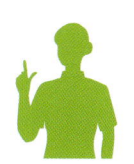

## 1) 術後の合併症

下垂体腺腫の術後は、意識障害や視力・視野障害、下垂体機能低下による中枢性尿

崩症、髄液鼻漏、低ナトリウム血症、鼻出血の合併症を起こす可能性があるため、注意する必要があります。

## 視力・視野障害

術前に生じていた視力・視野障害が術後に改善することもありますが、下垂体の両側にある内頸動脈や上方にある視神経、頸動脈の外側にある動眼神経の損傷や腫瘍摘出腔への後出血によって術後に悪化、もしくはあらたに出現することがあります。そのため、視力や視野の状態、瞳孔不同、複視の有無などを確認します。

## 中枢性尿崩症

術後一時的に腫瘍摘出による下垂体機能低下を起こし、中枢性尿崩症をきたすことがあります。これは、下垂体後葉から分泌されている抗利尿ホルモンのバソプレシン（ADH）の分泌低下によって起こります。中枢性尿崩症では、1日4L以上の多尿、尿回数の増加、尿比重の低下が起こります。脱水症状（発熱、頻脈、口渇、悪心、倦怠感など）を呈し、重症になると意識障害やけいれんに至ります。そのため、脱水症状の有無と程度、尿回数、1時間尿量、1回尿量、尿比重、水分摂取量などを観察し、水分出納バランスに注意します。治療としては、抗利尿ホルモン薬であるバソプレシン（ピトレシン®注射液）の皮下注射、デスモプレシン酢酸塩水和物の点鼻（デスモプレシン点鼻液）や内服（ミニリンメルト®OD錠）を行います。

多くの場合、一過性の下垂体機能低下で中枢性尿崩症が出現し、およそ1週間で回復しますが、長期間に及ぶ場合もあるため、症状などを観察していく必要があります。

### バソプレシン
・作用：腎集合管で水の再吸収を促進、浸透圧上昇により分泌促進、浸透圧低下により抑制。
・過剰症状：希釈性低ナトリウム血症、低浸透圧血症。
・低下症状：多尿、口渇、多飲、高張性脱水傾向。
・代表的疾患：過剰……バソプレシン分泌過剰症（SIADH）、低下……尿崩症。

## 髄液鼻漏

下垂体の上面は鞍隔膜とよばれるくも膜があり、通常、髄液が鼻腔に流れ込むことはありません。しかし、腫瘍が大きい場合などに腫瘍摘出後に髄液が鼻腔に流れ込み、髄液鼻漏を起こすことがあります。髄液鼻漏によって脳脊髄液が逆流を起こし、頭蓋内に細菌が入り、髄膜炎を発症する可能性があります。そのため、患者の訴える自覚症状を確認します。術中に髄液鼻漏があった場合は、とくに術後にも生じる可能性があるため、十分な注意が必要です。患者の自覚症状としては、「起きたら鼻から水がしたたる」「のどの奥に水が流れる」などがあります。術後数日〜7日目に出現します。髄液であるかどうかを判断するには、尿定性試験紙で尿糖がプラス（陽性）であれば髄液である可能性があり、すぐに医師に報告します。脳脊髄液の逆流を予防するため

ベッドを 30〜60° 挙上させ、頭部の安静に努めます。

## 低ナトリウム血症

中枢性尿崩症を呈すると脱水症の改善のために多量に水分摂取を行ったり、点滴量が増えたりします。それによって電解質が不足し、低ナトリウム血症を起こす場合があります。術後 5〜7 日ごろに頭痛、悪心、倦怠感などを訴えたときは、低ナトリウム血症が疑われます。そのため、症状の観察や血液検査データの把握に努めます。

治療は、塩化ナトリウムの内服を行ったり、点滴で補給するなどナトリウムを補います。多くの場合、数日で回復がみられます。

## 鼻出血

術後早期鼻出血と、遅発性鼻出血があります。術後早期の鼻出血は、鼻粘膜切開部からの出血です。遅発性鼻出血は鼻粘膜血管からの出血になります。これは、術後 1 日〜数週間に出現します。凝固塊によって一度止血されていた鼻粘膜がなんらかの刺激で凝固塊が剥がれ、再出血してしまうことがあります。そのため、患者には強く鼻をかんだりしないように注意を促すとともに、むやみに鼻腔内を触らないようにすることなどを説明します。鼻出血を起こしたときは、ガーゼや鼻栓などを用いた圧迫止血を行います。それでも止血できないときは耳鼻科を受診し、処置をすることがあります。

**引用・参考文献**
1) 医療情報科学研究所. 病気がみえる vol.3：糖尿病・代謝・内分泌. 東京, メディックメディア, 2014, 174-85.
2) 松﨑和仁ほか. 健康の回復と看護④脳・神経機能障害／感覚機能障害. 第 3 版. 田村綾子編. 大阪, メディカ出版, 2014, 54-5, 106-10, (ナーシング・グラフィカ).
3) 片寄妙子. "下垂体腺腫". 入院から退院までの治療・看護をぜんぶ見える化！ 疾患別脳神経看護早わかりフローチャート. 日坂ゆかり監. ブレインナーシング春季増刊. 大阪, メディカ出版, 2017, 163-74.
4) 白畑充章. 髄膜腫, 下垂体腺腫, 聴神経腫瘍. ブレインナーシング. 28 (4), 2012, 369-71.
5) 藤井正純. 脳腫瘍：下垂体腫瘍. ブレインナーシング. 30 (4), 2014, 356-7.
6) 富永篤. 経蝶形骨洞手術. 前掲書 5), 378-80.

# Index

## た

## な

## は

## ま

## ら

## わ

## 読者の皆様へ

### ●増刊への感想・提案

このたびは本増刊をご購読いただき、誠にありがとうございました。

編集室では、今後、より皆様のお役に立てる増刊・月刊誌の刊行を目指してまいります。つきましては本増刊および、月刊に関する感想・提案などがございましたら当編集室までお寄せください。また、掲載内容につきましてのご質問などがありましたら、お問い合わせください。

### ●ブレインナーシング誌への投稿・質問・感想

月刊誌・ブレインナーシングでは、皆様からの投稿・質問・感想をお待ちしております。

脳神経領域関連科勤務のナースの皆様による症例検討論文では、疾患は特に限定しません。リハビリテーションに関する内容でも結構です。積極的なご投稿をお待ちしております。

また、日ごろの勤務の中で疑問に思われたことや、対処に迷ったことなど、質問内容を明確にご記入のうえ、お寄せください。

〔送り先〕

〒532-8588　大阪市淀川区宮原 3-4-30 ニッセイ新大阪ビル 16F

㈱メディカ出版　ブレインナーシング編集室

FAX：06-6398-5068

※ E-mail にても受けつけております。brain@medica.co.jp までお気軽にお寄せください。

**BRAIN** NURSING　ブレインナーシング　2018年春季増刊　通巻 452 号

脳神経疾患病棟（のうしんけいしっかんびょうとう）　新人ナースがかならずぶつかるギモンQ & A190（しんじん）（キューアンドエー）
新人・後輩指導に役立つ！（しんじん）（こうはいしどう）

2018 年 2 月 15 日　第 1 刷発行
2021 年 3 月 10 日　第 4 刷発行
監修：日本脳神経看護研究学会（にほんのうしんけいかんごけんきゅうがっかい）
発行人：長谷川素美
編集担当：奥村弥一・詫間大悟・細川深春
編集協力：有限会社エイド出版
発行所：株式会社メディカ出版
〒532-8588 大阪市淀川区宮原 3-4-30 ニッセイ新大阪ビル 16F
（編集局）Tel：06-6398-5048
（広告窓口／総広告代理店 株式会社メディカ・アド）Tel：03-5776-1853
（お客様センター）Tel：0120-276-591
E-mail：brain@medica.co.jp　http://www.medica.co.jp
組版：株式会社明昌堂
印刷製本：株式会社シナノパブリッシングプレス
定価（本体 4,000 円＋税）
●乱丁・落丁がありましたら、お取り替えいたします。
●無断転載を禁ず。

Printed and bound in Japan

ISBN978-4-8404-6239-6